国家卫生健康委员会"十三五"规划教材

全国高等职业教育教材

供医学影像技术专业用

介入放射学基础

第3版

主 编 卢 川 潘小平

副主编 赵振华 张 毅

U0207815

编 者（以姓氏笔画为序）

石 磊（乌海市人民医院）

卢 川［山东第一医科大学(山东省医学科学院)］

汪立明（山东省胸科医院）

宋 剑（山东医学高等专科学校）

张 毅（东南大学附属中大医院）

周文澜（襄阳职业技术学院附属医院）

赵振华（绍兴市人民医院）

高培显（山东第一医科大学附属省立医院）

潘小平（内蒙古自治区国际蒙医医院）

人民卫生出版社

图书在版编目（CIP）数据

介入放射学基础/卢川,潘小平主编. —3版. —
北京:人民卫生出版社,2020
ISBN 978-7-117-29267-2

Ⅰ.①介… Ⅱ.①卢…②潘… Ⅲ.①介入性放射学
-高等职业教育-教材 Ⅳ.①R81

中国版本图书馆 CIP 数据核字(2019)第 251533 号

人卫智网	www.ipmph.com	医学教育、学术、考试、健康，购书智慧智能综合服务平台
人卫官网	www.pmph.com	人卫官方资讯发布平台

介入放射学基础

第 3 版

主 编：卢 川 潘小平
出版发行：人民卫生出版社(中继线 010-59780011)
地 址：北京市朝阳区潘家园南里 19 号
邮 编：100021
E - mail：pmph @ pmph. com
购书热线：010-59787592 010-59787584 010-65264830
印 刷：人卫印务（北京）有限公司
经 销：新华书店
开 本：850×1168 1/16 印张：11
字 数：348 千字
版 次：2009 年 5 月第 1 版 2020 年 8 月第 3 版
 2024 年 10 月第 3 版第 10 次印刷(总第 23 次印刷)
标准书号：ISBN 978-7-117-29267-2
定 价：45.00 元

打击盗版举报电话：010-59787491 E-mail：WQ @ pmph. com
质量问题联系电话：010-59787234 E-mail：zhiliang @ pmph. com

为深入贯彻党的二十大精神及全国教育大会精神,落实《国家职业教育改革实施方案》对高等卫生职业教育改革发展的新要求,服务新时期经济社会发展和"健康中国"战略的实施,人民卫生出版社经过充分的调研论证,组织成立了全国高等职业教育医学影像技术、放射治疗技术专业教育教材建设评审委员会,启动了医学影像技术、放射治疗技术专业规划教材第四轮修订。

全国高等职业教育医学影像技术专业规划教材第一轮共8种于2002年出版,第二轮共10种于2010年出版,第三轮共11种于2014年出版。本次修订结合《普通高等学校高等职业教育(专科)专业目录(2015年)》新增放射治疗技术专业人才培养的迫切需要,在全国卫生行指委及相关专指委、分委会的全程指导和全面参与下,以最新版专业教学标准为依据,经过全国高等职业教育医学影像技术、放射治疗技术专业教育教材建设评审委员会广泛、深入、全面地分析与论证,确定了本轮修订的基本原则。

1. **统筹两个专业** 根据医学影像技术、放射治疗技术专业人才培养需要,构建各自相对独立的教材体系。由于两个专业的关联性较强,部分教材设置为专业优选或共选教材,在教材适用专业中注明。

2. **对接岗位需要** 对接两个专业岗位特点,全面贴近工作过程。本轮修订对课程体系作了较大调整,将《医学影像成像原理》《医学影像检查技术》调整为《X线摄影检查技术》《CT检查技术》《MRI检查技术》,将《超声诊断学》《核医学》调整为《超声检查技术》《核医学检查技术》,并根据医学影像技术、放射治疗技术专业特点编写了相应的《临床医学概要》。

3. **融合数字内容** 本轮修订充分对接两个专业工作过程与就业岗位需要,工作原理、设备结构、操作流程、图像采集处理及识读等岗位核心知识与技能,通过精心组织与设计的图片、动画、视频、微课等给予直观形象的展示,以随文二维码的形式融入教材,拓展了知识与技能培养的手段和方法。

本套教材共18种,为国家卫生健康委员会"十三五"规划教材,供全国高等职业教育医学影像技术、放射治疗技术专业选用。

教 材 目 录

序号	教材名称	版次	主编		适用专业	配套教材
1	影像电子学基础	第4版	鲁 雯	郭树怀	医学影像技术、放射治疗技术	√
2	临床医学概要		周建军	王改芹	医学影像技术、放射治疗技术	
3	医学影像解剖学	第2版	辛 春	陈地龙	医学影像技术、放射治疗技术	√
4	医学影像设备学	第4版	黄祥国	李 燕	医学影像技术、放射治疗技术	√
5	X线摄影检查技术		李 萌	张晓康	医学影像技术	√
6	CT检查技术		张卫萍	樊先茂	医学影像技术	√
7	MRI检查技术		周学军	孙建忠	医学影像技术	√
8	超声检查技术		周进祝	吕国荣	医学影像技术	√
9	核医学检查技术		王 辉		医学影像技术	
10	介入放射学基础	第3版	卢 川	潘小平	医学影像技术	√
11	医学影像诊断学	第4版	夏瑞明	刘林祥	医学影像技术、放射治疗技术	√
12	放射物理与防护	第4版	王鹏程	李迅茹	医学影像技术、放射治疗技术	
13	放射生物学		姚 原		放射治疗技术	
14	放射治疗设备学		石继飞		放射治疗技术	√
15	医学影像技术		雷子乔	郑艳芬	放射治疗技术	√
16	临床肿瘤学		李宝生		放射治疗技术	
17	放射治疗技术	第4版	张 涛		放射治疗技术、医学影像技术	√
18	放射治疗计划学		何 侠	尹 勇	放射治疗技术	√

第二届全国高等职业教育医学影像技术、放射治疗技术专业教育教材建设评审委员会名单

主 任 委 员

舒德峰　周进祝

副主任委员

付海鸿　李宝生　王鹏程　余建明　吕国荣

秘 书 长

李　萌　窦天舒

委　　员（以姓氏笔画为序）

韦中国　邓小武　田　野　刘媛媛　齐春华　李迅茹
李真林　辛　春　张卫萍　张晓康　张景云　陈　凝
陈　懿　罗天蔚　孟　祥　翁绳和　唐陶富　崔军胜
傅小龙　廖伟雄　樊先茂　濮宏积

秘　　书

裴中惠

数字内容编者名单

主　编　卢　川　潘小平

副主编　赵振华　汪立明

编　者（以姓氏笔画为序）
石　磊（乌海市人民医院）
卢　川［山东第一医科大学（山东省医学科学院）］
刘　斌［山东第一医科大学（山东省医学科学院）第二附属医院］
汪立明（山东省胸科医院）
宋　剑（山东医学高等专科学校）
张　毅（东南大学附属中大医院）
赵振华（绍兴市人民医院）
高培显（山东第一医科大学附属省立医院）
潘小平（内蒙古自治区国际蒙医医院）

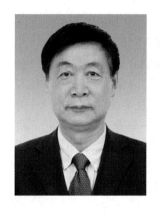

卢川，三级教授，主任医师，硕士研究生导师；曾任山东第一医科大学（山东省医学科学院）放射学院影像诊断学教研室主任、山东第一医科大学（山东省医学科学院）第二附属医院介入科负责人，兼任《介入放射学杂志》编委、山东省抗癌协会肿瘤介入专业委员会常委、山东省研究型医院协会肝癌综合治疗分会常委；曾以高级访问学者身份赴加拿大麦吉尔大学蒙特利尔总医院放射科研修介入放射学一年，赴美国科罗拉多大学医院介入科做访问学者半年，在韩国延世大学原州校区做客座教授一学期，赴日本佐贺大学做访问学者半个月；主编国家级规划教材2部；在核心期刊发表科研和教学论文20余篇；负责的医学影像学课程获"山东省双语教学示范课程"；培养硕士学位研究生30余名；获"山东省优秀学士论文"指导教师、山东省高教工委授予的"山东高校科教兴鲁先锋共产党员"、原泰山医学院"教学示范能手"等称号。

寄语：

介入放射学是一个能用最小的创伤而给患者解除病痛的专业。介入医师借用一根针、一根导丝、一条导管或一片明胶海绵就可以把大出血的患者从死亡线上拉回来；借用一个支架就可以使患者闭塞的血管变成再通；借用一瓶碘化油或栓塞颗粒就可以使肿瘤患者减轻痛苦，生命得以延长……

"一根导丝系着患者的生死""一身铅衣让生命不再游移""病痛来临时生命托付给大医精诚的纯粹""生与死的边缘你用大爱铸就美丽""无影灯下用生命守护生命""谱写和平年代的生死无畏、传达化解寒冰的温暖宽慰"……每当想起这些动人的词句，每当患者体会到重获新生的滋味，我们无怨无悔。

主编简介与寄语

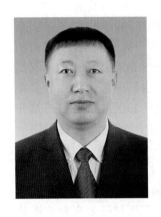

　　潘小平,副教授,主任医师,肿瘤学博士,硕士研究生导师,内蒙古自治区"草原英才";任内蒙古自治区国际蒙医医院肿瘤介入科主任,中国抗癌协会肿瘤介入学专业委员会委员,内蒙古自治区质量安全与控制介入放射专业委员会副主任委员,内蒙古医学会介入放射学分会副主任委员,内蒙古医师协会介入放射学分会副主任委员,内蒙古抗癌协会介入学专业委员会副主任委员等;担任国家级规划教材第2版《介入放射学基础》副主编,《中华介入放射学电子杂志》通讯编委,《微创医学》杂志编委;发表国家级论文20余篇,其中SCI收录8篇;主持国家自然科学基金1项,主持及参与省级科研项目13项,获得内蒙古自治区科技进步三等奖1项、内蒙古自治区医学会科技进步二等奖1项;2016年获得内蒙古自治区"五一劳动奖章"。

寄语:

生命,每人只有一次。介入放射学医师不顾个人的安危,冒着放射线辐射的危险救治患者。

这可能是对生命真谛最好的诠释。当看到我们用介入放射学技术让患者获得了更好的治疗效果,一切都是那么值得……

　　《介入放射学基础》(第 3 版)认真贯彻落实党的二十大精神,从内容、形式、装帧等各个环节精益求精,注重职业教育学生特点,形式创新,纸数融合,内容与职业岗位需求对接。教材体现了以"基本知识、基本理论、基本技能""思想性、科学性、先进性、启发性、适用性""特定目标、特定对象、特定限制"为内容的"三基、五性、三特定"的编写原则。教材编写扩大参编院校范围,打造影响范围更广泛的高等职业教育医学影像技术专业规划教材。编写队伍引入临床一线教师和介入放射学临床医师,力争实现教材内容与职业岗位能力要求零距离对接。

　　本版教材从总体设计上采用纸数融合的形式,使纸质教材和互联网融合,成为了立体化的教材,让学生轻松学习、教师方便教学。①突出教书育人,在章的学习目标中增加学生综合素质培养的内容。②正文设置二维码。正文章首有内容为课件的二维码,包括本章的重点、难点、考点及思维导图,以培养学生的自主学习能力。行文中设置随文二维码,内容包括动态数字减影血管造影图像、手术操作的视频和图片等篇幅所限未能在纸质教材表达的内容,更加形象直观展现地给学生。一个二维码可能包含多个视频或图像资源。③为了加强学生临床思维能力的训练和相关知识的扩展,教材在整体构架上添加了病例导学、病例讨论、知识拓展三个模块。④章末的"扫一扫,测一测"二维码包含习题资源,可以使学生随学随练,促进知识掌握,提前适应考试。

　　本教材在内容上与第 2 版教材相比做了如下调整:①第一章"总论"删除了原第六节"对比剂"。②第二章"介入放射学常用技术"增加"非血管管腔狭窄成形术",使介入放射学常用技术由以前的 7 种变成了 8 种。③将第二章"介入放射学常用技术"中原第八节"下腔静脉滤器置入术"放在第五章"外周血管介入诊疗技术"第四节,并且在第五章中增加第五节"下腔静脉滤器取出术"、第六节"下肢静脉经导管接触性溶栓术"。④第三章"神经血管介入诊疗技术"中删除原"脑动静脉畸形栓塞术""颈动脉海绵窦瘘栓塞术",增加第四节"急性缺血性脑卒中血管内介入治疗"。⑤将原第四章改为"心血管疾病介入诊疗技术",并将原第三节"先天性心脏病"删除。⑥将原第六章改为"综合介入诊疗技术",该章设置了四节内容:第一节"原发性肝癌经导管动脉化疗栓塞术"、第二节"肝癌合并症的介入治疗"、第三节"肝癌的非血管介入治疗技术"、第四节"输液港置入术"。其中第二节和第四节是新增加的两节。⑦第七章"在呼吸系统疾病中的应用"保留了"大咯血的支气管动脉栓塞术""肺动脉经导管溶栓术"。把原"气管支架植入术"放在了第二章第六节"非血管管腔狭窄成形术"。⑧第八章"在消化系统疾病中的应用"将原第三节"食管支架植入术"放在第二章第六节"非血管管腔狭窄成形术",删除了原第一节"超声引导下肝活检术"。⑨第九章"在泌尿系统疾病中的应用"增加了第四节"前列腺动脉栓塞术",并将原第三节"肾癌动脉化疗栓塞术"改为"肾动脉栓塞术"。⑩第十章"在妇产科疾病中的应用"将原第二节改为"子宫动脉栓塞术"。

　　本教材强化了图文并茂,选用了一些典型病例和介入器材实物图片,特别对手术操作步骤、人体常见部位和常见疾病的数字减影血管造影表现在相应章节中都进行了介绍,使学生更加直观地了解手术步骤,掌握常见疾病的数字减影血管造影表现。以上这些调整都体现了理论指导实际工作、与岗位结合、把新技术及时写入教材中的本轮教材编写原则,也体现了职业教育特点。

　　为加强介入诊疗技术管理,促进适宜技术推广,保障医疗质量安全,根据《医疗技术临床应用管理办法》，国家卫生健康委员会组织对心血管疾病介入、综合介入、外周血管介入和神经血管介入 4 个介入类诊疗技术临床应用管理规范进行了修订。《国家卫生健康委办公厅关于印发心血管疾病介入等 4 个介入类诊疗技术临床应用管理规范的通知》（国卫办医函〔2019〕828 号）于 2019 年 11 月 15 日下发，该通知同时指出如下文件自本通知印发之日起废止：《卫生部办公厅关于印发心血管疾病介入诊疗规范（2011 年版）的通知》（卫办医政发〔2011〕107 号）、《卫生部办公厅关于印发综合介入诊疗技术管理规范的通知》（卫办医政发〔2012〕87 号）、《卫生部办公厅关于印发外周血管介入诊疗技术管理规范的通知》（卫办医政发〔2012〕88 号）、《卫生部办公厅关于印发神经血管介入诊疗技术管理规范的通知》（卫办医政发〔2011〕89 号）。该通知保证了介入诊疗技术的质量和安全，本教材涉及该通知的相关内容已经修订。

需要特别说明的是：本教材内容中关于导管的直径单位使用了 French(F/Fr)，导丝的直径单位使用英寸（inch，in），穿刺针的直径单位使用了 Gauge(G/Ga)。之所以这样使用单位是因为临床上都已经习惯使用，包括各种器材、使用说明。这些单位相应换算：$1F \approx 0.33mm$；$1in \approx 25.40mm$；$1G \approx 7.38mm$，但并非简单相乘关系。

特别感谢本教材第一版主编刘作勤教授及第二版教材所有编者为本教材编写提供大力帮助。感谢所有参与本教材编写的同仁在本书编写过程中付出的艰辛劳动。受编者水平所限，对书中不足之处，恳请读者予以批评指正。

教学大纲

（参考）

卢 川 潘小平

2023 年 10 月

目 录

<table>
<tr><td>**第一章**</td><td>**总论**</td></tr>
</table>

0101
PPT

学习目标

1. 掌握介入放射学的定义、分类,介入放射学常用的影像导向设备及各自的特点。
2. 熟悉介入放射学的常用器材。
3. 了解介入放射学发展简史。
4. 具有创新意识和严谨的科学态度。

0102
视频:介入
手术

第一节　介入放射学的定义

介入放射学(interventional radiology,IR)是指在医学影像设备引导下,经血管或经皮穿刺途径进入人体,对疾病进行诊断和治疗的学科。该学科是一门新兴的学科,介于传统的内科学和外科学之间。介入放射学在临床实践中通常被医务人员简称为"介入"。介入放射学既相似于外科又不同于外科,与外科的相似点是对患者都有创伤;不同点是介入治疗对患者的创伤比外科手术创伤小得多。介入放射学是用穿刺针经过皮肤穿刺"介入"人体内,即"微创"。正是由于介入放射学"微创"这一特点符合当代医学发展的方向,使得原来由创伤较大的传统外科治疗的疾病变成微创治疗,从而大大减轻了患者的痛苦和创伤。所以,目前介入技术在临床得到快速和广泛的应用。介入放射学既相似于内科又不同于内科,与内科的相似点是都可以用药物治疗;不同点是给药的途径不同。内科治疗给药的途径主要是通过口服、肌内注射或静脉滴注,而介入治疗给药的途径主要通过导管直接插到病变部位给药。

介入放射学有很多的技术,本教材将介绍这些介入技术的适应证、禁忌证、操作步骤、并发症等。由于这些技术在临床各学科中都有应用,因此,本教材还将在其他章中介绍这些技术在临床各专业的应用。

第二节　介入放射学发展简史

介入放射学的建立与发展同其他学科一样也是在探索创新完善中发展起来的。20世纪上半叶,科学家的探索创新为今后的介入放射学发展奠定了坚实的基础。介入放射学是从诊断性血管造影基础上发展而来的。自1928年Santos等完成第一例经皮直接穿刺主动脉造影以来,科学家们冒着很大风险,进行了艰难的血管造影的探索。1929年Werner Forsmann首先进行了自体右心导管插管,并于1956年与美国其他两位学者因"心导管的发现和循环系统病理改变"被授予诺贝尔生理学或医学奖。

直到Seldinger技术的出现,血管造影术这一介入放射学的基本操作技术才由缓慢发展转向迅速发展。1953年瑞典Seldinger医师首创了用套管针、导丝和导管经皮股动脉插管进行血管造影的方法,从而提高了介入放射学操作的安全性,为当代介入放射学奠定了基础。而后此项技术也被广泛应用于非血管介入治疗,因此 Seldinger 被授予"北美放射学会荣誉会员"称号。

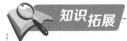

Seldinger 技术发明人 Sven-Iran Seldinger

Sven-Iran Seldinger 于 1921 年 4 月 19 日出生于瑞典北部小镇 Mora,他的祖先几代都开机械工厂。Seldinger 在他的家乡接受了基础教育,于 1940 年秋到著名的 Karolinska Institute 开始学医。从一开始,Seldinger 就给同学留下了聪明、自立的印象。Seldinger 于 1948 年完成了医学训练后,选择了感兴趣的放射学,并且在 Karolinska Institute 工作了近 20 年。在那里,他发明了著名的 Seldinger 技术。

"当血管造影技术从少数人的技术发展到诊断医学的主要舞台上的过程中,或许没有一个单独的技术的影响力能够超过 Sven Seldinger 发明的技术。在很大的程度上,Seldinger 技术的经典和实用性就在于它非常简单,虽然 Seldinger 本人非常谦虚于他的发明。他的智慧和创造力使血管造影技术进入了一个新的时代和新的舞台。所有从事放射学的人都应该感谢 Seldinger 的想象力。他的成就使放射学朝着新的、令人振奋的方向发展,给医学影像诊断和治疗医学留下了永久的印记。"这段话是发表于 1984 年《美国放射学杂志》(*American Journal of Roentgenology*),以纪念 Seldinger 技术发明人 Sven-Iran Seldinger。

介入放射学的诞生是以美国放射学家 Dotter 于 1964 年首先应用于同轴导管的血管成形术为标志。这项技术成为介入放射学亚专业——血管成形术实践和理论的奠基石。在此基础上才有了球囊导管扩张术和支架植入术的出现。1973 年 Grüntzig 发明了球囊导管,使经皮腔内血管成形术得以在临床上普遍使用。1977 年 Eurich 首先将此技术用于冠状动脉。Dotter 在 1969 年首先完成了血管内支架植入术的动物实验,又于 1983 年首创了镍钛记忆合金螺旋管状支架。1985 年 Gianturco 和 Palmaz 分别发明了不锈钢 Z 形自膨胀式支架和球囊扩张式支架。1988 年 Rösch 等又改良了 Z 形支架,此后新型支架相继问世并进一步广泛的应用于临床。

1967 年 Margulis 在《美国放射学杂志》(*American Journal of Roentgenology*,AJR)上最早提出"介入诊断性放射学——一个新的亚专业"(interventional diagnostic radiology—a new subspecialty)。介入放射学被学术界广泛认可,是 1976 年 Wallace 在杂志《癌症》(*Cancer*)上以"介入放射学"(interventional radiology)为题系统地阐述了介入放射学的概念以后,并于 1979 年在欧洲放射学会第一次介入放射学学术会议上做专题介绍,此命名方法才逐步在国际学术界达成共识。

随后,设备、器材和新技术的发展在介入放射学的发展中也起了重要作用。

数字减影血管造影(digital subtraction angiography,DSA)的普及使全身各部位的血管造影及血管内介入治疗在全世界广泛开展起来。超声、计算机体层摄影(computed tomography,CT)、磁共振(magnetic resonance,MR)的临床应用,不但减少了介入放射学医师的放射性损伤,而且使非血管性介入技术开展的更为广泛。对比剂的改进亦使介入放射学工作更加安全,尤其是离子型对比剂改良为非离子型对比剂,使对比剂反应轻微,并发症减少。

介入治疗中使用的新器材和新技术也层出不穷,从而扩大了介入放射学的临床应用范围、提高了疗效。目前,介入放射学已经在欧美等国家被广泛应用于临床各个专业,并成为不可或缺的治疗手段。

很多国家都有介入放射学会,具体可查阅相关官方网站,如美国介入放射学会(Society of International Radiology,SIR)、欧洲心血管与介入放射学会(Cardiovascular and International Radiological Society of Europe,CIRSE)、英国介入放射学会(British Society of Interventional Radiology,BSIR)等。

我国的介入放射学事业的发展经历了起步、发展和繁荣的历程。我国的介入放射学起步虽晚,但发展迅速。1979 年林贵教授发表了肾动脉狭窄造影诊断和扩张治疗,以及选择性血管造影诊断原发性肝癌的论文(中华放射学杂志,1979 年),这是我国关于介入放射学报道最早的研究论文,标志着我国介入放射学事业的开始。1981 年刘子江教授受卫生部委托首次在贵阳医学院放射科举办了卫生部介入放射学学习班,培养了我国最早的一批介入放射学工作者,把介入放射学推向了全国。林贵和刘子江被我国介入界公认为中国介入放射学的奠基人。我国介入放射学开展早期大多数是从化疗药物灌注或化疗栓塞开始的。1984 年开展支气管动脉化疗药物灌注术治疗肺癌;1985 年开展食管球囊扩张;1986 年开展肾动脉扩张;1984 年始,在有条件的医院先后开展了神经介入治疗工作,并取得了良好的治疗效果,有些达到国际水平;1993 年开展了经颈静脉肝内门体分流术;1997 年报道热碘油栓塞肝动脉治疗肝癌;1998 年报道灌注泵的应用;1985 年《介入性放射学》被我国学者译著,为刚起步的中国介入放射学提供了理论和实践的依据;1989 年由陈星荣教授主编的《介入放射学》是我国最早出版的介入放射学专著。

中华医学会放射学分会介入放射学组,在国际交流中称中国介入放射学会(Chinese Society of Interventional Radiology,CSIR)成立于 1986 年。1986 年它在山东省潍坊市召开的首届介入放射学学术会议,对我国介入放射学的蓬勃兴起起到了里程碑的作用。全国介入放射学学术大会也由每 4 年召开一次发展到现在的每年召开一次。中华医学会放射学分会介入放射学组的成立,大批留学归国的介入医师,以及各种学习班、研讨会的举办,使我国的介入放射学事业逐步走向理性,走向成熟。1990 年 4 月 25 日卫生部颁发了卫医司发(90)第 27 号文件《关于将具备一定条件的放射科改为临床科室的通知》进一步促进了我国介入放射学的发展。同时,全国开展三级医院评审中将开展介入放射学与否,作为三级甲等医院的评审要求,对于介入放射学工作发展起了极大的推动作用。

林贵教授倡议创办的《介入放射学杂志》于 1992 年 8 月在上海创刊。《介入放射学杂志》的创刊是我国介入放射学发展史上的一个里程碑,标志着我国介入放射学的发展达到了一个新阶段。1996 年国家科学技术委员会、卫生部和国家医药管理局联合在北京召开了"中国介入医学发展战略及学术研讨会",首次将"介入医学""外科学""内科学"并列为三大临床医学学科,并将介入医学研究课题项目列为"九五"攻关课题。介入放射学也从由放射医师开展,发展成为与临床其他专业融合及亚专业临床化发展,如很多医院成立了介入科、介入放射科、介入与血管外科、神经介入放射科、肿瘤介入科等。2008 年我国介入学组对全国 284 家医院调查显示:2007 年完成介入手术 205 492 例次,平均 724 例次/家。

2012 年起我国介入放射学事业进入繁荣发展阶段。2011 年和 2012 年卫生部相继发布了《心血管疾病介入诊疗技术管理规范》《综合介入诊疗技术管理规范》《外周血管介入诊疗技术管理规范》《神经血管介入诊疗技术管理规范》等文件。这些文件对我国开展介入诊疗技术的医疗机构要求、人员基本要求、技术管理基本要求和培训等方面都做了详细的规定。我国实施了医疗机构介入诊疗技术准入管理制度,以及对介入诊疗技术进行了分级管理。同时,介入诊疗质量安全管理与持续改进也被列为综合医院三甲评审重要评审标准之一。这些制度进一步规范了介入诊疗技术管理。2012 年中国医师协会成立全国医师定期考核介入放射学专业编辑委员会。2014 年 8 月,中国医师协会介入医师分会正式成立,标志着我国介入医师行业向专业化迈出了重要的一步。该协会为我国一万余名从事介入诊疗医师的依法行医、权益维护、人才培养、学科建设等方面搭建了一个不可或缺的平台。目前全国 32 个省(自治区、直辖市)均开展介入治疗,全国有 14 个省(自治区、直辖市)成立了介入医学分会,介入床位近 7 000 张,80% 的医院有 2 个介入手术室,很多二级医院也开展了介入放射学技术,2/3 以上的三甲医院成立了介入门诊,年手术量超过 700 000 台。截至 2018 年 6 月 8 日,中国医师协会介入医师分会医师注册人数共计 15 434 人。2018 年 2 月《介入医学杂志(英文)》,即 *Journal of Interventional Medicine* 创刊。目前,我国介入放射学临床水平已达到国际先进水平。

第三节　介入放射学的分类

介入放射学几乎包括了人体的各个系统,因此分类方法颇多。本教材按介入放射学操作技术、临床领域和临床科室应用分类来讲述。

一、按临床领域

2011 年和 2012 年卫生部对医疗机构介入诊疗技术管理规范有关文件按如下领域进行分类,国际上也基本上是按照这种分类方法进行分类:

1. 心血管疾病介入诊疗技术。
2. 综合介入诊疗技术 主要包括肿瘤介入诊疗技术、非血管疾病介入诊疗技术。
3. 外周血管介入诊疗技术。
4. 神经血管介入诊疗技术。

二、按介入操作技术

1. 经皮穿刺术。
2. 经皮穿刺引流术。
3. 经导管动脉栓塞术。
4. 经导管动脉灌注术。
5. 经皮经腔血管成形术。
6. 非血管管腔狭窄成形术。
7. 消融术。
8. 放射性粒子植入术。

三、按临床科室应用

1. 心血管疾病介入诊疗技术。
2. 神经血管介入诊疗技术。
3. 外周血管介入诊疗技术。
4. 肿瘤介入诊疗技术。
5. 消化系统疾病介入。
6. 呼吸系统疾病介入。
7. 泌尿系统疾病介入。
8. 妇产科疾病介入。
9. 骨骼肌肉疾病介入。
10. 儿科介入放射学等。

四、按介入手术操作领域

1. 血管内介入放射学 包括经导管动脉栓塞术、经导管动脉灌注术、经皮经腔血管成形术、血管造影术等。
2. 非血管介入放射学 包括经皮穿刺术、经皮穿刺引流术、消融术、放射性粒子植入术、非血管管腔狭窄成形术等。

五、按介入影像导向手段

1. CT 介入治疗技术 即在 CT 引导下进行的介入诊疗技术。
2. 超声介入治疗技术 即在超声引导下进行的介入诊疗技术。
3. MR 介入治疗技术 即在 MR 引导下进行的介入诊疗技术。

第四节 介入放射学医学影像导向设备

正如介入放射学定义所述,介入放射学是在医学影像设备导向下进行的,所以做介入手术离不开医学影像设备导向。医学影像设备可以使医师观察到人体内部结构,从而为介入手术的精确定位提供保证。所以,介入医师必须熟练掌握这些设备的使用和诊断。常用的医学影像导向设备有以下五种:

一、数字减影血管造影机

数字减影血管造影机:目前是血管内介入放射学唯一的导向手段,是血管疾病诊断的"金标准"

（图1-1）。优点：该设备消除了骨骼、软组织对于注入血管系统对比剂影像的影响，清晰显示血管和血流动力学表现。传统的数字减影血管造影机是二维成像，新一代的数字减影血管造影机发展出了很多新功能，如三维血管成像、C臂CT等。C臂CT不但能显示血管的DSA图像，还能同时利用其CT功能显示非血管结构，如实质性的软组织和骨骼。缺点：对术者和患者有电离辐射；做非血管介入不如CT、超声和MR。

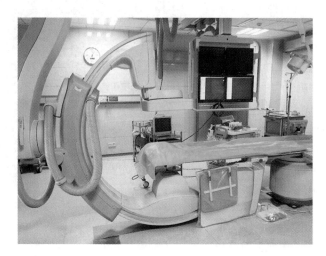

图1-1 数字减影血管造影机

二、超声

超声是非血管介入的主要导向手段之一，特别是乳腺、甲状腺、肝胆、脾、卵巢及其他浅表器官的活检术、引流术、消融术、粒子植入术首选的影像监视方法。优点：动态实时成像、无电离辐射、廉价。缺点：对肺、纵隔、骨骼部位疾病介入不如CT。

三、CT

CT是非血管介入的主要导向手段之一，主要应用于活检术、消融术、粒子植入术的导向，特别是对肺、纵隔、骨等结构的显示优于超声和MR。优点：CT可以对全身任何部位进行断层扫描，而且CT已经广泛应用。缺点：对患者有电离辐射、治疗费用高于超声，而且不能像超声那样实时显示图像。

四、开放式MR

开放式MR是非血管介入的导向手段之一，主要应用于中枢神经系统、肝等器官的活检术、消融术、粒子植入术的导向。优点：对中枢神经系统方面的成像优于CT、无电离辐射。缺点：开放型MR设备价格较高，目前难以普及；还需要专用的MR介入放射学器材等。目前尚未在临床得到广泛应用。

五、X线透视

X线透视是最早用于介入放射学传统的监视手段，过去主要用于血管内及非血管内介入放射学。但由于成像层次重叠、需要暗室操作、对术者的放射损伤等缺点，特别是新的影像设备，如DSA、CT、超声、MR的出现，该方法基本被其他方法所代替，目前临床已经很少应用该设备。

第五节 介入放射学常用的器材

正像外科医师做手术需要手术刀、剪子、镊子、血管钳等工具一样，做介入手术也有其特有的器材或工具。介入放射学使用的器材种类繁多，介入医师也必须熟练掌握这些器材的性能和使用方法。以下介绍介入放射学常用的基本器材：

一、穿刺针

穿刺针（needle）是经皮肤穿刺进入人体内的针，是介入放射学最基本的器材（图1-2）。外科医师手术要通过解剖、开腹、开胸、开颅进入人体，而介入手术是经过穿刺针建立通道"介入"到体内的。介入放射学的"微创性"就是体现在穿刺针上。几乎所有的介入手术，包括血管穿刺、组织活检、实质性脏器穿刺等都有离不开穿刺针。由于穿刺的部位不一样，穿刺针的种类繁多，常用的有血管穿刺针、活检针、治疗针等。临床上穿刺针的外径习惯用"号数"表示（单位使用 G），内径为了和通过的导丝相对应，则用 in 表示。

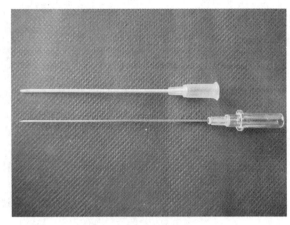

图1-2　血管穿刺针

二、导管

导管（catheter）是进入人体血管或脏器内的管子，是介入放射学最重要的器材。介入放射学医师正是通过这条管子完成血管造影、栓塞、药物灌注、溶栓、血管成形、消融、积液和体液的引流等。正是由于介入医师经常用导管在人体血管内操作，所以，美国 Dotter 医师把介入医师形象比喻为"人体的管道工"。导管根据使用目的可分为造影导管、引流导管、球囊扩张导管、溶栓导管、消融导管等，分别用于造影、引流、扩张狭窄管腔、溶栓、消融之用。导管有粗细和长短之分，临床上导管的直径单位使用 French（F/Fr）表示，1F≈0.33mm。标准导管为 1.70mm（5F），低于 1.00mm（3F）的导管称为微导管，临床应用中要根据血管的粗细选用不同直径的导管。临床上成人常用 1.70mm（5F）导管。

1. 造影导管　介入治疗最常用的导管是造影导管。导管进入血管内后，再经导管注射对比剂可观察导管在血管内的位置并进行血管造影诊断；也可经导管注入治疗药物进行溶栓治疗、化疗或注入栓塞剂进行栓塞治疗等。导管材料主要为聚四氟乙烯，导管制作中往往加入铅、铋和钡等金属材料，使之不透 X 线，以便透视下显影，方便操作。部分导管壁内有不锈钢丝编织成网格以加强导管的支撑力及扭控作用。

导管的头端塑形不同，插不同部位的血管要用不同头端塑形的导管。为了能选择性或超选择性将导管插入靶血管，根据靶血管走行及靶血管与主血管之间的角度弯曲选择相应导管。目前使用的导管多是已塑形的导管，根据导管头端形态和功能的不同有多种名称，如冠状动脉导管、肝管（RH 导管）（图1-3）、眼镜蛇（cobra）导管、西蒙（Simmons）导管、猎人头（headhunter）导管、猪尾巴（pigtail）造影导管、椎动脉导管（单弯导管）等。

临床上要根据不同用途选择导管。如脑血管造影可用椎动脉导管或猎人头导管，冠状动脉造影可用冠状动脉导管，肝动脉造影可用肝管，肾动脉造影可用眼镜蛇导管，支气管动脉造影可用西蒙导管或眼镜蛇导管，腹主动脉和下腔静脉造影用猪尾巴造影导管，下肢动脉造影可用椎动脉导管等。

2. 微导管　是比普通导管直径更细的导管。微导管可分为颅内动脉和外周动脉介入治疗用的两类。外周介入治疗用微导管为一薄壁导管，壁内常无金属网，头端有不透射线的金属标记，必须与相配的微导丝一起操作。其外径一般为 0.86~1.00mm[2.6~3F（头端

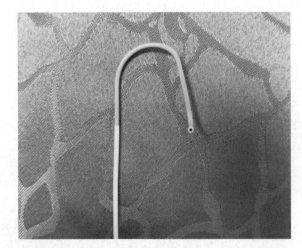

图1-3　肝管

为 2.6F)〕。微导管本身没有导向作用,在微导丝的导引下用于超选择性插入迂曲的或细小的靶动脉。使用前用肝素等渗盐水将微导管及微导丝浸润,使用中将微导管及微导丝同时插入预先插入血管的普通造影导管内,将微导丝超选择性进入靶血管内,沿导丝即可推进微导管进行相应的灌注、栓塞治疗。

颅内病变介入治疗微导管有多种系列,厂家在微导管的产品规格上,常以微导管系列名称的后面加上阿拉伯数字来命名,表明微导管的最佳适配的微导丝直径。此导管逐渐柔软,可选择性进入细小的血管,如颅内豆纹动脉、脉络膜动脉等及其他血管分支。前端内径 0.3mm,可注射液体栓塞剂和行超选择性化疗,配备 2.00mm(6F)引导导管。

3. 球囊扩张导管 是在造影导管头端外周加入一个类似"气球"的球囊(图 1-4)。该导管头端的球囊可以被充盈扩张,可以用来扩张狭窄的血管等。球囊扩张导管的规格包括造影导管直径和长度、球囊直径和长度。

4. 引流导管 是在造影导管头部的侧端有一些侧孔,主要用来将体内的异常积液引流到体外,是引流术中主要的器材,最常用的是猪尾巴引流导管(图 1-5)。

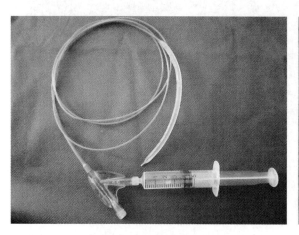

图 1-4 球囊扩张导管

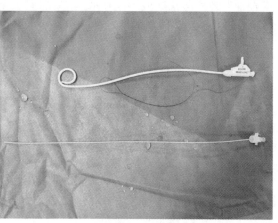

图 1-5 引流导管

三、导丝

导丝(guide wire)是引导导管前进的丝,也是介入手术不可缺少的重要器材(图 1-6)。在用导管插入血管的分支时,必须先将导丝经导管的内腔插到需要选插的血管,然后在导丝的引导下才能更容易的将导管送到血管的远端。由于导丝头端相对较柔软,能够有效地保护血管壁免受导管头段的损伤。根据使用物理特性不同导丝可以分为:超滑导丝、超硬导丝、超长交换导丝等。

导丝也有粗细和长短之分。导丝外径的国际单位为 mm,但临床上习惯用 in 表示,1in≈25.40mm。

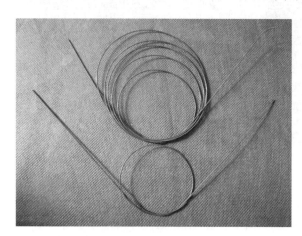

图 1-6 导丝

导丝的外径要和导管的内径相匹配。标准导丝外径为 0.89mm(0.035in),常用导丝的外径 0.89mm(0.035in)、0.46mm(0.018in)及 0.36mm(0.014in)。导丝由不锈钢或钛合金制成,头端柔软,可避免血管损伤,主干硬度较大,支撑力强,有利于支撑和引导导管。导丝的头端可预塑形为直头、弯头或 J 形。临床常用的超滑导丝,内有合金内芯,不易折曲变形;外层表面涂有亲水性复合物,遇水或体液后使导丝滑润,有利于插入迂曲的血管内。

微导丝为与微导管配套使用的微细导丝,外径多为 0.36～0.46mm(0.014～0.018in)。

0105

视频:微导管

0106

视频:球囊扩张导管

0107

视频:猪尾巴引流导管

笔记

0108

视频:导丝

微导丝的关键结构在于其头端和表面,多数微导丝头端焊接柔软的弹簧,其可以任意塑形,在透视下可显示,不损伤血管壁。远段微导丝柔软,表面涂有亲水涂层,使微导丝具有超滑性能。也有微导丝头端是微导丝主干逐渐变细形成,表面也涂有亲水涂层,这种微导丝头端硬度略高于弹簧结构的微导丝。在微导丝的导引下微导管进入靶动脉,尤其当通过扭曲或角度较锐的动脉时,微导丝对微导管的支撑、导引作用较强。

四、血管鞘

血管鞘(sheath)是一临时的人工通道,头端被放在血管内,尾端在体外,导管等介入器材可以通过该通道进入血管或体内(图 1-7)。使用时先采用 Seldinger 技术把血管鞘插入血管内,再把导管经过血管鞘的内孔引入到血管内,手术完毕后,拔出血管鞘,从而避免导管反复出入血管造成管壁局部损伤。它由带反流阀的外鞘和能够通过导丝的中空内芯组成,用硅胶制成的反流阀在防止血液外溢。血管鞘也有粗细和长短之分。血管鞘的外套管的直径也用 F 表示,而内芯的内径要和使用导管的外径相匹配,即 1.70mm(5F)导管用 5F 鞘、2.00mm(6F)导管用 6F 鞘。常用的血管鞘的直径为 5F。

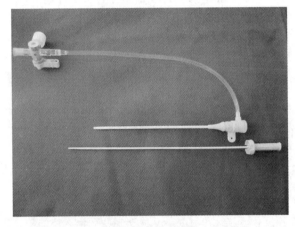

图 1-7 血管鞘

0109

视频:血管鞘

五、支架

支架(stent)是能够对人体狭窄管腔扩张并使其恢复再通的"架子"。广义上可以分为内涵管和金属支架。狭义的支架,指金属支架。金属支架的制作材料可有金属钽、医用不锈钢、镍钛合金。

支架种类繁多。根据其释放的部位可分为血管支架,如冠状动脉支架、颈动脉支架、主动脉支架、下肢动脉支架、肾动脉支架等;非血管支架,如食管支架、胆道支架、气管支架、肠道支架等。由于支架释放的部位不同,所以,支架有粗细和长短之分。

按支架展开方式分为球囊扩张式(balloon expanding)和自膨胀式(self-expanding)(图 1-8)。

0110

视频:自膨胀式支架

按支架表面处理情况分为裸支架、覆膜支架和支架移植物。

裸支架(bare stent):网状,液体和气体可通过这些网眼自由进入。

覆膜支架(covered stent):用涂膜或聚乙烯膜覆盖的支架,能封闭非血管性瘘口。

支架移植物(stent-graft):是金属支架与人体血管的复合物。

介入放射学使用的器材种类繁多,上述五种是在介入放射学中最基本、最广泛应用的器材。根据介入放射学治疗要求还有很多其他器材。如用于防止下肢静脉血栓脱落造成肺栓塞的下腔静脉滤器,用于肿瘤穿刺治疗用的激光、微波、冷冻等器材,用于治疗血

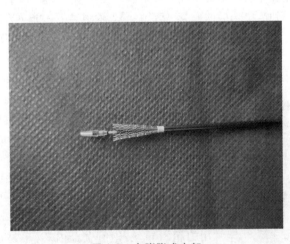

图 1-8 自膨胀式支架

栓的旋切导管等。随着介入放射学和医疗器械工业的发展,将不断有新的器材被开发应用于临床。从如上所介绍的介入放射学的器材中可以反映出介入放射学"微创性"这一特点。

章后小结

1. 介入放射学医师常用的"8招"技术：穿刺(扎针)，引流(把人体内各种水排出来)，栓塞(堵血管)，灌注(经导管打药)，血管成形(通血管)，非血管管腔狭窄成形(通食管、通肠道、通胆道、通气管)，消融(消除或融化肿瘤)，粒子植入(放射线局部照射肿瘤)。

2. 做介入手术要有 DSA、超声、CT、MR 作导向，介入医师通过这"第三只眼"可以看到人体内部结构。

3. 介入医师做介入手术常用的工具是穿刺针、导管、导丝、血管鞘和支架等。

（卢川）

扫一扫，测一测

思考题

1. 简述介入放射学的定义。
2. 简述介入放射学的分类。
3. 简述介入放射学的导向设备以及各自的优缺点。
4. 简述介入放射学常用的器材。

1. 掌握经皮穿刺术、经皮穿刺引流术、经导管动脉栓塞术、经导管动脉灌注术、经皮经腔血管成形术、非血管管腔狭窄成形术、消融术和放射性粒子植入术的适应证。

2. 熟悉经导管动脉栓塞术和经皮经腔血管成形术的主要操作步骤。

3. 了解经皮穿刺术、经皮穿刺引流术的主要操作步骤。

4. 具有对技术精益求精的工匠精神。

第一节　经皮穿刺术

经皮穿刺术是在影像设备导向下利用穿刺针穿刺进入人体的技术,是介入放射学所有技术操作的基础。

【适应证】

1. 建立血管通道　介入放射学很多血管内介入手术,如栓塞术、灌注术、血管成形术等都是要首先进入在血管内的。在做这些手术时第一步就是要穿刺进入血管,通过穿刺针再建立一个血管与外界的通道,包括动脉或静脉通道,从而为下一步血管内操作打下基础。

2. 进入非血管管腔　介入放射学还有一些技术,如经皮穿刺引流术、经皮肾穿刺肾盂造瘘术等是要首先进入胆道、肾盂等人体非血管管腔才能进行下一步操作。穿刺术同样也是这类手术的第一步。

3. 穿刺实体器官　介入放射学还有一些技术,如活检术、消融术、粒子植入术是要进入人体实质性器官才能进行下一步操作。穿刺术同样也是这类手术的第一步。

【禁忌证】

1. 严重心、肺、肝、肾功能不全。

2. 出、凝血功能障碍。

3. 患者拒绝合作。

4. 精神障碍。

【所用器材】

穿刺针、活检针、治疗针、导丝、血管鞘等。

【操作方法】

在此主要介绍临床常用的血管穿刺术——Seldinger 技术,其他穿刺术与血管穿刺术相似,并将在其他有关章节中介绍。

1. 穿刺的部位　穿刺的血管包括动脉与静脉。动脉穿刺最常用的部位是右侧股动脉,其他可能的动脉穿刺部位有左侧股动脉、肱动脉、桡动脉、腋动脉、锁骨下动脉及颈动脉。静脉穿刺较常用的是股静脉与颈静脉。

2. 以右侧股动脉为例,通常患者仰卧在造影台上。常规皮肤消毒,一般均采用局部麻醉。左手在右侧腹股沟区触摸到股动脉搏动,在右侧腹股沟区皮肤皱褶下方约 0.5cm 处作为穿刺点。用带针芯的穿刺针以 30°~40°经皮向左手触摸到的股动脉快速穿刺,穿刺针穿刺时的斜面应始终向上,穿透血管前后壁,退出针芯。缓缓向外退针,见血液从针尾射出,随后将导丝经穿刺针芯送至股动脉,退穿刺针,只将导丝留在股动脉;通过导丝引入导管鞘,左手固定血管鞘,右手握住导丝和血管鞘内的支撑导管,将导丝和支撑导管退出,将血管鞘留在股动脉内。术毕,经导管鞘可以送入导管(图 2-1)。此方法优点是出血较少。

3. 改良穿刺法 用不带针芯的穿刺针直接经皮穿刺。穿刺针穿过血管前壁(不必穿过后壁),即可见血液从针尾喷出。随后将导丝经穿刺针芯送至股动脉,通过导丝引入导管鞘;左手固定血管鞘,右手握住导丝和针,将导丝和血管鞘内支撑导管退出。这一方法的主要优点为避免穿透血管后壁,但缺点是出血较多。

Seldinger 技术虽然是主要用于血管穿刺,但是该技术也被广泛用于其他技术,如穿刺引流术等。所有介入手术操作第一步必须用穿刺术,因此,该技术是所有介入医师必须掌握的第一个操作。掌握

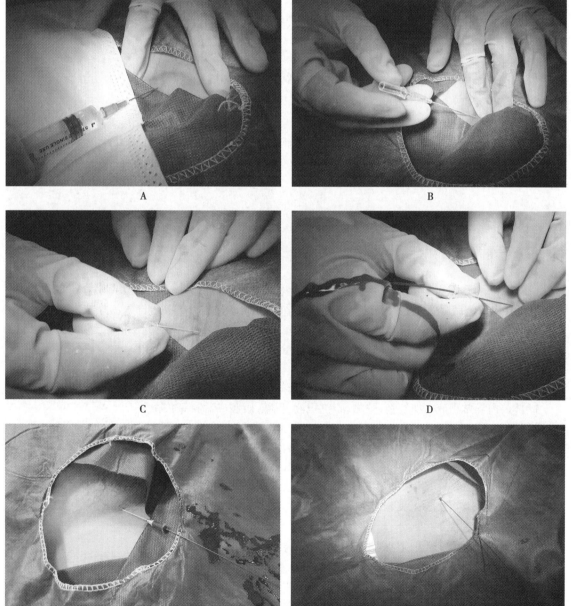

A   B

C   D

E   F

0202

视频:血管穿刺术

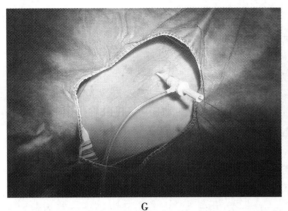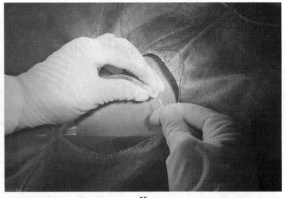

G　　　　　　　　　　　　　H

图 2-1　血管穿刺术

A.局部麻醉;B.右侧腹股沟区皮肤皱褶下方约 0.5cm 处,快速穿刺股动脉;C.退出针芯;D.缓缓向外退针,见血液从针尾射出;E.将导丝经穿刺针芯送至股动脉;F.退出穿刺针,只将导丝留在股动脉;G.通过导丝引入血管鞘;H.经血管鞘可以送入导管。

了该技术对于其他操作技术可以起到举一反三的作用。

（卢川）

第二节　经皮穿刺引流术

病例导学

患者,男,57 岁,因"右上腹撑胀感"就诊。患者经超声和 CT 检查,被诊断为肝右叶肝囊肿,其大小约 10cm。

请问:

1. 应首先选择的治疗方法是什么?

2. 治疗后可能发生哪些并发症?

经皮穿刺引流术(percutaneous puncture drainage)是在影像设备引导下,通过穿刺针、导管等器材,经皮穿入体内液体潴留处并置入引流导管,将体内异常积液引出体外的一种介入治疗技术。

【适应证】

1. 正常人体管道阻塞引起阻塞段以上液体过量积聚　如胆道、泌尿道阻塞。

2. 实质脏器内的巨大囊肿引起症状者　如肝囊肿、肾囊肿、卵巢囊肿等。

3. 实质脏器内的积液或积脓　如肝、脾、胰、肾等处的脓肿。

4. 体腔内异常积液　如气胸、脓胸、心包积液、积脓、腹腔或盆腔等脓肿。

【禁忌证】

1. 凝血功能有严重障碍。

2. 无法纠正的多器官衰竭。

【导向设备】

超声、X 线透视、CT、MR 或 DSA 等影像导向设备。临床以超声或 CT 较为常用。

【所用器材】

穿刺针、导丝、引流导管、扩张导管、固定导管的器械等。

【操作步骤】

1. Seldinger 技术　Seldinger 提出的穿刺技术主要用于血管,以后将此方法转用于非血管介入技术,如经皮穿刺胆道引流术、囊肿和脓肿穿刺引流术等也可使用。

(1) 术前患者准备:术前完善实验室等相关检查。术前禁食 2~4h,术前 30min 肌内注射镇静药。

由医师仔细分析临床超声或 CT 等影像学资料,确定最佳引流途径。

(2) 操作步骤:首先在皮肤做好穿刺点标记,消毒铺巾,穿刺点局部麻醉。局部麻醉深度达病变脏器的包膜。做皮肤小切口 2~4mm,如引流管较粗,切口长度也相应增加,以略大于引流管外径为宜。穿刺针经切口向预定的引流中心穿刺。如随呼吸移动的穿刺通道,在进针时必须让患者浅吸气后屏气,以免穿刺针切割组织。进针达预定深度时,拔出针芯,经套针抽吸,如有引流液抽出,取少许作细胞培养和/或生化检测。套针进入引流区后,引入导丝,退出套针。在导丝引导下引入扩张管,最后置入引流导管。退出导丝,经引流导管抽吸积液,冲洗脓腔,造影证实引流导管的侧孔段全部在引流区(图 2-2),在体表缝扎或用固定盘固定引流管,接上引流袋。术毕。

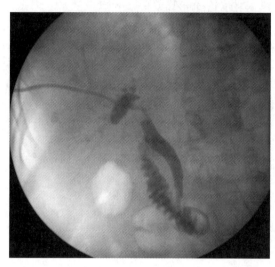

图 2-2　经皮穿刺引流术

2. 套管法　使用套管针在影像设备导向下一次性完成穿刺和引流操作称为套管法。

(1) 操作方法:套管法有两种操作技术。

第一种方法为先穿入套管针,退出针芯,然后将引流管经套管针的套管内置入。

第二种为将引流管套在穿刺针外,连同穿刺针和引流管直接穿向引流区。它们的操作方法基本一致。

1) 确定最佳穿刺途径后,以穿刺点为中心消毒铺巾。皮肤穿刺点局部麻醉,然后做一皮肤小切口。以略大于引流导管外径为宜,切口方向与皮纹平行。

2) 若采用第一种操作方法,则在影像设备导向下,穿刺针经皮肤切口沿设计的穿刺路径向预定的引流部位小心穿刺,进针达预定深度时,拔出针芯即可见套管腔内有引流液流出;再注入对比剂进一步确认后,经套管腔内直接插入引流导管后,在影像导向下缓慢退出套管。若采用第二种操作方法,则一次性穿入引流导管和穿刺针,且见有引流液从针管流出后,一手持针,一手将引流管推入,然后固定引流管并缓慢退穿刺针。

3) 经引流管注入对比剂,在影像监视下调整导管侧孔段的位置,消毒穿刺部,固定引流导管,连接引流袋。

(2) 注意事项

1) 由于套管针的针芯、套管或引流导管,在首次穿刺时同时进入引流区,估其针道较细针的穿刺道粗,不宜反复穿刺,因此在术前设计引流路径时必须十分精确。

2) 该方法适用于浅表、穿刺路径没有重要结构和脏器的引流区。在穿刺进针过程中,也要令患者浅吸气后屏气。

3. 穿刺通道扩张法

(1) 导丝为轴心扩张法:按 Seldinger 技术经皮肤用细针 0.84mm(21G)或 1.21mm(18G)穿刺,引入细导丝[0.018in(0.46mm)或 0.97mm(0.038in)],退针,换用从细到粗多根扩张管分别做引流道扩张,最后一根扩张管的外径应与引流导管外径相同或略小。完成预扩张后,即经导丝引入引流导管。

(2) 导管为轴心扩张法:由于导丝比较细,以它为轴心扩张的直径有限,故另一种扩张方法以导管为轴心,一管套在另一管扩张,或者用不同直径的导管逐级扩张。

此外,还有金属扩张管,可如竹节状套合在一起后扩张。

【注意事项】

引流导管侧孔段应尽量置于引流区的最低处;冲洗引流导管需慎重,应避免加压冲洗。引流期间,嘱患者避免牵拉引流导管,以防脱出。如缝线失去固定作用,应重新设法固定导管(如改用固定盘)。

【并发症】

1. 穿刺点出血或血肿形成　严重出血较少见,少量出血一般无须处理。

2. 脏器损伤　主要与穿刺入路选择不当及反复穿刺等有关,正确选择穿刺入路可减少或避免脏器损伤发生。

3. 感染　胆道感染主要与对比剂过量注入胆道,造成胆道内压骤升,使感染的胆汁逆行入血有关。脓肿穿刺时未放出脓液即注入过量对比剂可使脓液逆行进入血液,造成脓毒血症。

4. 导管堵塞和脱位　一旦发生导管堵塞,应先用生理盐水冲洗导管。如不成功,可在透视下送入导丝,排除阻塞物,必要时更换导管。加强局部护理和选用可靠的固定器材可防止导管脱落。

(周文澜)

第三节　经导管动脉栓塞术

经导管动脉栓塞术(transcatheter arterial embolization,TAE)是用介入的方法经导管向靶血管内注入栓塞物质,使之闭塞,从而使供血的组织缺血或坏死的技术,即"堵血管"。该技术是介入放射学临床最常用的手术之一。动脉栓塞术的临床应用甚广,无论何种病变,只要能够通过栓塞靶血管取得临床治疗目的,而不致引起重要组织、器官功能损害,且患者能够承受术后反应者,均可考虑实施动脉栓塞术治疗。

【适应证】

1. 脑　颅内动脉瘤、脑动静脉畸形、颈动脉海绵窦瘘、硬脑膜动静脉瘘、脑膜瘤等。

2. 头颈部　鼻咽部纤维血管瘤、顽固性鼻出血、舌癌、颈动脉体瘤等。

3. 肺　大咯血、手术不能切除的原发性肺癌、肺动静脉瘘等。

4. 胃肠道　保守治疗无效的食管静脉曲张出血、胃肠道出血、手术不能切除的胃癌、手术不能切除的结肠癌等。

5. 肝　原发性和转移性肝癌、肝海绵状血管瘤、肝破裂等。

6. 胆囊　胆囊癌。

7. 脾　脾亢。

8. 肾　肾癌、肾盂癌、肾血管平滑肌脂肪瘤、肾出血、肾动静脉畸形、肾动脉瘤等。

9. 膀胱　膀胱癌。

10. 前列腺　前列腺增生。

11. 子宫　产后大出血、瘢痕妊娠、子宫肌瘤、子宫腺肌病、子宫恶性肿瘤等。

12. 骨骼　脊柱及骨盆恶性骨肿瘤、骨盆巨大骨巨细胞瘤、椎体动脉瘤样骨囊肿等。

【禁忌证】

1. 难以恢复的肝、肾功能衰竭和恶病质。

2. 凝血功能障碍。

3. 导管未能进入靶动脉。

4. 导管端部前方有重要的非靶血管不能避开。

【导向设备】

DSA。

【所用器材】

穿刺针、导丝、导管、栓塞物质等。

【栓塞物质】

TAE 技术的核心是把栓塞物质释放到靶血管,从而达到阻断血流、闭塞异常通道目的。栓塞物质种类繁多,可以按材料性质分类、按材料是否吸收分类、按栓塞部位分类、按使血管闭塞的时间长短分类、按物理性状(固体和液体)分类等。这些栓塞材料要根据不同疾病进行选择。下面根据栓塞材料的物理性状分类介绍临床常用栓塞材料。

1. 固体栓塞材料

(1) 明胶海绵(gelfoam):有片和颗粒两种形式(图 2-3)。明胶海绵片是一种多孔、柔韧的由多种氨基酸组成的动物蛋白基质海绵,能被组织吸收,价格低廉,制备简单。通常用剪刀将明胶海绵片剪成颗粒和对比剂混合后,用注射器注入病变部位。在临床上常用于胃肠道出血、产后大出血等出血性疾病以及恶性肿瘤栓塞治疗。

（2）聚乙烯醇（PVA）颗粒:材料为合成聚乙烯醇,用泡沫剂使之成海绵样物质,制成颗粒(图2-4)。目前临床多应用的是已制备好的颗粒(150~2 000μm),常用于大咯血、肝癌、子宫肌瘤等疾病的栓塞。

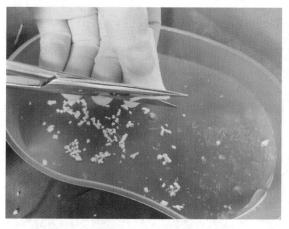

图2-3 明胶海绵片

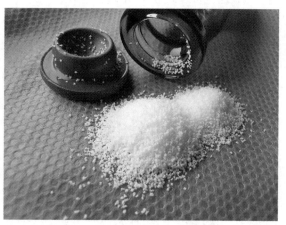

图2-4 PVA颗粒

（3）栓塞弹簧圈（coil）:属于机械性栓子,目前常用的栓塞弹簧圈分为普通弹簧圈和可解脱弹簧圈(图2-5)。

普通弹簧圈主要栓塞较大血管,多不造成栓塞远端的缺血性梗死,常用于动静脉瘘、动脉瘤、大血管出血和静脉曲张等的治疗。

可解脱弹簧圈是一种可控制释放或在释放前可回收的金属圈,根据解脱方式分为电解脱、注水解脱和机械解脱。目前电解可解脱弹簧圈主要用于脑动脉瘤栓塞、肺动静脉畸形、冠状动静脉瘘等。

（4）可脱性球囊:主要由乳胶或硅胶制成,注入稀释对比剂后可膨胀(图2-6)。其尾端为弹性良好的小胶圈,与直径1.00mm(3F)的微导管相连。当球囊到达预期栓塞的部位时,经微导管注入稀释的对比剂,使其膨胀,确认位置正确后,即可撤微导管,弹性胶圈自动封闭,防止对比剂流出。可脱性球囊适合于颈动脉海绵窦瘘、动静脉瘘、动脉瘤等栓塞治疗。

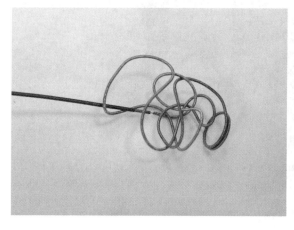

图2-5 可解脱弹簧圈

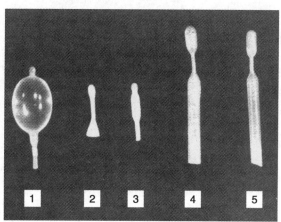

图2-6 可脱性球囊

（5）载药栓塞微球:是一种新型栓塞剂,具有栓塞永久、长效、不可吸收的特点(图2-7)。它可通过离子键和氢键作用与阿霉素等抗肿瘤药物的蒽环类结合,到达病灶后通过离子交换机制缓慢释放药物。载药栓塞微球和其他栓塞剂相比,具有独特的成球外观和良好的栓塞性能,而且结果更加安全有效。载药栓塞微球,既可以和碘化油化疗药物乳剂一样在动脉内注射,又可以负载着化疗药物在肿瘤细胞中达到较高的浓度,并且延长药物与肿瘤细胞的作用时间。载药栓塞微球主要用于肝癌的栓塞。

2. 液体栓塞材料

（1）非黏附性

1）碘化油（图2-8）：快速注入正常小动脉后，形成油珠或油柱，在一些富血性肿瘤，特别是肝癌、海绵状血管瘤的血窦，其存留时间明显延长，可达数日至数月，可以起到阻断血流，使肿瘤坏死的作用。碘化油也可提高常规CT检查难以显示的微小肝癌和血管瘤的显示率，以助诊断。碘化油临床常用于肝癌的栓塞。

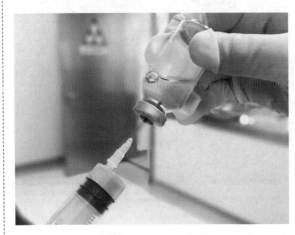

图2-7　载药栓塞微球

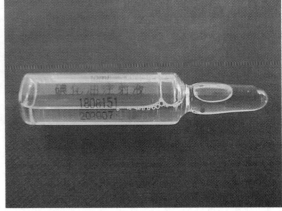

图2-8　碘化油

2）无水酒精：是广泛应用的液体栓塞剂，可造成血管永久性闭塞和器官、肿瘤的梗死。其作用强烈持久，适用于恶性肿瘤的姑息性治疗，动静脉畸形或曲张静脉的栓塞治疗。

3）Onyx：本品由乙烯-乙烯醇聚合物（ethylene vinyl alcohol copolymer，EVAL）、二甲亚砜（dimethyl sulfoxide，DMSO）和钽粉（tantalum）组成（图2-9）。本品溶解于二甲亚砜内，与血液接触后，二甲亚砜立即弥散，EVAL则聚合成固体，达到栓塞目的。其特点是：①二甲亚砜有一定血管毒性；②不黏附导管，但需要专用导管；③注射速度为0.16ml/min，不能快速注入；④需要先用二甲亚砜充盈输送微导管内腔，后再注入该栓塞剂。其临床常用于动静脉畸形和动脉瘤栓塞。

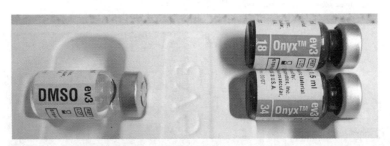

图2-9　Onyx

（2）黏附性：α-氰基丙烯酸正丁醋（n-Butyl Cyanoacrylate，n-BCA）是高分子低黏度黏合剂液体（图2-10）。其特点在于它同离子型物质如血液中的电解质接触后迅速聚合成固态条块，在血管中长期不

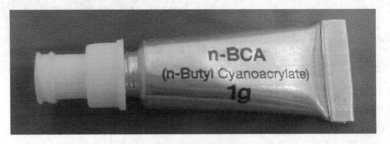

图2-10　n-BCA

溶解。同时该物质性能稳定,注射前不易在空气中聚合。其常用于颅内动静脉畸形、胃食管静脉曲张、精索静脉曲张和动脉瘤等。

【操作方法】

1. 靶血管插管　常规准备,局部麻醉下采用 Seldinger 技术穿刺右侧股动脉成功后,送入导管,选插靶血管,注入对比剂,行 DSA 检查。选择性或超选择性靶血管插管至靶血管。常用的方法主要有导丝引导法、导管成袢技术、同轴导管(微导管)技术。

2. 血管造影诊断　先行非选择性血管造影,再行选择性血管造影。血管造影的目的:明确诊断,明确靶血管的走行、直径,动静脉显影的时间和顺序,血流速度,侧支循环及病变的显影程度,对比剂排空时间等。

3. 选择栓塞材料　栓塞材料的选择是栓塞术的重要一环。常见疾病的栓塞材料:肝癌选用碘化油,颅内动脉瘤选用弹簧圈,脑动静脉畸形选用 n-BCA,出血选用明胶海绵等。

4. 释放栓塞材料　栓塞材料经导管注入靶血管的过程是完成栓塞术的关键步骤,过程中术者始终注视动态影像,以控制栓塞剂的准确释放,通常可采用低压流控法、阻控法、定位法。

5. 栓塞程度的监测和控制　栓塞完毕后要再造影,观察栓塞效果(图 2-11)。栓塞不足需再行栓塞,过度栓塞可造成严重并发症。如果造影显示栓塞效果满意,则拔管,穿刺点加压包扎,术毕。

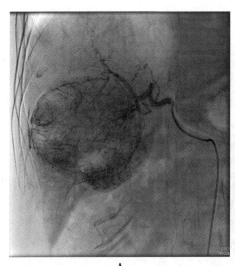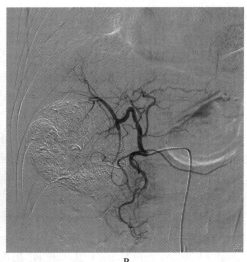

A　　　　　　　　　　　　　　B

图 2-11　肝癌栓塞前后 DSA 表现
A. 肝癌栓塞前 DSA 动脉期;B.栓塞后显示肿瘤染色消失。

【栓塞反应】

栓塞反应又称栓塞后综合征,是指靶器官栓塞后出现的、预料中的症状和体征,多为自然过程,对症处理后可康复。常见的栓塞反应为疼痛、发热、恶心、呕吐、食欲下降和腹胀等。临床最常出现栓塞反应的疾病是肝癌等恶性肿瘤栓塞后,这些症状可以经过对症处理后消失。

【并发症】

栓塞术引起的并发症是指术后出现的不期望发生的症状和体征。常见并发症:过度栓塞造成大范围组织坏死、误栓和感染。

（卢川）

第四节　经导管动脉灌注术

经导管动脉灌注术(transcatheter arterial infusion,TAI)是经皮穿刺将导管直接插到靶血管,通过该导管注入相应药物从而达到局部治疗目的的一种方法,通俗地讲是"经导管打药"。

药物疗效影响因素包括药物本身的药理作用、病变对药物的敏感性、药物在病变区的浓度、药物作用时间。前两者是不可变的,临床上欲提高药物的疗效,只有增加药物的浓度和作用时间这两种途径。临床上常通过口服、皮下注射、肌内注射或静脉注射方式给药,药物吸收后经循环分布至全身。由于药物在到达病变组织的过程中被血液稀释,且与血液充分混合,使部分药物与血浆蛋白结合,具有生物学活性的游离药物减少,药效降低,而加大药物剂量会导致药物外周血浆浓度过高造成全身副作用。传统给药途径无法解决药物疗效和副作用之间的矛盾,因此,经导管动脉灌注术通过导管向靶器官给药,利用靶器官的首过效应,提高靶器官的药物摄取率,在大大提高了病变部位的药物浓度的同时,又降低了外周药物浓度。TAI 基于这种理念应运而生,有效地解决了传统给药方式中药物疗效和副作用间的矛盾。

【适应证】

1. 溶栓 如下肢动脉栓塞、深静脉血栓形成、肺动脉栓塞、急性心肌梗死、脑梗死的溶栓。

2. 治疗肿瘤 头颈部、胸腹部、盆腔、四肢等各部位恶性实体肿瘤,常用于胃癌、肺癌、胰腺癌、膀胱癌等恶性肿瘤治疗。

【禁忌证】

1. 难以恢复的肝、肾功能衰竭和恶病质。

2. 凝血功能障碍。

3. 严重的全身性感染。

【常用药物】

1. 溶栓药物

(1) 尿激酶(urokinase,UK):是从人体尿液中提纯或肾组织培养而获得的高效血栓溶解剂,作用与链激酶相似,能直接激活血块表面的纤溶酶原,使纤溶酶原分子中的精氨酸-缬氨酸链裂解产生纤溶酶,从而使血栓溶解。其主要副作用是出血。临床主要用于心肌梗死、脑梗死、动脉血栓、下肢深静脉血栓形成的溶栓治疗。

(2) 重组组织型纤溶酶原激活物(recombinant tissue-type plasminogen activator,rtPA):是一种天然产生的酶,现已由基因工程重组技术生产,与血栓的纤维蛋白有高度亲和力和选择性。组织型纤溶酶原激活物(tPA)通过与血栓中的纤维蛋白结合,将循环中的纤溶酶原活化,从而发挥溶栓作用。tPA 对全身纤溶系统作用小,故出血并发症相对少见。其临床用途和尿激酶相同。

2. 抗肿瘤药物 目前临床应用的抗肿瘤药物种类较多且发展迅速,其分类尚未完全统一。按抗肿瘤药物来源分为六类,即烷化剂(如环磷酰胺)、抗代谢药(如氟尿嘧啶)、抗生素(如阿霉素)、植物类(如长春新碱)、激素(如雌激素)及其他类型(如顺铂)。

根据对肿瘤细胞增殖周期不同时相的作用将其分为细胞周期特异性药物和细胞周期非特异性药物。根据药物的作用机制分为细胞毒类和非直接细胞毒类抗肿瘤药两类。细胞毒类抗肿瘤药即传统化疗药物。非细胞毒类抗肿瘤药是一类发展迅速的具有新作用机制的药物,主要以肿瘤分子病理过程的关键调控分子为靶点,如调节体内激素平衡药物和分子靶向药物等。本节按细胞毒类抗肿瘤药和非直接细胞毒类抗肿瘤药分类介绍。

(1) 细胞毒类抗肿瘤药物

1) 影响核酸生物合成的药物:又称抗代谢药。它们的化学结构和核酸代谢的必需物质如叶酸、嘌呤、嘧啶等相似,可以通过特异性干扰核酸的代谢,阻止细胞的分裂和增殖。此类药物主要作用于 S 期细胞,属细胞周期特异性药物。其主要包括甲氨蝶呤、氟尿嘧啶、替加氟、吉西他滨、羟基脲、阿糖胞苷等。

2) 影响 DNA 结构与功能的药物:主要包括烷化剂,如氮芥、环磷酰胺和塞替派等;铂类配合物,如顺铂、卡铂、奥沙利铂等;抗肿瘤抗生素,如丝裂霉素和平阳霉素等;喜树碱类,如羟喜树碱、长春新碱等。

3) 干扰转录过程和阻止 RNA 合成的药物:如多柔比星、表柔比星、柔红霉素等。

4) 抑制蛋白质合成与功能的药物:主要包括长春碱、长春新碱、紫杉醇、三尖杉生物碱类。

(2) 非直接细胞毒类抗肿瘤药

1) 调节体内激素平衡的药物:包括己烯雌酚、甲睾酮、丙酸睾酮、他莫昔芬等。

2）分子靶向药物：包括利妥昔单抗、索拉非尼等。

【常用器材】

灌注使用的器材包括溶栓导管（图 2-12）、球囊阻塞导管、灌注导丝、全植入式导管药盒系统、药物注射泵等。

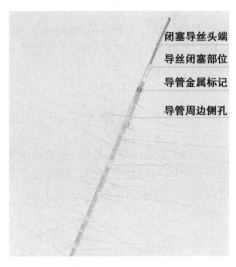

闭塞导丝头端
导丝闭塞部位
导管金属标记
导管周边侧孔

图 2-12　溶栓导管

【操作步骤】

1. 选择性动脉插管　常规采用 Seldinger 技术插管。导管应尽量超选择性插入肿瘤供血动脉，利用首过效应最大限度地减小化疗药物的副作用。穿刺途径主要有经股动脉、桡动脉、腋动脉和锁骨下动脉等。

2. 血管造影诊断　导管选择性插入靶动脉后应先行动脉造影，以了解病变的性质、大小、血供是否丰富、侧支血供等情况，然后进行必要的超选择性插管即可开始 TAI 治疗。

3. 药物灌注　化疗药物灌注原则：①根据抗癌药物的药理特性，选择合适的化疗药物。②根据灌注的靶器官对药物代谢的能力选择合适的化疗药物。③根据肿瘤类型选择化疗药物。④联合方案。溶栓药物灌注时，应将导管尽量靠近血栓或插入血栓内。药物灌注技术主要有一次冲击性 TAI、长期药物灌注、TAI 与动脉栓塞术的配合（图 2-13）。

0205

视频：溶栓导管

4. 药物灌注期间的监测　溶栓治疗过程中应行造影监测和凝血功能监测。使用高剂量尿激酶溶栓时，首次造影监测宜在 1~1.5h 进行，而后每隔 2~4h 造影监测，直至血栓溶解。在溶栓治疗过程中若出现严重并发症如出血、失血性休克、药物过敏反应等需中止溶栓术。

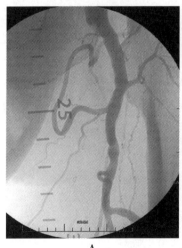
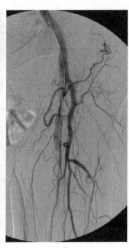
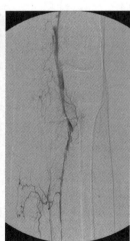
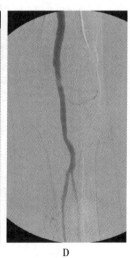

A　　　　　　　　　B　　　　　　　　　C　　　　　　　　　D

图 2-13　动脉溶栓
A. 股动脉造影；B. 导丝通过闭塞段；C. 放置溶栓导管；D. 股动脉再通。

【并发症】

1. 灌注收缩血管药物过量时会引起血管狭窄、血流速度减慢，容易引起血栓形成，引起不同程度的缺血症状。

2. 动脉灌注化疗药物，除了可发生一般的插管造影所引起的并发症和化疗药物引起的副作用外，还可以引起局部组织坏死。如支气管动脉的介入治疗可出现脊髓损伤。

3. 出血　灌注溶栓药物出血的发生率为 17%~38%，多发生于穿刺部位、消化系统和中枢神经系统。

（赵振华）

第五节 经皮经腔血管成形术

 病例导学

　　患者,女,78岁,患糖尿病30余年,发现左脚趾颜色变紫,并且持续左下肢疼痛,夜间也不能入睡。计算机体层血管成像(computed tomography angiography,CTA)检查:左侧股浅动脉狭窄约90%,狭窄长度约10cm。诊断:糖尿病并左下肢动脉硬化闭塞症。
　　请问:
　　应首选哪种方法治疗?

　　经皮经腔血管成形术(percutaneous transluminal angioplasty,PTA)是采用球囊导管、血管内支架等介入技术扩张或再通各种原因所致的血管狭窄或闭塞性病变的方法。目前,PTA包括球囊血管成形术、血管内支架植入术、激光血管成形术、动脉粥样硬化斑块切除术。其中临床常用的是球囊血管成形术和血管内支架植入术。经皮经腔血管成形术可以通俗地理解为"通血管"。

【适应证】

1. 头颈部　颈内动脉、基底动脉等。

2. 上肢　锁骨下动脉、透析通道等。

3. 冠状动脉。

4. 腹腔干。

5. 肠系膜上动脉。

6. 肾动脉。

7. 髂动脉、股动脉。

8. 腘动脉。

9. 胫前动脉、胫后动脉和腓动脉。

10. 下腔静脉。

11. 上腔静脉。

12. 髂静脉。

【禁忌证】

1. 严重的心、肝、肾功能不全,凝血功能异常。

2. 对比剂过敏。

3. 缺血器官功能已丧失。

4. 大动脉炎活动期。

5. 导丝、导管未能通过狭窄段,病变部位有动脉瘤存在;病变远端无流出道。

6. 血管过度迂曲、钙化。

【术前准备】

术前用药。术前一日晚及术日晨,口服肠溶性阿司匹林100~150mg。

【所用器材】

穿刺针、导丝、导引导管、球囊加压泵、球囊导管、血管内支架等。

【操作步骤】

1. 建立血管通道　常规准备,采用Seldinger技术穿刺或切开血管建立血管通路成功后,送入导管。

2. 靶血管造影　造影的顺序一般是先做非选择性造影,然后再进行选择性或超选择性造影,对病变的局部作详细了解。除注意血管形态学改变,还应观察血流动力学变化。

术中开始静脉内给予肝素化,首剂以1mg/kg体重肝素予静脉注射,以后以1 000~2 000U/h维持。

3. 引入导引导管或导管长鞘　目的是支持和确保支架输送系统顺利到达和穿过病变血管,同时

 笔记

可通过导引导管或长导管鞘的侧管持续加压注入肝素盐水或随时注入对比剂观察及准确定位。使用球囊扩张式支架时,不论什么部位都应该用导引导管或长导管鞘。自膨胀式支架用在主动脉和四肢动脉时,可用导丝直接输送自膨胀式支架系统至病变部位。

4. 导丝通过狭窄段 导丝能否开通闭塞血管或穿越狭窄段是血管成形术成功的关键。对非完全闭塞性病变,采用何种导丝取决于所选择支架的需要。冠状动脉、颈动脉支架多使用 0.36mm(0.014in)导丝,其他外周血管支架多使用 0.89mm(0.035in)导丝或 0.46mm(0.018in)导丝。对完全闭塞病变,采用 0.89mm(0.035in)超滑导丝与单弯导管(如多功能导管)配合,大多能顺利通过病变段。

5. 球囊预扩张 自膨胀式支架只要能顺利穿过和到达治疗血管部位,一般不主张进行球囊预扩张,但支架输送系统穿过有阻力或困难,以及穿过完全闭塞血管段时应进行球囊预扩张。球囊扩张式支架在闭塞或重度狭窄血管病变段放置前应该进行球囊预扩张。

6. 球囊、支架的选择 球囊、支架的长度以能将病变完全覆盖为宜,而且最好支架两端能覆盖正常或相对正常血管段约5mm。支架的直径则以病灶近端血管直径为标准,球囊扩张式支架直径与血管直径的最低比值为 1.2~1.5,而自膨胀式支架应大于血管直径的10%~20%,以保持支架的稳定性。

7. 支架输送系统检查 球囊扩张式支架应确保支架紧贴在球囊上不移动,球囊不漏。自膨胀式支架应核对选用支架的型号和规格,要知道所选用支架缩短的比率(因为自膨胀式支架缩短率较大),要熟悉支架释放的操作过程和注意事项。

8. 支架定位 支架准确定位极为重要,因为一旦支架被释放,就不可能更换位置或将其收回。须在透视下认真反复确认支架和治疗病变血管位置关系,并仔细调整,必要时进行点片式血管造影,以保证支架定位的准确性。

9. 支架释放确定 支架准确到位后,应迅速在透视下释放支架(图 2-14)。球囊扩张式支架用 6~8 个大气压将支架完全展开,加压持续时间为 15~30s,支架完全展开后抽空和回撤球囊。自膨胀式支架释放后,原则上不再进行球囊扩张。

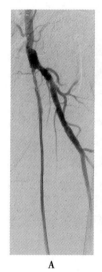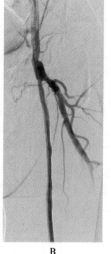

A   **B**

图 2-14 支架释放
A. 球扩式支架释放前;B. 支架释放后。

10. 再次进行血管造影 以了解支架的位置、张开情况及与血管壁贴合情况。如遇下列情况仍需给予处理:①支架释放后仍有明显残余狭窄,应送入球囊再扩张,必要时用高压球囊;②如果支架没有覆盖其远端的狭窄血管或可疑有夹层时,应在远端再植入一枚支架。

【术后处理】
一般术后 6h 拔除动脉血管鞘。术后继续抗凝 3~5d,静脉滴注肝素或皮下注射低分子肝素。口服氯吡格雷 75mg/d,3~6 个月;口服肠溶性阿司匹林 100mg/d,6~12 个月。

【并发症的预防及处理】
1. 一般血管穿刺部位的并发症 如血肿、假性动脉瘤形成。

2. 血管夹层或损伤 血管夹层首先用球囊扩张支架植入覆盖远端夹层部位,如血管造影证实病变消失和血管保持通畅,可让患者回病房严密监视观察,必要时及时进一步处理。

3. 急性血栓形成 支架内急性血栓形成,应先行经导管动脉溶栓,第 1 个小时 500 000~1 000 000U 尿激酶,以后每小时 100 000~200 000U。开通后再进行 PTA 或支架植入治疗。在血管内支架植入术前,经导管向病变血管内注入肝素 2 000~5 000U,以防血栓形成。

4. 血管内支架植入后再狭窄或闭塞 血管内支架植入后,由于血栓形成或内膜增生所致的早期或晚期的再狭窄或闭塞,需及时进行再次的经导管治疗。它包括经导管的球囊扩张、溶栓、动脉粥样斑块旋切、吸引性血栓切除、激光治疗、内支架取出和再次内支架植入等,使狭窄或闭塞的管腔获得再通,提高其二期开通率。

(卢川)

第六节　非血管管腔狭窄成形术

非血管管腔指的是食管、肠道、胆道、气管、尿道、输尿管、输卵管等生理管腔。如上述这些管腔发生狭窄可以用球囊扩张或支架植入的方法再通。这样的介入技术称为非血管管腔狭窄成形术。本节主要介绍食管、气管支架植入术。

一、食管支架植入术

导致食管狭窄的原因很多,包括良性狭窄和恶性狭窄。食管狭窄的结局是导致患者不能进食。为了解决患者的进食问题,可以给患者行十二指肠营养管置入、食管球囊扩张术、食管支架植入术。食管狭窄最常见的原因是食管癌,病情发展到晚期,会导致患者不能进食。用球囊扩张虽然可以取得一定的疗效。但是由于肿瘤生长,很快又会造成食管阻塞。如果再伴有食管气管瘘,禁忌单纯用球囊扩张。此时应用食管支架治疗食管癌与贲门癌,解决患者的进食问题。

【适应证】

1. 晚期食管癌、贲门癌狭窄无法进行手术治疗。

2. 食管气管瘘、食管纵隔瘘。

3. 食管癌术后吻合口肿瘤复发、吻合口狭窄或瘘。

4. 食管良性狭窄反复球囊扩张治疗效果不佳。

5. 纵隔肿瘤压迫食管或外压性狭窄致吞咽障碍。

6. 化学性损伤或其他创伤造成的食管狭窄。

【禁忌证】

1. 难以纠正的凝血功能障碍。

2. 严重恶病质状态。

3. 严重心、肺功能衰竭。

4. 高位狭窄,病变上端距环状软骨较近。

5. 重度食管胃底静脉曲张支架植入术后有引起出血可能患者。

【常用器材】

根据狭窄段部位及程度选择合适的支架,用于食管癌的支架有多种类型(图2-15)。如Z形自膨胀式支架、编织形支架、防滑式支架(如喇叭口形支架、蘑菇形支架)、覆膜支架以及防反流式支架。此外,术中需要超滑导丝、加硬交换导丝(长度>260cm)、椎动脉导管、球囊导管以及支架输送器。

支架直径一般选用16~25mm,根据具体情况而定。支架选择极为重要,食管癌患者选择覆膜防滑式支架能延缓肿瘤长入支架腔内的时间。治疗食管气管瘘或食管纵隔瘘者需要应用覆膜支架,以封堵瘘口。良性狭窄植入支架后易移位,故以防滑、可回收支架为宜。防反流式支架可有效防止反流性食管炎发生。放置支架两端均应超出病灶2cm左右,治疗食管瘘时适当增加支架长度。

【操作步骤】

1. 局部麻醉　患者取仰卧位或侧卧位,头后仰或右侧倾斜,去掉义齿,置牙托,咽喉部喷雾麻醉。

2. 经椎动脉导管行食管造影　X线透视下经口插入导丝与椎动脉导管;退出导丝,经导管注入对比剂;观察对比剂流向,找到通道;导丝配合下使导管越过狭窄处,造影确定导管进入胃内。

3. 经导管换入加硬交换导丝,退出导管。

4. 球囊预扩张狭窄段　沿导丝引入球囊导管进行预扩张。确认球囊两端的金属标记骑跨在狭窄处,透视下以稀释对比剂充胀球囊,充胀球囊时间1~2min。在扩张过程中,通常见到狭窄处球囊最后打开,在此之前球囊被狭窄的食管约束,显示环形缩窄。若食管狭窄在球囊上形成的缩窄环已消失,说明完全扩张成功。扩张结束后,回抽干净球囊内对比剂后小心退出球囊导管。预扩张球囊直径应比将要置入的支架直径小2~3mm,狭窄程度较轻的患者,可以不用球囊扩张。

5. 释放支架　退出球囊导管后,经加硬交换导丝送入支架输送装置,待其准确定位后释放支架(图2-16)。支架大多能自行膨胀,若展开不充分,可用球囊再扩张,使支架紧贴食管壁。

视频:食管支架体外释放过程

视频:球囊扩张食管狭窄段

视频:食管支架植入术

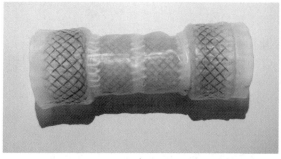
A

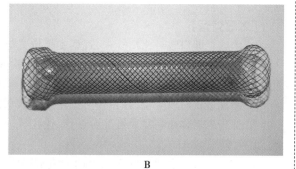
B

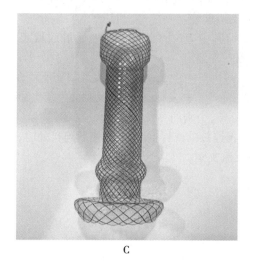
C

图 2-15 食管支架
A.Z形支架;B.覆膜支架;C.贲门支架。

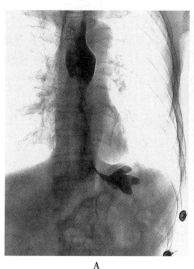
A

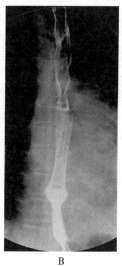
B

图 2-16 释放支架
A.食管癌患者食管支架植入术前造影,显示食管下段明显狭窄,钡剂通过受阻;B.食管支架植入术后造影,显示狭窄明显改善,钡剂通过顺利。

6. 退出支架输送器,再造影 撤出支架输送器后,再次行造影检查,了解支架扩张情况以及食管通畅情况。

【术后处理】

1. 术后立即口服对比剂复查,观察支架位置与展开程度以及是否有穿孔。

2. 术后可以进流食,以后逐渐改为半流食、软食、普通饮食。进食充分咀嚼,避免进食黏稠及大块粗纤维食物。

3. 注意进食时取坐位,并在餐后饮流质或饮水,以清洁可能滞留在支架上的食物碎屑。

4. 部分患者体质恢复后可配合放疗、化疗等。

【并发症】

1. 支架移位 发生率约5%,可向上或下移位,移入胃内的如无症状可以观察,不作处理,多能自然排出。对部分移位者可再放支架重叠。

2. 支架阻塞 发生率约9%,其中2%为食物阻塞,7%为肿瘤阻塞,常发生在术后3~10个月。肿瘤常在支架的一端长入,可再放一支架。

3. 出血 发生率4%~6%,可因肿瘤生长或血管被支架损伤所致,严重者可致死。

4. 食管穿孔破裂 很少见,为严重并发症,处理不及时会危及生命。

5. 疼痛 多数在2~3d后好转,个别的可长达数月。

6. 反流 当支架放在食管胃连接处或胃空肠、食管空肠连接处时,会发生反流,可引起烧灼痛,发生率约为19%,因此应放置防反流支架。

二、气管支架植入术

老年患者,男,淋巴结转移瘤压迫主气管,致呼吸困难。患者入院时不能平躺,不能停止吸氧,吸氧状态下血氧饱和度在85%左右。

请问:

为了解决患者呼吸困难问题,应该如何处理?

气管狭窄病因有先天性(如气管发育异常)和后天性。气管狭窄后天性的常见原因为肿瘤、炎症、瘢痕、结核、外伤、手术及放疗造成的气管狭窄。出现气管狭窄时患者常有呼吸困难、气急,吸气时可闻喘鸣音,可并发反复呼吸道感染,甚至呼吸衰竭。以往只能依靠外科手术治疗,但有些患者狭窄段较长、一般情况较差,往往失去手术机会,用气管支架治疗气管狭窄可以取得良好效果。但支架植入主要针对恶性肿瘤引起的气管和支气管狭窄进行的姑息治疗,是对症治疗。其目的是迅速解除患者呼吸困难的症状,为后续治疗创造条件和机会,如对恶性肿瘤患者辅以放疗、化疗等。

【适应证】

1. 恶性肿瘤侵袭、压迫造成的气管狭窄。

2. 中心气道器质性狭窄的管腔重建。

3. 气管、支气管瘘口或裂口的封堵。

4. 气管外伤性(如插管、手术后等)局限性瘢痕狭窄、吻合口狭窄。

5. 结核或炎症侵袭造成的狭窄,非手术适应证。

6. 各种原因的气管软化等。

7. 对于气道狭窄的小婴儿,应首选其他治疗,在迫不得已时再考虑支架治疗。因为随着婴儿生长,气道直径会逐渐变大。目前的支架用于婴儿气道时偏大,有穿孔的危险;而一旦成年后,又可造成气道狭窄,支架植入则难以取出。

【禁忌证】

1. 高位气管狭窄(狭窄距声门5cm以内者)、支架规格与病灶情况不相符。

2. 气管出血。

3. 有明显凝血功能障碍,不宜植入支架。

4. 严重心、肺功能损害。

5. 食管气管瘘(应先用覆膜支架植入食管中,封堵瘘口)。

6. 大气道狭窄合并多发小气道狭窄、阻塞,严重气胸、纵隔皮下气肿。

7. 气管或支气管存在严重感染。

【术前准备】

详细了解病史,仔细观察分析影像检查资料,可行气管三维 CT 重建(图 2-17)。其目的是准确判断狭窄性质、位置、长度及两端正常段直径,选择合适支架。

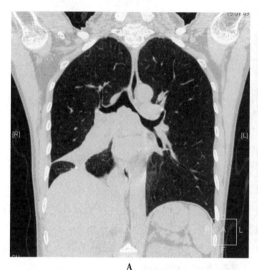
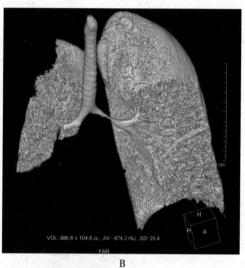

图 2-17 气管三维 CT 重建

A. 气管支架植入前胸部 CT 肺窗冠状位;B. 气管支架植入前气管三维 CT 重建;C. 气管支架植入前胸部 CT 纵隔窗冠状位。

术前禁食 6h;对紧张焦虑患者,可肌内注射地西泮 5~10mg;地塞米松 5~10mg 静脉推注,有良好的解痉、预防气管黏膜水肿及抗过敏作用;阿托品 0.5mg 或山莨菪碱 10mg 肌内注射,可减少分泌物。

【常用器材】

1. 气管支架 可选用自膨胀式直筒支架、L 形支架、Y 形支架(图 2-18)。植入后要超出狭窄两端各 10mm 以上,支架的直径应是气管直径的 1.2 倍。

2. 其他器械 包括导管、导丝、球囊导管(图 2-19)、支架输送装置。辅助器械有负压吸引装置、给

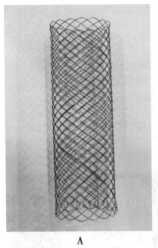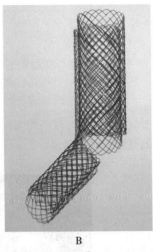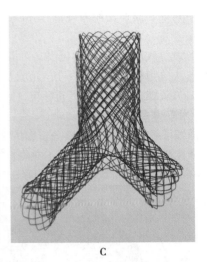

图 2-18　不同类型气管支架
A. 直筒支架；B. L 形支架；C. Y 形支架。

氧设备、气管切开器械、气管镜、气管插管器械及麻醉药品等。

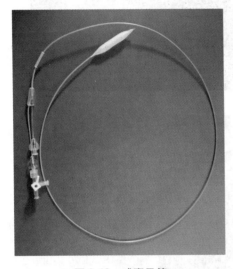

图 2-19　球囊导管

【操作步骤】

1. 麻醉　患者取仰卧位或侧卧位,充分吸氧,去掉义齿,置牙托,用2%利多卡因行咽喉部喷雾局部麻醉和环甲膜穿刺麻醉,必要时全身麻醉。

2. 气管造影　先插入导丝至气管,沿导丝插入导管;经导管造影,定出病变远端与近端,可在体表放置金属标记做狭窄上下缘的定位。

3. 支架释放　经导丝放入支架释放器,在透视下定位后准确释放。

4. 支架释放后摄片,保存资料留作以后复查(图 2-20),以了解支架扩张程度、有无移位等。支架留置后第1个月内,每2周复查1次;3个月再复查1次。

【术后处理】

1. 抗炎治疗 3~5d。

2. 抗水肿治疗 1 周。

3. 镇咳治疗 1~2 周。

【并发症】

1. 窒息　反复器械操作易引起气管支气管及声门水肿,加重呼吸道狭窄,甚至窒息死亡。缩短操作时间、避免反复操作使手术一次成功是减少该并发症的关键。

2. 出血　对症处理,注意体位,避免引起误吸,导致窒息。

3. 痰液阻塞支架　适当补液,湿化痰液,使痰液容易咳出。

4. 感染　对症处理。

5. 刺激性咳嗽、痰中带血丝、胸痛　一般无须特殊处理,症状会逐渐消失。严重者给予药物止咳、止痛治疗。

6. 喉头水肿　支架植入位置靠近声门时易引起。

7. 支架移位咳出、再狭窄　可再放入另一支架。

【疗效】

气管支架植入术能取得立竿见影效果,绝大多数患者的呼吸困难、喘鸣症状可立即得到改善,血氧分压升高,肺部呼吸音增强。但恶性狭窄如不辅以其他抗肿瘤治疗时,将在3~6个月内出现再次狭窄。因此要积极治疗原发病,如对恶性肿瘤造成的狭窄应辅助放疗、化疗或经导管插管动脉灌注,以

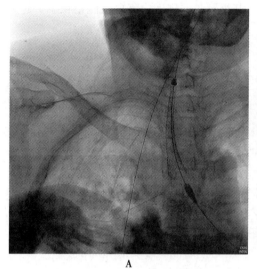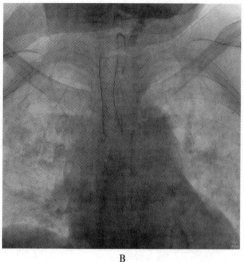

图 2-20　支气管支架植入术中术后 X 线片
A.支气管支架释放,输送器和导丝尚未退出;B.气管支架释放后,支架扩张良好。

求获得长期疗效。

（宋剑）

第七节　肿瘤消融术

患者,男,81 岁,因"右上腹不适 3 个月"就诊。患者查体未见明显异常,既往乙肝病史 15 年。影像检查:CT 示肝右叶 5cm 大小肿块,门静脉显影未见明显改变。甲胎蛋白(AFP)800μg/L,肝功能及其他生化指标正常。诊断:原发性肝癌。由于患者年龄太大,患者及家属拒绝手术切除治疗。
请问:
该患者采用何种治疗方法较好?

肿瘤消融术(ablation)是经皮穿刺利用物理或化学的方法使恶性肿瘤组织蛋白凝固,从而使肿瘤组织"消除和融化"的一种微创手术。消融术将肿瘤原位灭活,有别于常规的外科手术切除,是对失去手术机会或拒绝手术治疗的患者减少肿瘤负荷的微创治疗方法。

消融术主要作用机制是使恶性肿瘤组织蛋白凝固,根据作用原理可以分为物理消融和化学消融。物理消融包括射频、微波、激光、氩氦刀、高频电灼和高强度聚焦超声等。该类方法主要是利用热冷作用使蛋白凝固坏死,从而破坏肿瘤细胞。化学消融包括无水酒精、醋酸、盐酸等。该类方法主要将蛋白凝固剂直接注射到肿瘤内,破坏癌组织。本节介绍四种常用消融技术。

一、肺癌射频消融术

射频消融术(RFA)自 20 世纪 90 年代初应用于肺肿瘤的治疗,目前已成为肺癌非外科手术治疗中的一个重要组成部分。靶向病灶可以用 CT、MR 或 DSA 引导。肺肿瘤因所谓的"烤箱效应",即充满气体的肺组织具有高阻抗性可起到隔热效应,将使射频电极针所产生的热能有效沉积于具有低阻抗性的肿瘤组织内,因此其微创手术更适合用 RFA。影响 RFA 治疗效果的因素主要有肿瘤大小、部位、数量、分期、转移等,其中病灶大小是肿瘤局部射频治疗复发最主要因素。

【工作原理】
射频消融工作原理是通过一个置于肿瘤中心的电极,利用高频交流电,使电极周围的离子摩擦运动产生热量,引起肿瘤凝固性坏死而达到治疗目的。其机制是在靶区内将电磁能量积累引起热损伤,彻底摧毁肿瘤而少损伤周围正常肺组织。

【适应证】

1. 因高龄、心肺功能差不能耐受手术、拒绝手术者的周围型肺癌,单发肿瘤直径≤5cm 是最理想适应证。

2. 拒绝手术者或手术无法切除的中央型肺癌。

3. 肺部转移瘤,数目一般<5 个。

4. 合并纵隔淋巴结转移或纵隔型肺癌,有穿刺路径。

【禁忌证】

1. 脑转移瘤,有颅内高压或不同程度的意识障碍。

2. 两肺病灶弥漫,广泛肺外转移,或者胸膜广泛转移。

3. 美国东部肿瘤协作组(ECOG)评分,ECOG 体力状况评分>2。

4. 严重的阻塞性肺疾病或慢性间质性肺疾病,有低氧症和/或高二氧化碳症等。

5. 不可纠正的凝血功能障碍及严重血象异常,有严重出血倾向。

6. 中等量以上的咯血或咳嗽无法控制。

7. 活动性肺部感染,或者严重的全身感染、败血症、脓毒血症未控制。

8. 严重的肝、肾、心、肺、脑等主要脏器功能衰竭,或者植入心脏起搏器。

9. 意识障碍或不能配合治疗。

【术前准备】

1. 患者准备 血常规、生化常规、凝血功能、肿瘤标记物、心电图、X 线片检查,必要时进行心肺功能和病理活检。术前 12h 禁食,4h 禁水。术前建立静脉通路。

2. 术前评估 超声、增强 CT 或磁共振成像(MRI)评价肿瘤情况,选择合适射频针和影像引导方式。告知患者或家属治疗计划、依据,沟通手术过程和风险,签署手术知情同意书。

3. 其他 必需的术中监测、麻醉设施、穿刺用品、抢救设备和药品。

4. 治疗前常规检查消融治疗仪器是否处于正常工作状态,电极或线路是否完好。

【常用器材】

射频消融治疗系统包括射频发生仪、电极针、电极板、导联线等(图 2-21)。

图 2-21 射频消融治疗系统

【导向手段】

CT 或 MR 均可以作为导向手段。具体用何种手段,主要根据术者的习惯。

【操作步骤】

1. 常规消毒 手术区域常规消毒、铺巾,选择合适的麻醉方式,通过影像扫描确定进针点、进针角度、深度和布针方案。

2. 穿刺病变 影像设备引导下,可用 0.76mm(22G)针先行引导穿刺。射频电极针于肋间隙中下 1/3 区域避开肋骨、大血管、叶间裂、肺大疱穿刺。消融顺序一般以肿瘤深部为先,特殊部位肿瘤以邻近其他脏器为先。力求精准,减少穿刺次数以降低肺内出血和气胸风险。

3. 设定消融参数并消融 参照射频消融仪说明进行消融治疗。每点消融时间一般为 10～15min,温度控制在 90～105℃。消融范围应完全覆盖肿瘤并超出癌周至少 0.5cm 以上。

4. 退出穿刺针 消融完成后,拔针时进行针道消融,防止术后出血和肿瘤沿针道种植。

5. 再次行 CT 扫描 治疗结束前,应再次对胸部进行全面扫描(图 2-22),确定消融范围已完全覆盖肿瘤,排除肿瘤破裂、出血、气胸等并发症的可能。

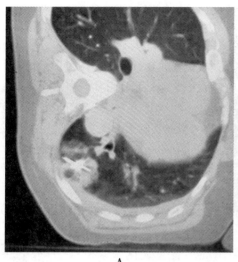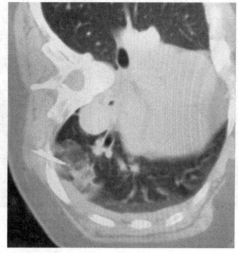

图 2-22　肺癌消融术前术后影像学表现
A. 肺癌射频消融前 CT;B. 肺癌射频消融后 CT。

【并发症】

射频消融术作为一项微创技术,创伤性小、安全可靠,但并发症不可避免。

1. 气胸　术中和术后发生率最高的并发症,总发生率32%,10%左右需要置管。高龄、肺气肿、肺组织顺应性差者更易发生,2~3d 后多可吸收。避免和减轻气胸发生的关键是:穿刺技术要熟练,进针距离最短,避免通过叶间裂,穿刺准确,避免多次穿刺和术中应用镇咳药物。

2. 肺内出血和咯血　由射频电极针穿刺损伤血管所致,多为自限性。大量咯血要防止发生窒息,注意针道消融,必要时应用止血药。

3. 咳嗽　术中为温度增高刺激肺泡、支气管或胸膜所致,剧烈咳嗽应停止治疗,应用可待因镇咳,并增加镇静药剂量。术后咳嗽是消融后肿瘤组织坏死及其周围肺组织的炎症反应所致,可适当给予镇咳治疗。

4. 胸腔积液　与胸膜受刺激有关,多数患者治疗后都有少至中等量的胸腔积液,多可自行吸收,10%左右需要行胸腔引流。

5. 肺部感染　多发生于年龄大、体质差、伴有慢性支气管炎或慢性间质性肺疾病患者,为预防肺部感染,建议术后常规使用抗生素。

6. 皮肤烫伤　多由回路电极与皮肤接触不良引起。

7. 胸痛　由胸膜炎性反应、渗出,邻近胸膜肺组织炎性反应所致,可于术中给予止痛治疗或全身麻醉下治疗。

8. 发热　术后 2/3 者出现,为肿瘤坏死吸收热及肿瘤周围组织出现的炎性反应所致,一般不超过38℃,3~5d 后多可降至正常。一般采用物理降温,必要时给予退热药物治疗。如果血象升高或血培养阳性可应用抗生素。

二、肝癌微波消融术

微波技术在医学领域里的应用可以追溯到 20 世纪 50 年代,目前已被广泛应用于临床,在肿瘤科、消化系统等领域的治疗中发挥着积极的作用。与射频治疗技术相比,具有升温快、瘤内温度高、用时短、受碳化血流影响小等特点。

【工作原理】

人体主要是由水、碳水化合物、蛋白质和大量细胞内外液中带电粒子等成分组成,这些物质在微波场作用下产生热效应。肿瘤微波消融技术是采用针状的辐射器(如微波针、微波消融天线),直接插入到肿瘤组织的内部,将微波能量作用于肿瘤组织,使之发生凝固性坏死,以达到治疗肿瘤的目的(图2-23)。

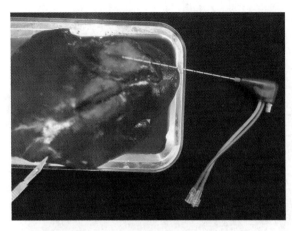

图 2-23　微波消融治疗示意图

【适应证】

1. 单发肿瘤直径≤5cm 或最大直径≤3cm 的 4 个以内多发病灶。无血管、胆管侵犯或远处转移，Child-Pugh（肝功能评估分级）A 级或 B 级的早期肝癌患者。

2. 无严重心、脑、肺、肝、肾等器官功能障碍，凝血功能正常或接近正常；不愿接受手术治疗者的小肝癌以及中心型小肝癌。

3. 手术切除后复发，中晚期癌等因各种原因不能手术切除的肝癌。

4. 肝转移性肿瘤化疗后、肝移植前控制肿瘤生长以及移植后复发转移。

5. 多个病灶或较大的肿瘤可根据肝功能情况，采用肝动脉化疗栓塞联合微波消融治疗。

【禁忌证】

1. 肿瘤过大，需消融范围到达 1/3 肝体积；或者肿瘤位于肝表面，其中 1/3 以上突出肝外。

2. Child-Pugh C 级，TNM 分期（确定肿瘤的临床分期）为Ⅳ期或肿瘤呈浸润状。

3. 弥漫性肝癌合并门静脉主干、一级分支或肝静脉癌栓。

4. 治疗前 1 个月内，有食管胃底静脉曲张破裂出血。

5. 活动性感染，尤其是胆道系统炎症、胆肠吻合术后等。

6. 严重的心、脑、肺、肾等主要脏器功能衰竭，意识障碍，或者患者不能配合治疗。

7. 不可纠正的凝血功能障碍及严重血象异常，有严重出血倾向。

8. 大量顽固性腹水，出现恶病质。

9. 转移性肿瘤原发灶无法得到控制，或者肝以外其他重要脏器也发生广泛转移，预计生存期小于 6 个月。

【术前准备】

患者准备、术前评估以及术中监测、麻醉设施、穿刺用品、抢救设备和药品等与射频消融治疗术相同。

【导向手段】

超声、CT 或 MR 均可以作为导向手段。具体用何种手段，主要根据术者的习惯。

【常用器材】

微波消融治疗系统包括微波功率源（主机）、消融穿刺针、微波能传输线、水冷微波消融天线、水冷循环系统和微波热场的测温装置与系统等（图 2-24）。治疗前先常规检查微波治疗系统是否处于正常工作状态。

【操作步骤】

1. 常规消毒　手术区域常规消毒、铺巾，选择合适的麻醉方式，通过影像扫描确定进针点、进针角度、进针深度和布针方案。

2. 穿刺病变　尽量选择肋间进针。在影像设备引导下，选择经过部分正常肝组织进入瘤体。消融顺序一般以肿瘤深部为先，特殊部位肿瘤以邻近其他脏器为先。

3. 设定消融参数并消融　参照主机说明进行消融治疗。每点消融时间一般为 10 ~ 15min，温度控制在 90 ~ 105℃。消融范围应完全覆盖并超出癌周至少 0.5cm 以上。

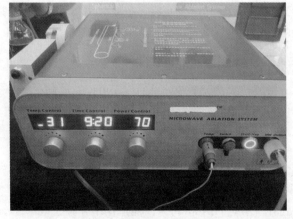

图 2-24　微波消融治疗系统

4. 退出穿刺针　消融完成后,拔针时进行针道消融,防止术后出血和肿瘤沿针道种植。

5. 再次行 CT 扫描　治疗结束前,应再次进行全面扫描(图 2-25),确定消融范围已完全覆盖肿瘤,排除肿瘤破裂、出血、气胸等并发症的可能。

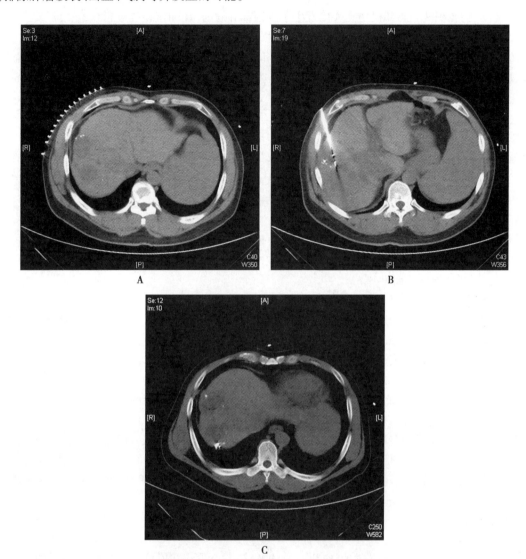

图 2-25　肝癌微波消融术前术后 CT 表现
A. 肝癌微波消融治疗前 CT;B. 肝癌微波消融治疗中 CT;C. 肝癌微波消融治疗后 CT。

【并发症】

1. 消融后综合征　约 2/3 患者可能发生,主要症状是低热、乏力、恶心、呕吐、全身不适等,因坏死物质的吸收和炎性因子的释放引起。一般持续 3~5d,对症处理即可。

2. 局部疼痛　因微波消融高温刺激肿瘤周围神经所致。选择合适的麻醉方式控制疼痛,或者皮下注射吗啡 10mg。

3. 肝功能损害　患者术后大都发生,程度一般与消融灶范围大小、消融前肝功能等因素有关。一般持续 1 周左右,严重可使用保肝药物。

4. 烧伤　包括针道烧伤和微波消融辐射烧伤。需对症处理。

5. 术中迷走神经反射增强　多数患者治疗过程中会出现出汗、肝区疼痛、脉搏缓慢、心律不齐和血压下降等症状。这称为"迷走反射综合征"。术中监测生命体征,肌内注射地西泮 10mg 和山莨菪碱 10mg 可减少症状发生。

6. 针道出血　最严重并发症之一,甚至会引起死亡,因穿刺道血管损伤破裂引起。提高操作技术是预防针道出血的最根本环节。发生出血应积极对症处理。

7.　消融灶或腹腔感染　大多发生在术后5~7d,与肿瘤位置、肿瘤性质、既往胆道手术等有关。如果发生不明原因畏寒、发热、寒战等需高度重视,早诊断,并给予抗生素治疗;如果形成脓肿,要穿刺引流。

8.　气胸、胸腔积液和肺部损伤　大多发生于膈顶部肿瘤的微波消融。

9.　胆管和空腔脏器损伤　因穿刺过程中沿途损伤或消融时高热灼伤引起。

10.　急性肾功能衰竭　表现为术后少尿,肌酐和尿素氮上升。其主要因微波消融的高温使血液中的大量红细胞破坏或其他细胞成分坏死破裂分解,造成肾小球堵塞引起。消融总时间超过15min以上要水化、碱化尿液及进行利尿治疗,24h尿量保持在2 500~3 000ml。必要时需要血液透析。

三、肝癌氩氦刀消融术

氩氦冷冻消融技术简称氩氦刀,是一种微创超低温冷冻消融肿瘤的医疗技术。氩氦冷冻消融可以有效地治疗肺癌、肝癌、脑肿瘤、乳腺癌等实体肿瘤,与化疗、放疗、生物治疗及中医药结合治疗结合可取得满意的临床效果。

【工作原理】

氩氦冷冻消融技术的工作原理是:Joule-Thomson效应,即当气体通过一个狭小的微孔从较高压力区域喷入较低压力区域时,将被节流。大多数气体遭遇节流后温度将下降,如氩气和氧气;而某些气体,如氢气和氦气,温度反而上升。

【适应证】

1.　不愿意外科手术者的原发性肝癌或不适合切除的肝癌(病灶多发、紧邻血管、瘤体巨大)。

2.　病灶局限、直径<10cm肝良性病变或其他恶性病变。

3.　肝功能较差或老年人合并心肺功能障碍且不宜手术。

4.　外科手术切除术后肿瘤残余或复发,患者拒绝再行手术。

5.　病灶数目小于3个,病灶局限的肝转移性肿瘤,或者不能手术切除的转移性肝癌。

6.　肿块巨大先行冷冻治疗,待瘤体缩小后再行手术。

7.　肝内病变甚多或分布广泛,不适宜手术。对部分结节进行冷冻,一方面减少瘤负荷;另一方面,利用冷冻的免疫激发作用,可能使其他未冷冻的癌结节得以抑制或消除。

8.　丰富血供的局限性病灶,可在经导管动脉化疗栓塞术后联合局部冷冻治疗,更有利于肿瘤彻底灭活。

【禁忌证】

1.　肝门部肿瘤。

2.　肝内外广泛转移,合并肝外门静脉瘤栓或弥漫性肝癌。

3.　肿瘤累及范围大于肝体积70%以上。

4.　伴有重度肝硬化,脾功能亢进,门静脉性出血或有出血倾向。

5.　大量腹水、黄疸、Child-Pugh C级。

6.　严重的心、脑、肺、肾等主要脏器功能衰竭;意识障碍或患者不能配合治疗。

7.　不可纠正的凝血功能障碍及严重血象异常,有严重出血倾向。

8.　大量顽固性腹水,出现恶病质。

【常用器材】

常用器材有氩氦刀主机、冷热转换系统、高压氩气、高压氦气、冷冻探针、温度检测系统,即氩氦刀消融治疗系统(图2-26)。辅助设备包括心电监护仪、吸氧设备、胸腔引流管、负压吸引器、急救药品等。

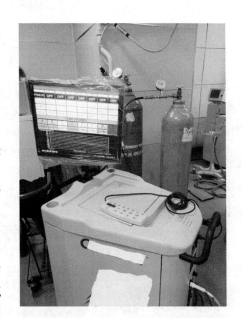

图2-26　氩氦刀消融治疗系统

【导向手段】

超声、CT 或 MR 均可以作为导向手段。具体用何种手段,主要根据术者的习惯。

【操作步骤】

取合适体位,确定穿刺点,在影像设备的引导下将冷冻探针插入病灶,根据病灶的大小,冷冻−150~−130℃持续治疗 15~20min,然后升温达 20~40℃持续 5~6min。这一过程叫一个冻融周期。一个瘤区需连续两个冻融周期消融。冷冻结束后根据影像扫描结果确定冷冻效果。原则上冷冻范围应超出病灶边缘 1cm。

【并发症】

肝癌冷冻消融的不良反应总发生率为 15%~20%,包括发热、疼痛、皮肤冻伤、感染、出血、胆漏、急性肾衰竭、胸腔积液、迷走神经反射、冷休克等。产生原因及处理原则可参阅"肝癌微波消融术"并发症。

四、肝癌酒精消融术

日本学者于 1983 年采用超声引导下经皮无水酒精消融(PEI)治疗小肝癌取得了良好的临床效果。该技术成为第一种被采用的经皮穿刺肿瘤局部消融治疗技术。该技术安全有效、操作简单、费用低廉、可重复性强,为肝癌及其他实体肿瘤提供了一种有效的治疗手段。

【工作原理】

无水酒精具有强烈的亲水性,通过直接注射的方式,既可以在肿瘤组织内弥散渗透,引起肿瘤细胞脱水、蛋白质凝固变性,直接灭活肿瘤细胞,引起肿瘤组织坏死;又可以通过损伤肿瘤内微小血管内皮细胞,使肿瘤及周围组织微循环内形成血栓,局部缺血、缺氧,间接引起肿瘤组织坏死,达到消融肿瘤的目的。

【适应证】

1. 单发肿瘤直径≤5cm;不超过 3 个病灶直径≤3cm 的小肝癌,当肝储备功能差、心肺功能不全而不能耐受手术,或者病灶散在分布于不同肝叶不宜手术。

2. 肝癌术后复发,不宜或不愿再次手术。

3. 多次经导管动脉化疗栓塞术(TACE)后疗效不佳或病灶残留复发,但肝动脉发生闭塞不能再行TACE。

4. 射频、微波、冷冻等物理消融治疗后,病灶残留或复发病灶。

5. 病灶靠近膈顶、胃肠道、胆囊、血管等部位,行物理消融比较困难。

6. 位于肝段或亚肝段门静脉分支的癌栓病灶。

7. 合并肝动脉门静脉或肝动脉肝静脉瘘的肝癌病灶,TACE 前先行 PEI 可达到灭活肿瘤和闭塞瘘口的双重作用。

8. 转移到头面部、胸壁、腹腔、盆腔等其他部位的肝癌病灶。

9. 肝癌淋巴结转移病灶。

【禁忌证】

1. Child-Pugh C 级,有大量的腹水。

2. 肿瘤巨大,病灶呈浸润性生长。

3. 弥漫性肝癌。

4. 无法纠正的凝血功能障碍。

【术前准备】

1. 患者准备　血常规、生化、凝血功能、肿瘤标记物、心电图等。术前禁食 6h,禁水 4h,建立静脉通道。

2. 术前评估　根据影像检查结果,选择安全可行的进针路线。了解有无高血压、糖尿病等疾病,是否有药物过敏史和酒精过敏。告知患者或家属治疗计划、依据,沟通手术过程和风险,签署手术知情同意书。

3. 器材准备　0.84mm(21G)穿刺针、连接管、无水酒精等。

【导向手段】

超声、CT 或 MR 均可以作为导向手段。具体用何种手段,主要根据手术者的习惯。

【操作步骤】

1. 确定穿刺点 通常采用仰卧位,或者根据病灶位置和周围组织结构关系确定体位,定好穿刺点和入路并标记。

2. 常规消毒 手术区常规消毒、铺巾;进针点局部麻醉。

3. 穿刺病变 在影像的导引下,将穿刺针穿入肿瘤组织内。

4. 注射酒精 拔出针芯后,用注射器注入无水酒精。注射过程中要注意观察药液有否进入血管,如进入血管内应立即停止注射。对于脏器包膜下的病灶,药液不能注射过多,消融范围不能过大,以防发生包膜刺激。对于肝实质内不靠近大血管的病灶,行消融术时的范围可适当加大,以超出病灶 1cm 为宜。

5. 退出穿刺针 注射完成后,插好穿刺针芯,在肿瘤组织内停留 3min,使无水酒精充分凝固肿瘤组织,防止无水酒精经针道渗漏到肝被膜或腹腔。缓慢拔出穿刺针。穿刺点包扎。

【并发症】

1. 局部疼痛 化学消融常见不良反应。多数是无水酒精顺针道流入肝包膜或腹腔引起。

2. 发热 多是局部肿瘤坏死吸收所致,如体温持续升高,要及时除外感染。

3. 出血 多是凝血功能不良患者,穿刺引起。

4. 面部烧灼感 无须处理。

5. 肝功能损害 转氨酶一过性升高,1 周左右恢复正常。

6. 酒精中毒 大剂量酒精注射可能出现此症状,严重者给予静脉输注葡萄糖或肌内注射纳洛酮。

(潘小平)

第八节 ^{125}I 放射性粒子植入术

^{125}I 放射性粒子植入术是指将放射源 ^{125}I 粒子直接放入肿瘤组织内,利用放射性粒子持续释放射线来达到杀伤肿瘤的技术,即放射线局部照射肿瘤,又称肿瘤体内粒子刀、内放疗、组织间放疗或近距离治疗。该手术可使肿瘤得到最大照射(调强)而周围正常组织受到尽可能小的照射(适形)。应用范围包括实体肿瘤经影像(B 超、CT、MRI 等)引导下放射性粒子植入,经内镜(包括腹腔镜、胸腔镜、自然管道内镜等)放射性粒子植入,手术直视下放射性粒子植入。目前临床应用较多的疾病是肝癌、肺癌、胰腺癌、前列腺癌等。

【工作原理】

^{125}I 释放的射线能使肿瘤细胞核内的 DNA 链断裂,从而杀伤肿瘤细胞。肿瘤细胞对射线的敏感性存在时相的差异,以繁殖周期内的 DNA 合成后期及有丝分裂期最为敏感。由于 ^{125}I 半衰期较长,可以持续不断杀伤进入敏感期的肿瘤细胞,从而达到治疗目的。由于 ^{125}I 能量低且穿透距离为 1.7cm,从而使肿瘤靶区内剂量较高,而周围正常组织由于放射线迅速衰减而剂量很低,可以最大限度保护正常组织,减少放射损伤的发生。

【适应证】

1. 缺乏血供的实体瘤,直径<7cm。

2. 实体瘤术后,残余组织的预防性治疗。

3. 转移性肿瘤病灶或术后孤立性肿瘤转移灶而失去手术价值。

4. 无法手术的原发性肿瘤的姑息性治疗。

5. 病灶位于肝门、近膈顶、胆囊窝等特殊部位不适合微波、射频、冷冻或局部消融治疗。

【禁忌证】

1. 严重的心、肺、肝、肾功能不全,或者明显恶病质,预计生存时间不足 3 个月。

2. 有出血、凝血障碍或患有血液病等不宜进行放射性治疗。

3. 弥漫性病灶或全身广泛转移。

4. 肿瘤及穿刺部位有活动性出血、坏死、溃疡。

5. 病灶累及大血管、主支气管等重要结构。

【常用器材】

1. ^{125}I 放射性粒子的特性　^{125}I 放射性粒子由钛合金外壳密封,呈圆柱形,直径为 0.8mm,长 4.5mm。其半衰期为 59.34d,可持续释放能量为 35.5keV 的 γ 射线及 27~35keV 的 X 线,初始剂量率为 5~7cGy/h(图 2-27)。

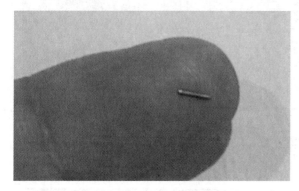

图 2-27　^{125}I 放射性粒子

2. 放射性粒子植入治疗计划系统(TPS)　是为临床提供准确穿刺途径、安全照射剂量及计划验证等功能的计算机软件系统。

3. 粒子植入辅助设备　穿刺针、施源器(图 2-28)、模板等。

4. 放射性粒子质量验证系统。

5. 防护设施　铅罐、防护屏、铅衣、防护眼镜、防护手套等。

【导向手段】

超声、CT 或 MR 均可以作为导向手段。具体用何种手段,主要根据术者的习惯。

【操作方法】

1. 制订计划　将患者影像学检查的图像资料输入治疗计划系统,设定处方剂量(prescribed dose, PD),制订靶区剂量分布计划,确定植入的粒子数量、活度以及分布图。根据肿瘤病灶的位置、大小以及与周围组织结构关系,选择穿刺点,确定进针角度和路径,并将放射性粒子装入植入器内。

2. 选择影像引导设备　手术前选择合适体位,并对穿刺点进行常规消毒、麻醉等准备。

3. 植入粒子　手术按拟定的进针计划穿刺至肿瘤组织,再行影像学检查,观察穿刺针位置是否符合放射性粒子植入治疗计划要求。确认无误后,使用导针依次将粒子种植于肿瘤各个部分(图 2-29)。操作完成后再次行影像学检查,验证粒子位置,确认其分布符合放射性粒子植入治疗预定的布源计划为止。

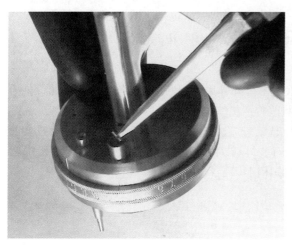

图 2-28　施源器

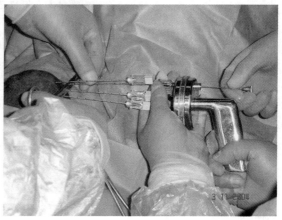

图 2-29　将 ^{125}I 粒子植入病灶内

4. 剂量评估和质量验证　植入粒子 30d 后行 CT 检查(图 2-30 和图 2-31),根据结果用治疗计划系统计算肿瘤及邻近正常组织的剂量分布,并进行质量评估。

【并发症】

1. 与穿刺有关的并发症　局部疼痛、出血、胆汁漏等。

2. 放射剂量过大导致肝组织坏死和邻近器官受累(如放射性坏死、组织水肿等)。

3. 粒子移位而导致的感染、栓塞等。

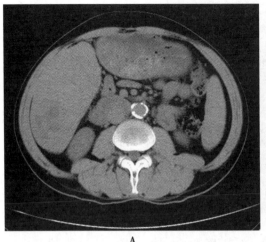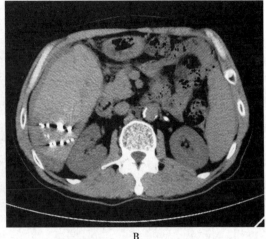

图 2-30 肝癌粒子植入前后 CT
A.肝癌粒子植入前 CT;B.肝癌粒子植入后 CT。

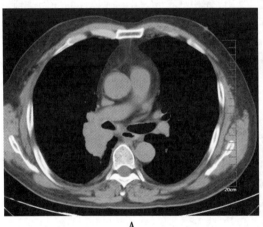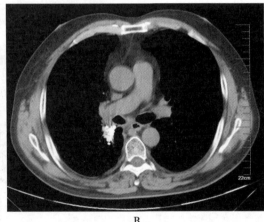

图 2-31 肺癌粒子植入前后 CT
A.肺癌粒子植入前 CT;B.肺癌粒子植入后 CT,显示肿瘤体积缩小。

【疗效评价】

目前对放射性粒子植入的局部疗效评价通常采用国内外常用的判断肿瘤疗效的基本指标,包括肿瘤缩小率、血清肿瘤标记物的测定及患者临床症状改善情况综合评价。

^{125}I放射性粒子植入术既可以作为恶性肿瘤的首选治疗方法,也可以对外科切除术后肿瘤残余或复发病例行姑息性治疗,或者与其他治疗方法联合应用。该技术具有创伤小、安全性高、靶区组织剂量分布均匀、对正常组织损伤小等特点,具有广阔的临床应用前景。

(潘小平)

 病例讨论

老年患者,男,70岁,近2个月出现进行性吞咽困难,并胸骨后疼痛,被诊断为食管癌。患者近4d吞咽困难加重,不能进食,饮水后并发呕吐。上消化道钡餐及胸部强化 CT:食管下段黏膜增厚,管腔明显狭窄,对比剂不能通过狭窄段。患者无法手术治疗,欲保守治疗。

讨论:

1. 该患者适合哪种治疗方式?

2. 治疗后可能有哪些并发症?

病例讨论

笔记

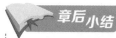

章后小结

1. 介入医师第一个需熟练掌握的技术是 Seldinger 技术。

2. 人体一些器官的囊肿、脓肿和体腔内异常积液均可考虑用引流术治疗。

3. 一般来说,人体实性恶性肿瘤、出血、动脉瘤、动静脉畸形、动静脉瘘等都可以考虑使用"堵血管"的介入技术进行治疗。

4. 人体血管栓塞、实性恶性肿瘤可以考虑使用"经导管打药"进行开通血管或治疗肿瘤。

5. 人体血管狭窄或闭塞可通过"放支架"开通血管。

6. 食管、肠道、胆道、气管、尿道、输尿管的狭窄也可以"放支架"。

7. 对于恶性肿瘤可以利用高温、低温、无水酒精、放射性粒子射线使肿瘤坏死。

扫一扫,测一测

思考题

1. 简述经皮穿刺术的适应证。

2. 简述经皮穿刺引流术的适应证。

3. 简述经导管动脉栓塞术的适应证。

4. 简述经皮经腔血管成形术的适应证 。

5. 简述放射性粒子的特性。

第三章　神经血管介入诊疗技术

神经血管介入诊疗技术是指在医学影像设备引导下,经血管或经皮穿刺途径在头颈部和脊柱脊髓血管内进行的诊断或治疗的技术,简称神经介入(interventional neuroradiology)。神经介入是介入放射学的重要亚专业学科,治疗范畴包括脑、脑膜、颌面部、颈部、眼、耳鼻喉以及脊髓等部位的血管异常,具有创伤小、疗效确切、并发症少等特点。治疗技术分为:

1. 血管内栓塞术　常见疾病包括颅内动脉瘤、脑动静脉畸形、颈动脉海绵窦瘘、硬脑膜动静脉瘘、脑膜瘤术前辅助栓塞、顽固性鼻出血、鼻咽部纤维血管瘤、脊髓血管畸形等。

2. 血管内药物灌注术　常见疾病包括急性脑梗死溶栓、中枢神经系统肿瘤动脉内化疗药物灌注。

3. 血管成形术　常见疾病包括颅内、外狭窄血管成形及支架植入术等。本章介绍脑血管造影术,常见的出血性脑血管病和缺血性脑血管病的介入治疗。

第一节　脑血管造影术

患者,男,69 岁,一过性左侧肢体无力,高血压病史 15 年,糖尿病病史 15 年,一般情况良好。颅脑 MRI 示右侧分水岭多发腔隙性梗死灶,磁共振血管成像(MRA)示右侧颈内动脉起始部狭窄 99%。

请问:

1. 下一步应该如何处理?

2. 可否行脑血管造影?

脑血管造影术(cerebral angiography)是神经介入放射学最基本的手术,也是颅脑血管疾病的诊断以及治疗的基础。葡萄牙医师 Egas Moniz 于 1927 年首次在人体成功实施。最初需要直接暴露颈动脉或经皮穿刺颈动脉、椎动脉注射对比剂,此后经皮动脉穿刺置鞘技术和数字减影血管造影(digital subtraction angiography,DSA)逐步发展为如今成熟的经皮动脉插管脑血管造影术。CT、MRI 等无创影像检

38

查手段出现后,DSA 主要用于评估脑血管的异常。目前 CTA、MRA 基本能够获得完整的头颈部血管图像。原则上,在行脑血管造影之前应首先进行无创或微创的检查,如彩超、MRA、CTA 等。这些检查仍不能明确诊断时,再考虑行脑血管造影检查。DSA 可以动态观察脑血流和侧支循环又可显示血流动力学改变,并可同期完成介入治疗,是其他检查手段无法替代的重要方法。目前仍被认为是诊断颅内血管病变的"金标准"。

【适应证】

1. 怀疑脑血管本身病变或寻找脑血管病病因。

2. 急性脑血管病需动脉溶栓或其他血管内治疗。

3. 脑内或蛛网膜下腔出血的病因检查。

4. 头面部富血性肿瘤的术前检查。

5. 实施血管介入或手术治疗前明确血管病变和周围解剖关系。

6. 头面部及颅内血管性疾病的治疗后复查。

7. 怀疑脑静脉病变。

8. 了解颅内占位病变的血供与邻近血管的关系及某些肿瘤的定性。

【禁忌证】

1. 碘对比剂过敏或不能耐受。

2. 介入器材过敏。

3. 严重心、肝、肾功能不全。

4. 穿刺点局部感染。

5. 并发脑疝。

特殊情况可经过各方讨论,知情同意采取个体化处理。

【术前准备】

1. 常规准备包括　掌握患者的临床资料,包括现病史和既往史,尤其是有无造影剂过敏史。术前对患者进行体检,有助于在术中、术后对比观察神经功能变化。了解股动脉、足背动脉的搏动情况,如有异常建议完善下肢血管超声或 CTA。拟行桡动脉穿刺者,需行桡动脉触诊和 Allen 试验。完善患者的血常规、凝血功能、肝肾功能等检测。如果已有血管超声、经颅多普勒(transcranial Doppler,TCD)、CTA 等血管检查结果,可结合临床资料初步判断责任血管,以便术中着重观察。如果已有主动脉弓结构信息,可在造影前预判可能的解剖变异或路径困难,提前做好介入器材和技术准备。

向患者及家属充分告知检查的必要性、简要操作过程,造影期间需要配合医师的注意事项、术中术后可能的不适感、可能的并发症及相应处理方案。在取得患者或家属的同意后,签署知情同意书。对于清醒且能够配合的患者一般不必要求术前禁饮食。股动脉穿刺者建议双侧腹股沟区备皮。如果预计手术时间较长或术后不能配合平卧位排尿,可以提前留置导尿。术前需建立静脉通道。

2. 术前及术中药物准备　术前可给予对该项检查较恐慌的患者适量的镇静剂。如术前 30min 给予 0.1~0.2g 苯巴比妥钠肌内注射,或者术中给予地西泮或咪唑达仑静脉推注。其他术中可能用到的药物:

(1)肝素钠:用于全身肝素化,预防因导管或导丝进入血管后血栓形成,以及配制冲洗导管和灌注所用的肝素盐水。成年患者可首先给予半量肝素化(30~40U/kg)静脉推注,之后每隔 1h 追加肝素 1 000U。术中经导管持续灌注肝素生理盐水(2~5U/ml)。对于刚完成静脉溶栓,准备桥接介入治疗的患者,造影时不再需要肝素静脉推注,但仍应给予持续导管内肝素生理盐水灌洗。

(2)对比剂:建议使用非离子型碘对比剂,可显著减少过敏反应和肾毒性。使用前可将对比剂预热至 37℃以降低黏稠度。需要控制对比剂用量时,宜将对比剂稀释后使用。

【常用器材】

主动脉弓造影一般选用 1.70mm(5F)猪尾巴造影导管、超滑导丝。脑血管造影导管常用 1.40~1.70mm(4~5F)直径的椎动脉导管、多功能导管、猎人头导管。特殊血管分支可选用西蒙导管、眼镜蛇导管。导丝按硬度分为:普通导丝、加硬导丝以及超硬导丝;有 150cm 和 260cm(300cm)两种长度规格,后者主要用于交换导管时,故又被称为交换导丝。

【操作步骤】

1. 主动脉弓造影 常规准备,微穿刺技术穿刺右侧股动脉,置入动脉鞘。常规造影一般不需要全身肝素化。连接猪尾巴造影导管与Y形阀,Y形阀侧口经三通接口,连接加压滴注肝素盐水及高压注射器延长管。超滑导丝插入猪尾巴造影导管,导丝不出头,导管进入血管鞘后,进导丝20cm左右,透视下将导管头端置于升主动脉,但导丝及导管都不能进入心脏。导管头端到位后回撤导丝,但导丝头留在Y形阀内,关闭加压滴注,打开高压注射器延长管通道,准备行主动脉造影。调整床的上下使一次造影能显示主动脉弓、上端必须显示颈动脉分叉,调整窗宽使两侧挡板靠近两侧的下颌骨外缘(避免过强的对比,注意脊椎中轴置于图像的正中)。投照体位一般选用后前位和/或左前斜位30°~45°。若后前位能清楚显示主动脉弓上血管的开口情况及相互之间的关系,则可不再行左前斜位造影。

正常主动脉弓DSA包括无名动脉、左侧颈总动脉、左侧锁骨下动脉,椎动脉起自锁骨下动脉(图3-1)。造影完毕,插入超滑导丝,展开猪尾巴造影导管头端,撤出导管。

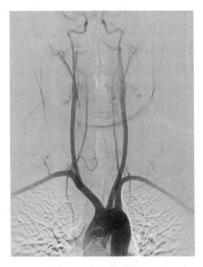

图3-1 主动脉弓造影显示无名动脉、左颈总动脉和左侧锁骨下动脉

视频:正常主动脉弓DSA表现

知识拓展

常见的脑血管变异

了解常见的脑血管变异是避免误诊的关键。主动脉弓上分支变异:正常分支(70%)、无名动脉与左颈总动脉共干(22%)、左椎动脉直接起源于主动脉弓(5%)、左侧头臂干(2.7%)、异位右锁骨下动脉(0.5%);颅内分支变异:完整大脑动脉环(20%~25%)、一侧或双侧后交通动脉发育不良(34%)、大脑前动脉A1段缺如或发育不良、胚胎型大脑后动脉(17%)、起始部漏斗(10%)。

2. 选择性脑血管造影 标准的脑血管造影包括双侧颈内动脉与双侧椎动脉的4支血管造影,有时为明确颅外动脉代偿或排除硬脑膜动静脉瘘等,还需做包括双侧颈外动脉的6支血管造影。但是,为减少导丝触碰动脉斑块导致斑块脱落的风险,大部分情况下,双侧颈总动脉与双侧锁骨下动脉的4支血管选择性造影足以清晰地观察颅内外血管。具体步骤如下:

主动脉弓造影完毕后,退出猪尾巴造影导管,更换椎动脉导管或猎人头导管;将连着导丝的Y形阀连接造影导管等,冲洗排气(确保接头及管腔内无气泡),将导管头端送入血管鞘,延伸导丝,将造影导管送到主动脉弓,回撤导丝。

分别超选择性左、右颈总动脉及左、右锁骨下动脉。超选择性的方法是:将导管送到上述血管的开口后,可在路径图(roadmap)引导下插管。插管应在导丝引导下轻柔操作,若有血管狭窄,导管及导丝必须位于狭窄的近端。超选择性锁骨下动脉困难的,可以将导丝送到锁骨下动脉的较远端。超选择性颈总动脉时,若至分叉近端也无法将导管超选择性插入颈总动脉,则必须保证导丝进入颈外动脉再推送导管,严禁导丝前跳进入颈内动脉狭窄的远端。颈动脉造影时,导管头端应放置在颈总动脉分叉段以下2~3cm处。锁骨下、椎动脉造影时,导管头端放置在锁骨下动脉距离椎动脉开口1~2cm处。

3. 进行脑血管造影五方面要求

(1)原则上先选插已知病变血管,也可由右侧向左侧依次选插无名动脉、左颈总动脉、左锁骨下动脉造影,或者导管进入哪条血管就先做哪条血管。

(2)每支血管都要做正侧位造影,并且要有动脉期、实质期、静脉期。

(3)所需要观察的血管尽可能进行选择性造影。

(4)在造影时,应以血管能显示清晰为前提,切忌盲目增加对比剂用量。主动脉弓和脑血管选择性造影的对比剂常用剂量、注射速率及最高注射压力见表3-1。

表 3-1 头颈部血管造影对比剂自动注射参数

动脉名称	注射速率/ （ml·s⁻¹）	注射总量/ ml	最大压力限度/ psi（1psi≈6.895kPa）	注射延迟/s
主动脉弓	15~20	30~40	600	1
颈总动脉	4~6	8~10	200~300	1
颈内动脉	3~4	6~8	100~300	1
颈外动脉	2~3	4~6	100~300	1
锁骨下动脉	4~6	8~10	200~300	1
椎动脉	2~3	4~6	100~200	1
3D 造影	2.5~4	12.5~20	100~200	0

（5）体位的选择应以显示病变全貌为原则。

4. 各动脉造影时要注意如下事项

（1）颈总动脉造影：必须显示颈总动脉分叉，正侧位造影。

（2）颈内动脉造影：前提为无颈内动脉开口狭窄时，将导管进入颈内动脉近端，显示颈内动脉颅外及颅内段，正位及侧位均应显示头颅全部。

（3）颈外动脉造影：将导管进入颈外动脉近端，显示颈外动脉全程，正位及侧位均应显示全部头颅及软组织。

（4）锁骨下动脉造影：显示锁骨下动脉的近端及椎动脉开口。怀疑后循环缺血性病变时，勿将导管超选择性入椎动脉内。选择同侧斜的角度，可清楚显示椎动脉开口。

（5）椎动脉造影：正位+汤氏位，即上界平颅盖骨，下界平牙齿。无椎动脉开口狭窄时，可将导管进入椎动脉近端约 3~5cm。显示椎动脉颅外及颅内段，正位像上端约位于冠状缝，汤氏位可显示头颅全部。对于怀疑基底动脉狭窄的患者，为确切的测量病变长度，应选择瓦氏位进行造影。

（6）3D 造影：脑血管的 3D 造影是诊断脑血管病非常好的技术，可以立体显示脑血管病变。造影导管超选择性至病变侧血管，选好 3D 造影序列（不同 DSA 设备可能有所差异），根据设备要求确定位置后可造影。

5. 正常脑血管 DSA 表现

（1）右侧颈内动脉正位动脉期、实质期和静脉期见图 3-2。正常双侧颈内动脉发出大脑前动脉和大脑中动脉。

（2）左侧颈内动脉正位动脉期、实质期和静脉期见图 3-3。

（3）颈总动脉侧位的动脉期、实质期和静脉期见图 3-4。

视频：正常脑血管 DSA 表现

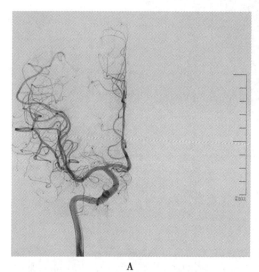

A

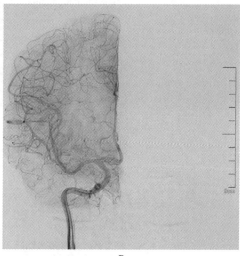

B

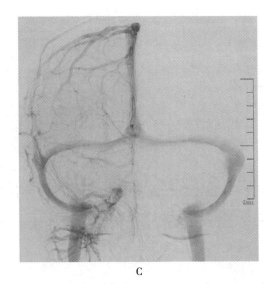

C

图 3-2 右侧颈内动脉正位动脉期、实质期和静脉期
A.右侧颈内动脉正位的动脉期;B.右侧颈内动脉正位的实质期;C.右侧颈内动脉正位的静脉期。

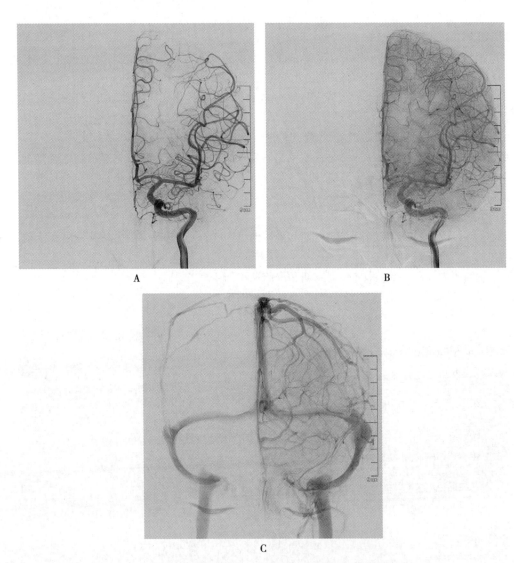

图 3-3 左侧颈内动脉正位动脉期、实质期和静脉期
A.左侧颈内动脉正位的动脉期;B.左侧颈内动脉正位的实质期;C.左侧颈内动脉正位的静脉期。

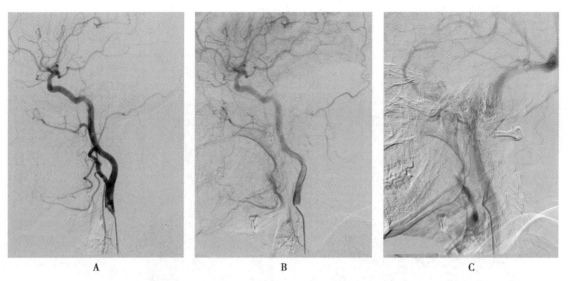

图 3-4　颈总动脉侧位动脉期、实质期和静脉期
A. 颈总动脉侧位的动脉期；B. 颈总动脉侧位的实质期；C. 颈总动脉侧位的静脉期。

（4）右侧椎动脉汤氏位动脉期、实质期和静脉期见图 3-5。正常双侧椎动脉合成基底动脉后发出双侧大脑后动脉。

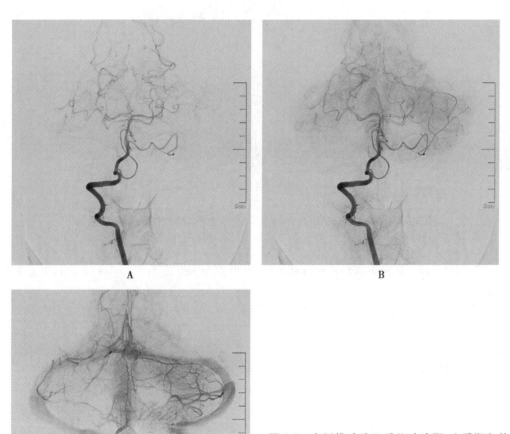

图 3-5　右侧椎动脉汤氏位动脉期、实质期和静脉期

A. 右侧椎动脉汤氏位的动脉期；B. 右侧椎动脉汤氏位的实质期；C. 右侧椎动脉汤氏位的静脉期。

（5）左侧椎动脉汤氏位的动脉期和左侧椎动脉的侧位动脉期、实质期,见图3-6。

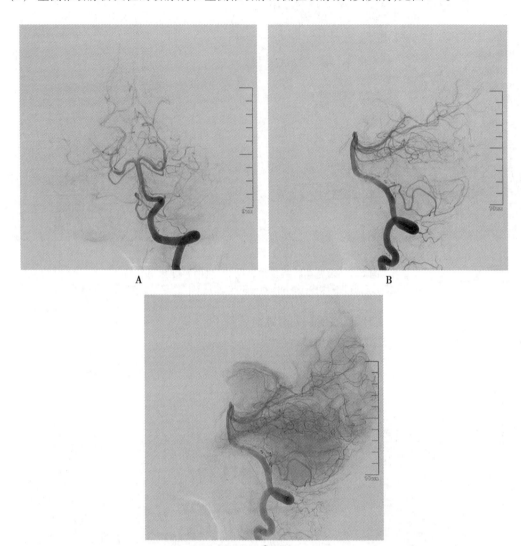

图3-6 左侧椎动脉汤氏位的动脉期和左侧椎动脉的侧位动脉期、实质期
A.左侧椎动脉汤氏位的动脉期;B.左侧椎动脉侧位的动脉期;C.左侧椎动脉侧位的实质期。

6. 复杂血管造影 脑血管造影常伴有动脉迂曲,增大介入操作难度。可通过如下方法完成选择性造影:

（1）髂动脉或腹主动脉迂曲,严重影响导管操控性,可改用长血管鞘拉直迂曲血管,增强操控性。

（2）目标血管开口扭曲、成角较大,导丝难以进入,可使用导丝塑形技术增大导丝头端弯曲角度。

（3）目标血管远端迂曲,导丝可通过,但导管前送困难,可尽量将导丝送至血管远端相对安全区域。如送至颈外动脉或腋动脉,推送导管时可稍加旋转,也可要求患者将头部转向对侧以减少张力。

（4）牛形主动脉弓,导管能搭在头臂干开口,但导丝在左侧颈总动脉前送困难,可嘱患者向右侧转头,或者前送导丝时轻轻咳嗽。

（5）Ⅱ型主动脉弓,导管难以搭在头臂干内,不能为导丝输送提供足够的支撑力,可考虑使用头端弯曲部分更大的H1猎人头导管。

（6）Ⅲ型主动脉弓或Ⅱ型主动脉弓合并牛形主动脉弓,可考虑使用西蒙复合弯曲导管,利用髂动脉、左侧锁骨下动脉或主动脉瓣塑形导管,完成选择性造影。切勿过度旋转导管以免导管打结。

（7）若血管过于迂曲,应避免使用一种方法长时间反复尝试。在改变操作方法、更换介入材料后,导丝导管仍不能到位,应及时终止操作以免产生并发症。

【术后处理】

1. 拔鞘后,局部压迫止血 15~20min,无血液渗出后加压包扎、沙袋压迫、穿刺肢体制动 24h。条件允许时,穿刺点建议使用血管闭合装置,可减少制动时间至 6h。

2. 注意观察局部穿刺点及足背动脉搏动。

3. 术后建议给予"水化"以促进对比剂排泄。注意观察并记录患者的生命体征,包括头晕、头痛、恶心、呕吐等全身症状,以及失语、肌力下降、癫痫等神经系统症状,并及时处理。

【常见并发症】

并发症包括神经系统并发症、局部或周围血管并发症、穿刺点并发症和对比剂并发症等。其中神经系统并发症发生率可达 1.30%~2.63%。患者年龄、基础疾病及手术时间与并发症密切相关。

1. 短暂性脑缺血发作和脑梗死　术中血管壁斑块脱落、导管内血栓形成、气体栓塞等可造成缺血性脑卒中。预防方法:

穿刺成功后给予全身肝素化,预防导管壁血栓形成;严格按照主动脉弓、弓上大血管及其分支次序,进行超选择性造影;禁止导管或导丝超越血管壁斑块,防止斑块破损或附壁血栓脱落;仔细检查并排空管道中的空气,预防气栓的发生;当证实远端血管出现栓塞时,根据病情给予溶栓或机械取栓;当患者出现气栓时,可给予高压氧治疗。

2. 皮质盲　表现为双眼视力丧失,瞳孔对光反射正常,也可伴有遗忘、肢体偏瘫、头痛等其他症状。它多见于椎动脉造影后,其他脑血管或冠状动脉造影后也可出现。发病机制与脑血管痉挛、血脑屏障破坏有关,可能是一种与可逆性后部白质脑病综合征类似的疾病类型。脑血管造影后的皮质盲无特效处理,需完善头颅影像学检查排除后循环脑栓塞,可适当补液,促进对比剂排泄,同时给予血管解痉药物。皮质盲通常预后良好,数小时或数日内可完全恢复。

3. 动脉夹层　发生于股动脉或髂动脉的夹层多由于穿刺针、导管或导丝进入内膜下而未及时发现。因内膜破口位于血管夹层的远心端,而血管夹层位于近心端,为逆行夹层,不易继续扩大,一般数小时或数日后可自行愈合。如血管夹层延伸过长可能累及对侧大血管供血,应及时行局部血管造影,必要时请外科协助处理。发生于弓上血管的动脉夹层为顺行夹层,应立即暂停介入操作,数分钟后行造影检查。如果未引起明显的管腔狭窄,血管壁没有明显的对比剂滞留,可不需特殊处理。如果管腔血流明显受到影响,可以考虑给予支架植入。

4. 血管迷走反射　拔除血管鞘、手工按压、加压包扎时刺激周围血管,患者可出现迷走神经反射。患者主要表现有血压下降、心率下降,可有冷汗、苍白、四肢湿冷迷走神经反射症状。当高龄、心脏功能不全患者出现迷走神经反射时,可危及生命。处理方法:解除血管刺激,静脉推注阿托品,适当补充血容量,必要时应用血管活性药物如多巴胺升压。

5. 血肿形成　腹股沟局部血肿是最常见的穿刺点并发症。

原因:凝血功能异常或使用了抗凝药物;术中反复穿刺股动脉,或者穿刺时刺穿股动脉并同时累及股动脉的分支;术后股动脉穿刺处压迫止血方法不当、时间不足,以及患者出现剧烈咳嗽、便秘等腹压增加症状;穿刺侧下肢过早负重活动等。

预防方法:术前明确患者无凝血功能障碍,根据手术时间合理控制肝素用量;尽量减少股动脉穿刺次数;术后按压部位准确,按压时间不少于 15min;嘱患者避免剧烈咳嗽,卧床时间不小于 24h。少量出血可用机械压迫法处理。血肿多为自限性,可自行吸收。

6. 假性动脉瘤　股动脉穿刺后,血液可通过损伤的壁破裂口进入血管周围组织,形成腔隙,造成假性动脉瘤。收缩期动脉血液可经过瘤颈部流向瘤腔,舒张期血液可回流至动脉内。假性动脉瘤的原因:穿刺次数过多;穿刺部位偏低,股动脉偏细,致使穿刺损伤相对较大;血管周边软组织较多,不易压迫止血;血管鞘尺寸较大等。大部分假性动脉瘤可在超声定位下局部对瘤颈部加压包扎,复查超声了解瘤体闭塞情况,3~5d 后瘤腔可以闭合;部分难以压迫闭塞的假性动脉瘤可在超声引导下瘤腔内注射凝血酶;少数情况下可使用覆膜支架将假性动脉瘤闭塞,或者行外科手术切除或修补。

第二节　颅内动脉瘤血管内介入治疗

脑血管壁的瘤样突起被称为颅内动脉瘤(intracranial aneurysm)或脑动脉瘤,其好发于脑底动脉环分叉处及其主要分支,是造成蛛网膜下腔出血的首要原因。颅内动脉瘤是颅内动脉由于先天发育异常或后天损伤等因素导致局部的血管壁损害,在血流动力学负荷和其他因素作用下,逐渐扩张形成的异常膨出。人群中颅内动脉瘤的患病率为2%~7%,任何年龄均可发病,40~60岁常见,但其发生率存在明显的地域及种族差异。一项经动脉脑血管造影研究提示亚洲人群中颅内动脉瘤患病率为2.5%~3.0%。

其病因可有先天性、动脉硬化、感染和创伤等,以先天性最常见。颅内动脉瘤按形态大致可以分为囊状、索性以及夹层动脉瘤三种,以囊状动脉瘤最为常见。根据瘤腔直径的大小可以分为四类:小于5mm为小动脉瘤(其中小于3mm为微小动脉瘤),5~10mm为中型动脉瘤,11~25mm为大动脉瘤,大于25mm为巨大动脉瘤。

颅内动脉瘤的临床表现与其生长的部位,大小以及是否发生破裂有关。一般未破裂的颅内动脉瘤常常没有症状,如果动脉瘤较大压迫周围神经会出现相应的症状,如前交通动脉瘤可产生视神经和视交叉处受压,出现单侧全盲、双颞侧偏盲;后交通动脉瘤压迫动眼神经引起眼睑下垂。临床上比较常见的是由于动脉瘤破裂导致的自发性蛛网膜下腔出血。颅内动脉瘤一旦破裂出血,致残率和致死率极高。其中10%~15%的患者来不及就医直接猝死,首次出血病死率高达35%,再次出血病死率则达60%~80%,幸存者亦多有残疾。

知识拓展

动脉瘤性蛛网膜下腔出血的临床分级

1. Hunt-Hess 分级法 Ⅰ级:无症状或有轻度头痛,颈项强直;Ⅱ级:中度至重度头痛,颈硬,脑神经麻痹;Ⅲ级:轻度局灶性神经障碍,嗜睡或意识错乱;Ⅳ级:昏迷,中度至重度偏瘫,去大脑强直早期;Ⅴ级:深昏迷,去大脑强直,濒死。

2. WFNS 量表 即世界神经外科医师联盟(WFNS)下的蛛网膜下腔出血分级。Ⅰ级:Glasgow昏迷评分15分,无运动功能障碍;Ⅱ级:Glasgow昏迷评分13~14分,无运动功能障碍;Ⅲ级:Glasgow昏迷评分13~14分,有运动功能障碍;Ⅳ级:Glasgow昏迷评分7~12分,有或无运动功能障碍;Ⅴ级:Glasgow昏迷评分3~6分,有或无运动功能障碍。

注:①伴有严重系统疾病(如动脉粥样硬化、高血压等)或血管造影证实严重脑血管痉挛者,加1级;②将未破裂动脉瘤归为0级,将仅有脑神经麻痹而无急性脑膜刺激征者列为Ⅰa级。

动脉瘤的治疗原则是应用各种方法阻止血流对薄弱的动脉瘤壁的冲击,防止血流溢出血管外。临床常用的治疗方法包括外科治疗(开颅夹闭、直接切除以及血流重建等)和介入治疗。不同的类型、部位、大小的动脉瘤可选择不同的治疗方法。对于有手术适应证的颅内动脉瘤应积极干预已获得广泛认可。介入治疗主要是应用特定的栓塞材料稳固填塞动脉瘤的瘤腔,或者在载瘤动脉置入特殊支架使血流不进入瘤腔,从而达到治疗的目的。介入治疗包括单纯栓塞、支架或球囊辅助栓塞,以及腔内隔绝等。2002年发表的国际蛛网膜下腔出血动脉瘤试验(international subarachnoid aneurysm trial,ISAT)结果发现,血管内介入治疗与开颅夹闭相比能够降低残死率,改善临床预后。由此确立了介入治疗在颅内动脉瘤治疗中的地位。本节以囊状动脉瘤为例介绍颅内动脉瘤的介入治疗方法。

【适应证】

1. 发生破裂出血的动脉瘤均应尽早进行病因治疗,以降低动脉瘤再次破裂出血风险。

2. 症状性未破裂动脉瘤也应尽早治疗,以避免症状继续加重,危及生命。

3. 对于直径≥5mm的无症状未破裂动脉瘤建议进行干预。若动脉瘤直径<5mm,应根据动脉瘤的形态、位置、数量和患者情况等综合判断。对于伴有子囊、多发,位于前交通动脉、后交通动脉和后循环,预期寿命大于10年,伴有动脉瘤性蛛网膜下腔出血(aSAH)史,有家族史或需长期口服抗凝、抗血小板药物的动脉瘤患者,推荐积极干预。

4. 未治疗的未破裂动脉瘤建议动态随访。随访过程中发现动脉瘤进行性增大、形态改变,建议进行干预。

5. 对患有未破裂动脉瘤导致心理障碍并严重影响工作生活的患者,可适当放宽干预指征,采取更加积极的治疗策略。

6. 动脉瘤的治疗方案(夹闭或介入)应依据患者特点和动脉瘤的特点等多因素考虑后制订。

7. 对于从技术上既可以开颅夹闭又可行介入治疗的动脉瘤患者,推荐行血管内介入治疗。

8. 高龄患者(>70岁),不存在有占位效应的血肿,后循环动脉瘤、单叶动脉瘤或窄颈动脉瘤患者应优先考虑介入。

【禁忌证】

1. 重要血管从动脉瘤瘤腔发出。

2. 动脉严重扭曲硬化,微导管无法到达。

3. 濒临死亡。

4. 严重心肾功能不全、凝血功能障碍。

【术前准备】

同一般脑血管造影准备。术前12~24h静脉滴注或口服脑血管选择性钙离子通道拮抗剂,如尼莫地平等,以防止脑血管痉挛的发生。对于急性破裂出血的患者,术前适当降颅压和抗脑血管痉挛治疗,确保生命体征平稳。

【常用器械】

1. 常规脑血管造影器械　1.70~2.70mm(5~8F)导引导管或长鞘、造影导管、交换导丝(260cm)、超滑导丝(150cm)等。

2. 栓塞材料　可解脱的微弹簧圈、栓塞胶、与弹簧圈配套使用的微导管及微导丝、相匹配的微弹簧圈解脱器械。

3. 宽颈动脉瘤球囊辅助囊内微弹簧圈栓塞时必备的器材:微弹簧圈、球囊及球囊导管系统;宽颈动脉瘤或梭形动脉瘤血管内支架结合微弹簧圈治疗时,必须准备血管内支架及支架推送系统。

【操作步骤】

1. 操作过程在全身麻醉状态下进行,全身肝素化。

2. 首先行选择性脑血管造影　目的是明确颅内动脉瘤的数量、部位、大小、瘤颈特点及确定破裂出血的责任动脉瘤。三维血管成像有利于确定动脉瘤与载瘤动脉以及周围血管的关系,并确定最佳工作角度。动脉瘤最常见DSA表现为囊袋样突起(图3-7),瘤体可大可小。

视频:可解脱的微弹簧圈

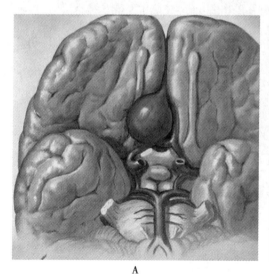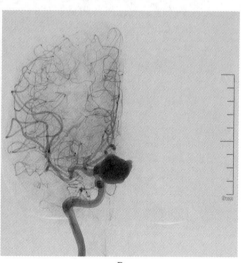

A B

图3-7　颅内动脉瘤

A.颅内动脉瘤的示意图;B.大脑前交通动脉瘤DSA。

视频:颅内动脉瘤的3D-DSA

3. 置入1.70~2.00mm(5~6F)导引导管于颈内动脉或椎动脉 C_{1-2} 椎体水平,并连接加压滴注线。

4. 经导引导管造影,找到显示动脉瘤瘤颈的最佳位置(工作位),并测量动脉瘤瘤体的大小及瘤颈的宽度。

5. 微导管置位　微导管应根据动脉瘤和载瘤动脉的角度予以熏蒸塑形,在路径图引导下将微导管送入动脉瘤腔。在操作过程中常需要借助微导丝导引,使微导管正确置于动脉瘤腔(微导管头应在瘤腔中 1/3 区域)。应尽可能避免微导管头端或微导丝尖端与动脉瘤壁接触,以防止动脉瘤破裂。

6. 微弹簧圈的操作

(1) 根据动脉瘤的大小,瘤颈的宽度,选择合适的弹簧圈(GDC)。对于行单纯栓塞的病例,直接经微导管填入弹簧圈即可。首个弹簧圈选择十分重要,动脉瘤直径>5mm 时应选择标准型、3D 型的弹簧圈,弹簧圈直径应为相等或小于瘤腔直径,以便在动脉瘤内呈篮状盘曲以方便其后的弹簧圈放置。瘤直径<5mm 的动脉瘤、前交通动脉瘤和破裂急性期的动脉瘤宜选用柔软的弹簧圈。弹簧圈不宜反复推拉以防止解螺旋发生。如果弹簧圈进入困难或溢出动脉瘤口时,提示弹簧圈过大、过小或盘曲不自然,应慢慢抽回弹簧圈于微导管内重新置位,或者根据其动脉瘤大小调换小型号或大一型号的弹簧圈。确定弹簧圈完全位于动脉瘤腔内(弹簧圈近端标记与微导管近端标记重合)并盘曲满意时,解脱微弹簧圈。

(2) 弹簧圈的解脱:在确定弹簧圈完全位于动脉瘤内盘曲满意后,利用弹簧圈专用解脱器进行解脱。当解脱器发出弹簧圈已解脱的信号后,必须在透视监视下缓慢拉动弹簧圈推进装置以防止假性解脱。若瘤腔内的弹簧圈不随推进装置移动则证明确实已解脱,反之则为假解脱,需要重新进行解脱操作。每放置一个弹簧圈在解脱前必须先行造影观察载瘤动脉通畅情况及填塞情况(图 3-8)。

7. 第一个弹簧圈释放后并行造影,采用上述方法依次选用合适的第二个、第三个等微弹簧圈继续栓塞,直至动脉瘤瘤腔及瘤颈经血管造影证实完全致密填塞或栓塞满意后,方可结束栓塞。

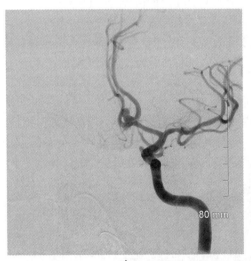
A

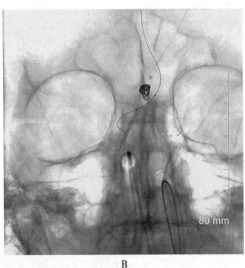
B

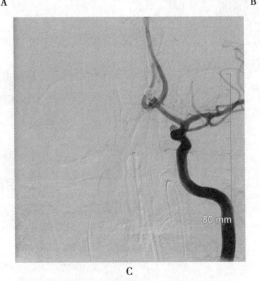
C

图 3-8　微弹簧圈的操作
A. 前交通动脉瘤栓塞前 DSA;B. 弹簧圈填塞后蒙片;C. 弹簧圈填塞后 DSA。

视频:前交通动脉瘤栓塞前后的 DSA

密网支架即血流导向装置已经国产化,对于颅内巨大动脉瘤治疗取得了较好的疗效;部分公司推出了柔软、推送性好的覆膜支架;用于分叉部动脉瘤瘤内扰流装置(WEB)已经在国内进行临床试验等都是下一步发展的方向。

对于需行支架或球囊辅助栓塞的病例,应在瘤腔内置入微导管前在载瘤动脉内植入支架或球囊,再行瘤腔填塞。

【注意事项】

为了使微导管更容易送入动脉瘤腔内,根据载瘤动脉、动脉瘤与载瘤动脉的角度将微导管及微导丝做一定的弯曲很有必要;利用DSA的路径图功能使导管操作更加容易。当微导管或微导丝穿破动脉瘤时,不要轻易地将微导管撤出。正确的做法是送入微弹簧圈,利用弹簧圈封闭破口,之后将微导管回撤入动脉瘤腔内继续填塞。术后按蛛网膜下腔出血治疗。

【术后处理】

1. 保留血管鞘4h后拔除并加压包扎,绝对卧床24h。穿刺点建议使用血管闭合装置。

2. 患者全身麻醉苏醒后,行常规神经系统功能检查。

3. 严密观察生命体征,监测血压、心率、呼吸、瞳孔、意识、语言、运动和感觉等。

4. 预防感染,静脉注射广谱抗生素3d。

5. 降颅压,甘露醇250ml静脉滴注,1~2次/d。

6. 抗凝,低分子肝素3 000~5 000U皮下注射,1次/12h。

7. 术后给予扩容、扩血管治疗,载瘤动脉闭塞者应给予适当升高血压治疗和皮质类固醇药物。

8. 对于蛛网膜下腔出血较多的患者,可行侧脑室穿刺引流或腰大池引流置换脑脊液。

【并发症的预防及处理】

1. 术中动脉瘤破裂 是经血管治疗术最严重的并发症,多见于已发生过破裂的动脉瘤。其原因可为操作过程中微导管头、微导丝头、微弹簧圈顶破动脉瘤壁或弹簧圈过度填塞撑破动脉瘤;也可能是动脉瘤在手术中自发性再次破裂。

处理原则:①中和肝素。②导管到位者,继续填塞动脉瘤腔,直至完全闭塞。③导管未到位者终止手术,或者在情况允许的条件下,尽量将微导管到位,填塞动脉瘤腔,达到止血的目的。④有条件者急症外科手术。

2. 脑血管痉挛 动脉瘤破裂蛛网膜下腔出血极易引起脑动脉痉挛,经血管内治疗技术操作时间过长也可发生血管痉挛。

处理原则:①自发性蛛网膜下腔出血患者,术后常规应用抗血管痉挛药,必要时进行3H治疗(即高血容量、高血压、高稀释度治疗)。②术中发现颈内动脉或椎基底动脉痉挛者,立即中止操作,迅速给予血管解痉药和血管扩张药(如罂粟碱或普鲁卡因)。可用罂粟碱30mg稀释在100ml生理盐水中,通过超选择性导管在30~40min内注入。如血管痉挛缓解较快且患者无症状可继续手术,否则改日手术。

3. 异位栓塞 防止弹簧圈游走的方法:①正确选择适应证,即动脉瘤瘤颈不大于瘤体。②推送微弹簧圈时确保微导管头端位于动脉瘤腔内。③避免过度栓塞,即动脉瘤接近完全闭塞时,不宜使用太长弹簧圈。④如发生异位栓塞,应立即中止操作,给予吸氧、扩血管治疗,适当升高血压增加脑灌注压。如栓塞较大血管,尽可能从血管内将异物取出。

4. 血栓形成

(1) 原因可能为:①动脉粥样硬化斑块脱落;②手术中灌注线不健全,导致同轴导管内血栓形成进入脑内动脉;③动脉瘤脑内血栓溢出。

(2) 处理原则:①术中产生血栓,应避开动脉瘤部位,予以超选择性插管动脉内溶栓;②全身肝素化(动脉瘤填塞后),手术后维持至少24h;③扩容扩血管治疗。

5. 弹簧圈末端逸出 动脉瘤接近致密填塞时,应选用直径小、长度短、更柔软的弹簧圈,可避免弹簧圈的末端逸出。

6. 动脉瘤复发 主要原因为未致密填塞的动脉瘤术后弹簧圈被压缩,形成动脉瘤残腔;动脉瘤近瘤颈部未被完全栓塞。

第三节 颈动脉狭窄的介入治疗

颈动脉粥样硬化狭窄是缺血性脑卒中的常见原因。颈动脉狭窄主要病因有动脉粥样硬化(atherosclerosis)、大动脉炎(takayasu arteritis)及纤维肌肉结构不良(fibromuscular dysplasia)等,其他病因如外伤、动脉扭转、先天性动脉闭锁、肿瘤、动脉或动脉周围炎、放疗后纤维化等较少见。在美国和欧洲的一些国家,约90%的颈动脉狭窄是由动脉粥样硬化所致。在我国中青年患者中,大动脉炎是颈动脉狭窄比较常见的病因。

颈动脉狭窄的治疗方法主要有药物治疗、血管内介入治疗和外科手术如颈动脉内膜剥脱术(carotid endarterectomy,CEA)。CEA曾被认为是治疗颈动脉狭窄的标准方法。介入治疗包括颈动脉支架成形术(carotid artery stenting,CAS)和颈动脉球囊血管成形术。CAS由于其微创和适应证广,近年来得到临床医师的广泛认可。

颈动脉支架植入术是利用穿刺、导管、球囊导管扩张形成和金属内支架植入等技术,使狭窄、闭塞的颈动脉血管或腔道扩张、再通的一门技术。颈动脉支架植入术的治疗原则:引起脑梗死或脑栓塞的责任血管狭窄比例占50%以上,非责任血管狭窄比例占70%以上,需行颈动脉内膜剥脱术或支架手术,以防再发脑梗死或脑栓塞。颈动脉狭窄程度的测量和分级方法参照北美颈动脉外科研究学会(NASCET)标准,即狭窄率=$(1-A/B)\times100\%$,式中A为最狭窄处血管直径,B为狭窄远端正常颈内动脉直径。狭窄程度分为轻度(狭窄率0%~29%),中度(狭窄率30%~69%)和重度(狭窄率70%~99%)。

【适应证】

1. 动脉内径狭窄超过70%。

2. 狭窄50%~60%,伴明显关联症状如反复短暂性脑缺血发作(TIA)、同侧脑梗死病史等,或者6个月内狭窄程度增加超过15%。

3. 动脉内膜剥脱术效果不理想或术后再狭窄。

4. 手术风险高或无法以手术方法治疗的病变,如无名动脉和颈总动脉起始部、双侧多血管、多部位病变,放疗后狭窄等。

5. 非动脉粥样硬化性狭窄,如纤维肌发育不良或处于稳定期的大动脉炎性狭窄。

6. 自发性、创伤性及手术后形成的动脉夹层。

7. 不超过6个月的短段(小于10mm)动脉闭塞。

8. 颈内动脉闭塞伴发的颈外动脉狭窄。

【禁忌证】

1. 严重的神经系统疾病已经造成严重残疾。

2. 超过6个月或大于10mm的动脉慢性完全性闭塞。

3. 合并颅内肿瘤或颅内动静脉畸形(AVM)。

4. 大动脉炎活动期。

5. 病变动脉异常迂曲,没有合适入路。

6. 生存预测不超过3年。

【术前准备和器械】

同一般脑血管造影准备。

器械准备在常规脑血管造影器械基础上,还有脑保护伞、2~4mm预扩张球囊、5mm×20mm或6mm×20mm后扩张球囊、(7~10mm)×(30~40mm)自膨胀式支架等。根据术式备用不同型号1.70~2.70mm(5~8F)的导引导管或长鞘(shuttle),以及0.36mm(0.014in)微导丝。

【操作步骤】

1. 建立血管通道 股动脉穿刺后,静脉注射肝素全身肝素化。另外,对于栓塞高风险患者,可以给予较低剂量(可与冠状动脉支架植入术相同剂量)的糖蛋白Ⅱb/ⅡAa受体抑制剂。

2. 行全脑血管造影检查。

视频:脑保护伞

3. 选插颈总动脉　行颈总动脉造影后,导引导管的头端放到锁骨以上的颈总动脉内。

4. 保护伞的释放　通过导引导管输送适合脑保护伞展开的 0.36mm(0.014in)导丝越过颈内动脉狭窄部位;通过导引导管行颈动脉造影,显示颈动脉分叉部和狭窄部位。在导丝导引下输送脑保护伞越过病灶并展开。

5. 预扩张颈内动脉狭窄处　用 2~4mm 球囊预扩张狭窄部位,预扩张的压力是球囊的额定压力。

6. 预扩张球囊后,在使用远端保护伞的同时,经导管再次行分叉部造影,然后根据此路径图植入支架。

7. 支架的选择与释放　根据正常血管选择的预扩张球囊尺寸来决定支架的尺寸。颈内动脉和颈总动脉的直径都是选择支架的依据。支架的长度通常为从颈内动脉延伸到颈总动脉,覆盖颈外动脉开口。经导丝的引导下送入自膨胀式支架,定位准确后释放支架。

8. 后扩张支架　沿 0.36mm(0.014in)导丝输送 5mm×20mm 或 6mm×20mm 的球囊,后扩张自膨胀式支架。

9. 支架释放完毕后,在撤出导丝前,应完整进行颈动脉分叉部位和颈内动脉颅外段远端造影检查,注意支架释放情况以及有无血管痉挛及血管夹层等并发症。

10. 通过远端保护伞回收装置,回收保护伞。

11. 撤出导丝后,行颈动脉和颅内血管完整造影检查(图 3-9)。

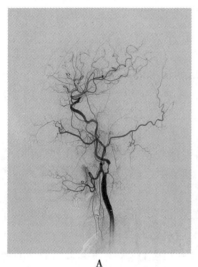
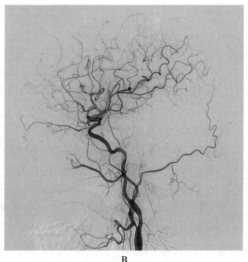

A　　　　　　　　　　　　　B

图 3-9　行颈动脉和颅内血管完整造影
A.颈内动脉起始端狭窄;B.自膨胀式支架释放后显示狭窄消失。

视频:颈动脉支架植入前后的 DSA

【并发症】

1. 血管破裂　术中破裂多为支架选择过大;球囊压力过快、过大;操作过程动作过于粗暴。

2. 斑块破裂、栓子脱落、远端栓塞　多见于输送导管、导丝及支架操作不当;球囊扩张压力过快、过大;支架释放过程对斑块的切割、扩张。

3. 再狭窄　支架放置过程中或多或少都会损伤血管,引起平滑肌增值、新生内膜化、内膜超常增生、血管重建,导致再狭窄。

4. 脑过度灌注综合征　动脉狭窄解除后瞬间的高血流量,会导致脑血流量增加,导致脑组织肿胀。

5. 支架移位　主要与支架选择、扩张压力有关。

6. 血管痉挛　多数与机械刺激有关。

7. 其他并发症　包括导管扭结、导丝导管折断、导管栓塞及穿刺部位并发症等。

第四节　急性缺血性脑卒中血管内介入治疗

脑卒中是导致人类致死、致残的主要疾病之一,并已成为我国国民的第一位死亡原因。在新发患者中,缺血性脑卒中占总体的70%,急性缺血性脑卒中(acute ischemic stroke,AIS)的救治水平关系到我国居民的健康。虽然静脉溶栓(intravenous thrombolysis,IVT)是治疗AIS的有效方法,然而对于急性大血管闭塞性缺血性脑卒中(AIS with large vessel occlusion,AIS-LVO),IVT的血管再通率较低,疗效欠佳。因此,自20世纪80年代起就有学者开始探索经动脉内采用药物溶栓、机械碎栓、支架植入和机械取栓(mechanical thrombectomy,MT)等血管内介入治疗方法开通闭塞血管。目前,AIS血管内介入治疗主要采用机械取栓,迅速直接开通闭塞血管,挽救"缺血半暗带"神经细胞,使神经功能迅速得以良好的恢复,降低病死率、致残率。

【适应证】

1. 发病在6h以内,脑卒中前改良Rankin量表(mRS)0~1分;缺血性脑卒中由颈内动脉或大脑中动脉M1段闭塞引起;年龄≥18岁;美国国立卫生研究院脑卒中量表(NIHSS)≥6分;Alberta脑卒中项目早期CT评分(ASPECTS)≥6分。

2. 距患者最后看起来正常时间在6~16h的前循环大血管闭塞患者,当符合DAWN或DEFUSE-3研究入组标准时,强烈推荐机械取栓治疗。(注:DAWN为DWI or CTP assessment with clinical mismatch in the triage of wake-up and late presenting strokes undergoing neurointervention with Trevo,即醒后卒中及迟发卒中弥散或灌注成像不匹配区评估指导下的Trevo支架取栓试验;DEFUSE-3为endovascular therapy following imaging evaluation for ischemic stroke,即缺血性中风影像评价后的血管内治疗。)

3. 发病6~24h的急性前后循环大动脉闭塞患者,可以考虑在影像检查评估后实施机械取栓。

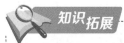

改良Rankin量表(modified Rankin scale,mRS)

0分:完全没有症状,尽管可能有轻微症状,但患者自脑卒中后,没有察觉到任何新发生的功能受限和症状。

1分:尽管有症状,但未见明显残障;能完成所有经常从事的职责和活动。

2分:轻度残障,不能完成所有以前能从事的活动,但能处理个人事务而不需帮助。某些脑卒中以前可以完成的活动(如开车、跳舞、读书或工作)。脑卒中后患者不再能够从事,但仍能每日照顾自己而无须他人协助。

3分:中度残障,需要一些协助,但行走不需要协助。

4分:重度残障,离开他人协助不能行走以及不能照顾自己的身体需要。

5分:严重残障,卧床不起、大小便失禁、须持续护理和照顾;虽然不需要受过培训的护士,但需要有人整个白天和夜间数次照看。

6分:死亡。

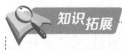

美国国立卫生研究院脑卒中量表
(National Institute of Health stroke scale,NIHSS)

1. NIHSS评分用于评估脑卒中患者神经功能缺损程度。

2. 基线评估可以评估脑卒中严重程度,治疗后可以定期评估治疗效果。

3. 基线评估>16分的患者很有可能死亡,而<6分的很有可能恢复良好;每增加1分,预后良好的可能性降低17%。

4. 评分范围为0~42分,分数越高,神经受损越严重,分级如下:

0~1分:正常或近乎正常。

1~4分:轻度脑卒中/小脑卒中。

5~15分:中度脑卒中。

15~20分:中至重度脑卒中。

21~42分:重度脑卒中。

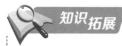

Alberta 脑卒中项目早期 CT 评分
（Alberta stroke program early CT score，ASPECTS）

1. 评分　最初分值是 10 分。早期缺血改变每累及一个区域减 1 分。

ASPECTS＝10−所有 10 个区域总分。

2. 解释

（1）最低分是 0 分,最高分是 10 分。得分越高,预后越好。

（2）前 10 项评分总分为 10 分。0 分提示弥漫性缺血累及整个大脑中动脉。ASPECTS>7 分提示患者 3 个月后很有希望独立生活;而 ASPECTS≤7 分提示患者不能独立生活或死亡的可能性大。如果溶栓治疗后 ASPECTS≤7 分,其脑出血的危险性是 ASPECTS>7 分的患者的 14 倍。

（3）ASPECTS 评分对功能结果评价的敏感度为 0.78,特异度为 0.96。

【术前准备】

常规 CT 或 MRI,以明确梗死类型;昏迷、失语、严重吞咽困难者行气管插管;高血压者予以降压;并进行影像评估。

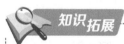

影　像　评　估

影像评估见表 3-2。

表 3-2　不同时间影像评估方案

时间窗	影像评估方案
0~6h	CT:排除出血,计算 ASPECTS
	CT/MRI/DSA:确定大血管闭塞情况,评价侧支循环
	CTP/DWI:评估梗死核心,半暗带(可选)
6~16h	CT:排除出血,计算 ASPECTS 评分
	CT/MRI/DSA:确定大血管闭塞情况
	CTP/DWI:评估梗死核心,半暗带
16~24h	CT:排除出血,计算 ASPECTS 评分
	CT/MRI/DSA:确定大血管闭塞情况
	CTP/DWI:评估梗死核心,半暗带

注:DWI 为弥散加权成像,CTP 为计算机体层灌注。

知识拓展

操作流程（参考）

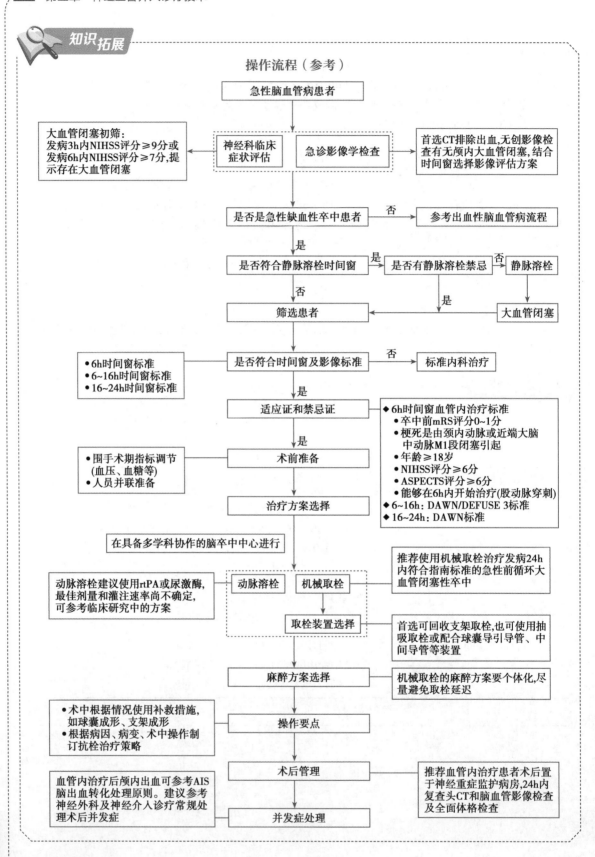

【器械及药物】

脑血管造影器材、1.70~2.00mm（5~6F）导引导管、长鞘、中间导管、微导管、微导丝、机械取栓支架、交换导丝（260cm）、超滑导丝（150cm）、动脉输液加压袋。重组织型纤维蛋白溶酶原激活物（rtPA）、尿激酶、鱼精蛋白、肝素等。

视频：机械取栓支架

笔记

【操作步骤】

1. 操作过程在局部麻醉或全身麻醉下进行。常规行全脑血管造影(建议 5~10min 完成病变血管以及能提供代偿血管的造影),评估病变闭塞情况和侧支循环代偿及操作路径,全身肝素化。

2. 使用球囊导引导管、2.00mm(6F)/2.70mm(8F)普通导引导管或 90cm 长鞘管,通过股动脉上行至患侧动脉。使用 0.36mm(0.014in)微导丝配合支架微导管穿过血栓,到达闭塞远端位置。用少量对比剂,超选择性造影确认微导管的位置。根据闭塞血管管径荐:管径>3mm 选择 6mm 支架,管径<3mm 选择 4mm 支架;也可以在先用 4mm 支架无效时再用 6mm 支架。用盐水冲洗微导管内对比剂后,将支架装置通过微导管送入。

3. 释放支架后造影,评估支架位置及张开程度。

4. 支架到位后放置 5~10min,以使支架在血栓内完全张开。将充分张开的支架装置与微导管一起轻轻拉出体外,这期间导引导管持续负压抽吸控制血流。支架张开锚定血栓后,也可在拉栓前去掉微导管,使用裸导丝技术提高近端抽吸效果。如联合使用抽吸导管或中间导管时,建议进行双重抽吸,通过近端导引导管抽吸控制血流,远端抽吸导管或中间导管抽吸以提高支架取栓效果。

5. 血管再通,即为所有可治疗血管血流达到改良脑梗死溶栓(modified thrombolysis in cerebral infarction,mTICI)再通分级≥2b 级,再通时间为首次血流通畅时间(图 3-10)。

0310
视频:机械取栓前后的 DSA

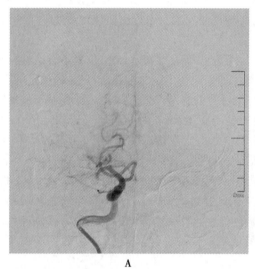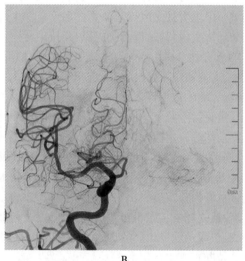

A B

图 3-10　右侧大脑中动脉闭塞再通前后造影

A. 右侧大脑中动脉 M1 段完全性闭塞,即 TICI 0 级;B. 取栓后,造影复查显示右侧大脑中动脉完全再通,即 TICI 3 级。

6. 如果一开始微导丝通过后,支架微导管通过困难,可能在血栓形成部位存在动脉狭窄,可以更换 0.36mm(0.014in)微导管尝试通过后超选择性造影,明确系统位于血管真腔内后,长导丝交换,撤出 0.36mm(0.014in)微导管,用 2mm 球囊进行血管成形术。造影观察成形术效果,如仍有血栓存在,使用 0.53mm(0.021in)微导管通过,进一步取栓。除非有反复闭塞或局部夹层,否则应将支架从狭窄处取出。

7. 如果在支架取栓后,发现闭塞部位有高度狭窄(>70%),有引起闭塞的风险,可采取以下治疗计划:重复不同角度血管造影,确认该狭窄不是血管痉挛或动脉夹层造成;使用 Dyna-CT 排除出血,准备进行颅内粥样硬化病变的颅内血管成形术或支架成形术,以改善远端血流,降低近期再次闭塞风险;40%~50% 的残余狭窄是可接受的。

8. 考虑动脉溶栓的患者,单纯动脉溶栓建议选择 rtPA 或尿激酶,目前最佳剂量和灌注速率尚不确定。推荐 rtPA 1mg/min、总剂量不超过 40mg,或者尿激酶 10 000~30 000U/min、总剂量不超过 1 000 000U。静脉溶栓后的患者,动脉溶栓时的 rtPA 不超过 30mg 或尿激酶不超过 400 000U。输注方式可用微压输液泵或注射器注入。在溶栓过程中,每 30min 做 1 次造影以了解血管再通情况并检查患者神经功能改变。造影显示血管再通或者对比剂外渗时,应立即停止溶栓。

9. 明确串联病变或原位狭窄病变,需要进行血管成形术。

【术后处理】

1. 术后即刻使用 DSA 设备行 CT,并复查颅脑 CT 平扫。

2. 术后腹股沟血管穿刺位置常规止血包扎或缝合。

3. 在手术结束即刻,应评估患者 NIHSS 和血压情况。整个手术操作过程中建议收缩压控制在 180mmHg 以下,血管开通(mTICI 2b 级/3 级)后建议收缩压控制在 140mmHg 以下。

4. 术后患者应收入神经重症病房密切观察,给予标准内科治疗,至少进行 24h 心电、血压监护,24h 内复查头颅 CT 和脑血管影像检查(如 TCD、MRA、CTA 或 DSA),同时行神经系统全面体格检查(如 NIHSS)。

【并发症】

1. 出血转化 术后出血转化应与对比剂滞留相鉴别。

对比剂滞留多无明显占位效应,由于血脑屏障破坏导致,多位于术前梗死区域。双能 CT 或 MRI 磁敏感加权成像(susceptibility weighted imaging,SWI)序列可以帮助鉴别。较为可靠的方式为取栓术后 19~24h 复查 CT,观察高密度区域变化,如为对比剂可见显著吸收。

术后出血转化的原因可能与血管壁损伤、再灌注损伤、溶栓药物使用、联合抗血小板、抗凝治疗有关。一般认为超时间窗,术前血压偏高(收缩压>180mmHg、舒张压>100mmHg),脑 CT 已显示低密度改变的脑卒中患者接受溶栓或血管内治疗易发生出血转化并发症。术后出血转化的处理以外科治疗和对症处理为主,目的是控制颅内压、维持生命体征。

2. 血管穿孔 多由于导丝头端穿透动脉壁所致。导丝头端走行太远,头端位置不合适,路径迂曲后撤球囊、支架输送系统时导丝"前窜"穿破远端血管。如果路径不是非常迂曲,只要提供足够支撑力即可,导丝头端无须走行太远,可把导丝头端塑成 J 形,弓背前行减少出血风险。需要血管成形时,导丝头端应避免置于基底动脉尖、大脑中动脉分叉处等易穿出部位,尽量置于一段较为平直的血管内。交换动作时一定注意观察导丝头端位置保持不动。如造影发现明确出血点,可采取减少血管灌注、中和肝素、急诊用弹簧圈或 Onyx 胶栓塞等处理措施。

3. 血管破裂、穿支撕裂 闭塞血管管径较小、成角明显,支架取栓时,牵拉力量过大或反复取栓操作易造成血管损伤或破裂出血;合并狭窄时,球囊、支架选择过大,快速扩张都易导致血管破裂;严重钙化病变,反复球囊扩张也可致血管破裂;路径迂曲,导丝、球囊、支架送入时导致血管移位过大,会穿支撕裂出血;成角病变,球囊扩张,支架释放也可致穿支撕裂出血;导丝进入穿支引起穿支痉挛,暴力牵拉也会拉断穿支引起出血。

治疗时选择合适的式式,术中需要熟练、精细、规范操作。预扩张球囊及球囊扩张支架应稍小于靶血管直径,压力泵缓慢加压,推荐亚满意扩张。转动扭控子时,导丝头端摆动不好,回撤时有阻力,透视下导丝位置远离路径图,提示导丝进入穿支,此时不可暴力牵拉导丝,否则可能拉断穿支。一旦血管破裂可立即充盈球囊进行封堵止血,必要时可考虑弹簧圈闭塞,也可选择开颅血管修补术或动脉夹闭术。

4. 新发部位栓塞 取栓过程中栓子移位、碎裂,可能造成闭塞血管的邻近分支或次级分支血管栓塞。对于大脑中动脉 M1 段远端栓塞,如同侧大脑前动脉存在,可使用中间导管跨越大脑前动脉 A1 段开口进行保护,在回拉血栓时能降低栓子脱落栓塞的风险。如果发生栓塞,对可能导致严重功能缺损的主干血管应积极干预,首选机械取栓方式。而对于大脑中动脉 M3 段以远、大脑后动脉 P2 段以远等功能意义不大且取栓装置不易到达的次级分支血管栓塞,以及支架植入操作后远端血管分支闭塞等有较大操作难度的栓塞事件,可考虑不给予干预或在评估出血风险后给予局部碎栓或动脉溶栓。

5. 血管再闭塞 早期再闭塞预示远期预后不良,多见于动脉粥样硬化性中重度血管狭窄伴发原位闭塞的患者。在机械取栓术后,由于血管内膜损伤导致血小板聚集增多,脂质核心暴露导致血小板激活聚集、原狭窄并未解除导致血流速度减慢,栓子清除能力下降,这些情况下均易于发生再闭塞。在血管成形或支架植入的患者,由于抗血小板作用不充分,也可导致支架内血栓形成而致闭塞。溶栓联合抗血小板治疗可能减少再闭塞的发生,但可能增加出血风险。术中应用血小板糖蛋白Ⅱb/Ⅲa受体拮抗剂可减少再闭塞发生和治疗再闭塞,目前研究显示并未增加出血风险,但仍需根据病变情况谨慎使用。

6. 高灌注综合征 是指闭塞脑动脉再通后,缺血脑组织重新获得血液灌注,同侧脑血流量显著增加,从而导致脑水肿甚至颅内出血发生。高灌注综合征患者需要收住神经重症监护病房进行密切监护,给予适当镇静、有效控制血压、适当脱水治疗及其他相关并发症的预防,对合并有颅内血肿伴有占位征象者,必要时需要神经外科实施去骨瓣减压等处理。

7. 血管痉挛 是导管、导丝等材料的机械刺激所致。血管痉挛可引起远端低血流状态,导致缺血事件发生。预防血管痉挛的常规措施:术前尼莫地平泵入,术中需注意导引导管位置不要过高,路径迂曲可配合中间导管。一般颈内动脉颅内段及大脑中动脉 M1 段治疗,导引导管置于颈内动脉 C2 段即可;后循环治疗,导引导管置于椎动脉 V2 段即可。如果出现导引导管处血管痉挛,需将导管回撤造影观察,尽量在较低位置完成手术。一般回撤导管、导丝,停止刺激后痉挛可迅速缓解。如出现不可恢复的血管痉挛时需应用球囊成形术或动脉注射钙离子通道阻滞剂。

8. 动脉夹层 取栓过程中,如果血管局部存在重度狭窄,导管导丝通过时可能进入血管内膜下导致夹层发生。术中反复取栓操作,血管成角或支架选择过大,均容易对血管内膜造成损伤,也可能引起血管夹层。术中需注意仔细辨别血管真腔,小心操作减少夹层形成风险。局部狭窄的单纯球囊扩张更容易发生动脉夹层,发生率可达 20%。预防措施应注意选择稍小的球囊,缓慢、轻柔地充盈和排空。一旦发生动脉夹层需要继续进行支架植入术,术后规范抗凝治疗。

9. 其他 应激性溃疡、心血管并发症、穿刺部位并发症、对比剂过敏、对比剂肾病等可根据相应的处理方法治疗。

病例讨论

患者,女,68 岁,因"左侧肢体无力 2d,加重 4h"入院。查体:T 36.0℃,P 72 次/min,R 20 次/min,BP 139/89mmHg;神志清楚,表情淡漠,偏瘫步态,言语欠清晰,应答切题;记忆力、判断力、定向力、计算力正常;嗅觉粗测正常;双侧瞳孔等大等圆,直径约 3mm,对光反射灵敏,无眼球震颤,眼球活动正常,视野粗测无缺损;双侧听力正常;双侧额纹对称存在,左侧鼻唇沟浅,示齿口角左偏,伸舌居中;咽反射存在,悬雍垂居中,软腭活动可;颈软,无抵抗。左侧肢体肌力:上肢 3 级,下肢 4 级,肌张力低;腱反射(+++),左侧霍夫曼征(Hoffmann sign)(+),左侧巴宾斯基征(Babinski sign)(+),左侧奥本海姆征(Oppenheim sign)(+),左侧戈登征(Gordon sign)(+),左侧查多克征(Chaddock sign)(+),左侧踝阵挛(-);痛觉及温度觉减退。右侧肢体:肌力 5 级,肌张力正常;腱反射(++),痛觉及温度觉正常,双侧深感觉对称存在,四肢无不自主活动。头颅 CT:未见明显出血征象。颅脑MRI 平扫及 MRA:右侧分水岭区散在梗死灶,右侧颈内动脉起始部狭窄约 90%。血常规、凝血系列及肝、肾功能化验检查未见明显异常。

请问:

1. 该患者是否需要行选择性全脑血管造影?

2. 如果脑血管造影提示右侧颈内动脉起始部重度狭窄,是否需行支架植入术?

3. 如果该患者需要植入支架,术中可能出现的并发症有哪些?

病例讨论

章后小结

1. 脑血管造影术是神经介入最基础的手术,是诊断脑血管病的"金标准"。

2. 神经介入具有创伤小、疗效确切、并发症少等特点,已成为微创神经外科学领域重要组成部分。

(张毅)

扫一扫,测一测

思考题

1. 简述神经血管介入诊疗技术的定义。
2. 简述神经血管介入诊疗技术的范畴。
3. 简述脑血管造影术的适应证。
4. 简述颅内动脉瘤栓塞术的适应证。
5. 简述颈动脉血管支架植入术的适应证。
6. 简述急性缺血性脑卒中血管内介入治疗的适应证。

学习目标

1. 掌握冠状动脉造影术的适应证和常用投照体位。
2. 熟悉冠心病经皮冠状动脉介入治疗的适应证。
3. 了解冠状动脉造影术的常见并发症。
4. 具有生命重于泰山的责任感。

心血管疾病介入诊疗技术是指在医学影像设备引导下,通过经皮穿刺血管等介入方法对人体冠状动脉和心脏病变进行诊断或者治疗的一门临床医学学科,又称为介入心脏病学(interventional cardiology),简称心脏介入。心脏介入主要包括冠心病的介入诊疗技术、先天性心脏病的介入诊疗技术和心律失常的介入诊疗技术等。本章介绍临床中最常用的冠心病的介入诊疗技术。

第一节　冠状动脉造影术

病例导学

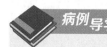

患者,男,70岁,6年来反复出现前胸部剧烈疼痛;发作时伴出汗、心悸,同时出现左肩及左上肢疼痛,每次发作持续2~3min,舌下含服硝酸甘油后缓解,在工作紧张或疲劳时发作频繁。患者2h前突然出现心前区剧烈闷痛,继而出现神志不清。

请问:

1. 下一步应该如何处理？内科保守治疗？还是行冠状动脉造影？
2. 冠状动脉造影可能出现的并发症有哪些？

冠状动脉造影术(coronary angiography)是诊断冠心病的"金标准"。其目的是显示冠状动脉及其分支的解剖结构,准确判断冠状动脉病变的存在、形态、程度和范围,指导临床治疗方案的选择;还可以通过显示受损害血管数量及受损心肌的范围,准确地判断预后。

【解剖学特点】

冠状动脉是供给心脏血液的动脉,起自主动脉根部的主动脉窦内,分左右两支,行于心脏表面。

1. 左冠状动脉　发自主动脉根部的左冠状动脉窦,是直径为3~6mm的短干,沿冠状沟向左前行分出前降支和回旋支。前降支向下经过前室间沟下行,绕过心尖切迹至心的膈面与右冠状动脉的后室间支相吻合。前降支主要分支有对角支和间隔支,37%发出中间支。回旋支沿冠状沟左行向下,经过左房室沟发出1~3根钝缘支,供应左室游离壁。回旋支至心后面时发出较小的分支分布至左房与左室。

2. 右冠状动脉 起源于主动脉根部的右冠状动脉窦,沿右冠状沟行走,绕过心右缘,在房室交点附近发出后降支,为右冠状动脉的终支。右冠状动脉主要分支有圆锥支、窦房结支、锐缘支、房室结支。

冠 状 动 脉

1. 冠状动脉的解剖类型 左、右冠状动脉在心胸肋面的分布变异不大,而在心膈面的分布范围则有较大的变异。因心脏膈面冠状动脉的分布变异,左、右心房的后壁,左、右心室的膈面,室间隔的后 1/3 部及房室结等的血供来源亦有相应的变异。

(1) 右优势型:约 65.7% 的个体,右冠状动脉在心室膈面的分布范围,除右室膈面外,还越过房室交点和后室间沟,分布于左室膈面的一部或全部。左室后支来自右冠状动脉。

(2) 均衡型:约 28.7% 的个体,左、右心室的膈面各由本侧的冠状动脉供应,互不超过房室交点。后降支为左或右冠状动脉的末梢支,或者同时来自左右冠状动脉。

(3) 左优势型:其余约 5.6% 的个体,左冠状动脉较粗大,除发出分支分布于左室膈面外,还越过房室交点和后室间沟分布于右室膈面的一部分。后降支和房室结动脉均发自左冠状动脉。

2. 冠状动脉的起源异常 在总人群的发生率为 0.6%~1.3%。起源异常包括左冠状动脉起源于肺动脉,左冠状动脉起源于右冠状动脉窦,右冠状动脉起源于左冠状动脉窦和回旋支起源于右冠状动脉窦等。

【适应证】

1. 胸闷、胸痛、心悸等不适,临床考虑冠心病。

2. 临床症状不典型,但心电图有缺血改变者,为进一步明确诊断及治疗。

3. 对年龄超过 45 岁,需行心脏重大手术(如心脏换瓣术)者。

4. 有典型心绞痛症状或心肌梗死病史,在冠状动脉成形术或冠状动脉搭桥术前。

5. 怀疑冠状动脉畸形如冠状动静脉瘘等。

6. 不明原因的心律失常和左心功能不全,通过行冠状动脉造影进行辨别诊断。

7. 急性心肌梗死拟行急诊介入治疗手术前或静脉溶栓后评价溶栓效果。

【禁忌证】

1. 严重心、肺、肝、肾功能障碍。

2. 发热及感染性疾病。

3. 对比剂过敏和凝血功能障碍者。

4. 严重电解质紊乱。

5. 严重活动性出血。

6. 严重贫血(血红蛋白<80g/L)。

7. 严重并未能控制的高血压(BP>180/110mmHg)。

8. 活动性脑卒中患者。

【术前准备】

术前全面评估患者,初步判定冠状动脉病变部位、程度及心功能分级,评估手术危险性。术前用药如无明确心肌缺血证据,宜停用硝酸盐类及钙拮抗剂,以免遗漏冠状动脉痉挛。若存在严重心律失常,应先行抗心律失常药物治疗,纠正后再行造影。向患者和家属充分告知冠状动脉造影目的及可能出现的并发症,并签署手术知情同意书。

【常用器材】

1. 血管鞘、造影导管、导丝、三联三通板、球囊扩充压力泵、注射器、心电监护仪、除颤仪、临时起搏系统、气管插管、辅助通气设备。经桡动脉径路常用 1.70mm(5F)共用型造影导管(TIG)(图 4-1),一根导管同时完成左、右冠状动脉造影。经股动脉径路,最常用 Judkins 导管(图 4-2),分左冠状动脉导管和右冠状动脉导管两种。其他类型导管还有 Amplatz 导管、Sones 导管等。

2. 药物准备 消毒用碘伏,1%利多卡因溶液,肝素及肝素盐水,对比剂,硝酸甘油及抢救药品。

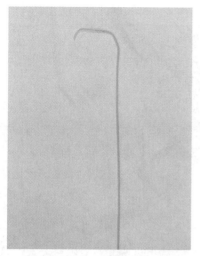

图 4-1　1.70mm(5F)共用型造影导管(TIG)

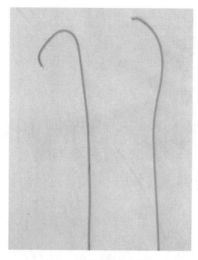

图 4-2　Judkins 导管

【操作步骤】

冠状动脉造影经典入路是股动脉入路,目前桡动脉入路因血管相关并发症少,患者痛苦小被临床指南首选推荐,在我国 90% 以上已首选桡动脉入路。

1. 建立血管通道　局部麻醉下穿刺右侧桡动脉成功后,置入 2.00mm(6F)桡动脉血管鞘,拔除穿刺导丝及扩张鞘;半量肝素化后插入 1.70mm(5F)共用型造影导管。

2. 左冠状动脉造影　在导丝导引下将导管头端送达主动脉窦底,以肝素生理盐水冲洗导管后接通测压通道。使用后前位透视,监测压力同时缓慢上提并旋转,其头端会自动进入左冠状动脉开口。如监测压力无改变,先行试注 1~2ml 对比剂,确认插管位置恰当。如插管时管端收缩压下降,则应轻轻后撤导管至压力恢复,以免导管阻塞血流或损伤冠状动脉内膜。冠状动脉造影是手工推注对比剂,推注时需要术者紧盯影像随时调整手工推注速度,以看清造影影像为标准。通常一次推注 3~5ml 即可清楚显示冠状动脉影像。左冠状动脉造影投照体位一般有 6 个:

(1) 左肩位(左前斜 30°+头 30°):主要显示左主干(LM),左前降支(LAD)的中远段,对角支开口及近段,回旋支(LCX)中远段(图 4-3)。

(2) 正头位(正位+头 30°):主要显示左主干开口,左前降支中远段和对角支(图 4-4)。

0402

视频:左冠状动脉造影 6 个体位

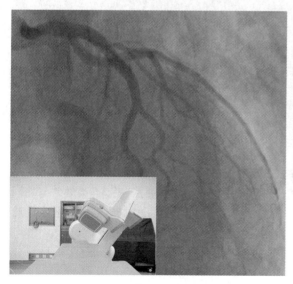

图 4-3　左冠状动脉造影左肩位

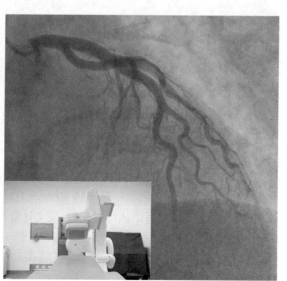

图 4-4　左冠状动脉造影正头位

(3) 右肩位(右前斜 30°+头 30°):主要显示前降支的中远段及间隔支,回旋支的中远段(图 4-5)。

(4) 肝位(右前斜 30°+足 30°):主要显示左主干,前降支近段和回旋支全段及其分支(图 4-6)。

笔记

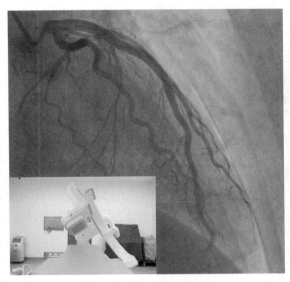

图 4-5 左冠状动脉造影右肩位

图 4-6 左冠状动脉造影肝位

（5）正足位（正位+足 30°）：主要显示左主干，前降支近段，回旋支（图 4-7）。

（6）蜘蛛位（左前斜 45°+足 30°）：主要显示左主干、前三叉、前降支的近段，以及开口部和回旋支（图 4-8）。

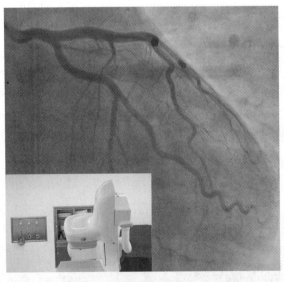
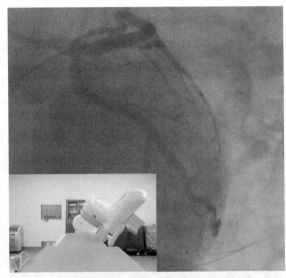

图 4-7 左冠状动脉造影正足位

图 4-8 左冠状动脉造影蜘蛛位

视频：右冠状动脉造影 3 个体位

3. 右冠状动脉造影 将 1.70mm（5F）共用型导管撤出左冠状动脉口，在左前斜位 45°透视下顺时针旋转并推送导管至右冠状动脉窦底，继续顺时针旋转并提拉导管，导管会突然"落入"某处并与之同步搏动，测压无误后即可以试注对比剂，证实导管是否进入右冠状动脉开口。造影方法同左冠状动脉造影。右冠状动脉造影投照体位一般有 3 个：

（1）左前斜 45°：最常用，可显示右冠状动脉近、中、远段，只是分叉后的血管重叠，不易区分（图 4-9）。

（2）正位+头 25°：主要显示右冠状动脉远段、后降支、后侧支及分支，特别是显示后三叉开口非常清楚（图 4-10）。

（3）右前斜 30°：主要显示右冠状动脉中段及其主要分支（图 4-11）。

4. 造影完毕 拔管，穿刺点加压包扎。

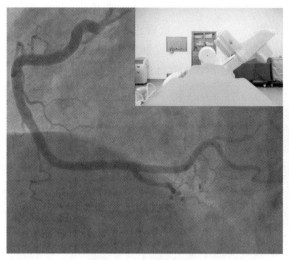

图 4-9　右冠状动脉造影左前斜 45°

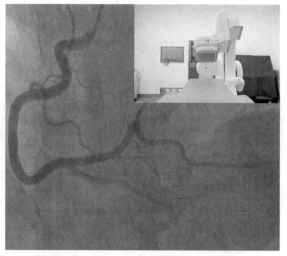

图 4-10　右冠状动脉造影正位+头 25°

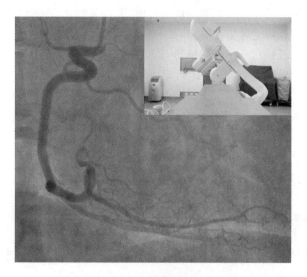

图 4-11　右冠状动脉造影右前斜 30°

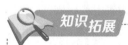

造影结果的判断与临床意义

1. 结果判断

（1）通常认为主要冠状动脉及其大分支管腔直径狭窄≥50%将影响血流储备，为有临床意义的病变。左前降支、回旋支、右冠状动脉病变狭窄≥70%、左主干病变狭窄≥50%被归为严重病变。

（2）根据病变的狭窄程度、部位、长度、成角、偏心、钙化、溃疡、血栓、扩张性病变或动脉瘤、分支受累以及病变近段血管弯曲度确定病变类型。

（3）根据病变的数量和分布确定冠心病严重的程度。

2. 临床意义　①确定诊断；②指导治疗；③评价疗效。

【并发症】

1. 严重心律失常　包括严重窦性心动过缓、房室传导阻滞和频发室性早搏等。心动过缓可术前皮下注射阿托品 0.5mg 或术中静脉推注，保持心率 60 次/min 以上；频繁出现室性早搏应给予利多卡因；若发生室颤应立即电击除颤，并予以心脏复苏处理。

2. 心绞痛　紧张、疲劳、导管刺激等都可引起心绞痛发作。退导管至升主动脉，给予硝酸甘油，吸氧,使心绞痛症状消失后再继续操作。

3. 动脉夹层　导管或导丝在插入过程中可损伤血管壁,造成夹层。血管迂曲的老年人尤易发生。

4. 斑块脱落及气泡栓塞　发生部位在脑、肾、肠系膜、冠状动脉、肢体动脉等。积极使用扩血管药或溶栓药;大量冠状动脉内气栓时,冠状动脉内高压输入患者自体动、静脉血;可以通过肝素化、导管推进时用 J 形导丝引路等预防。

5. 穿刺局部并发症　包括出血、血肿、动静脉瘘、假性动脉瘤和前臂骨筋膜室综合征等。

6. 对比剂过敏反应及急性肾损伤　使用非离子型低渗透压对比剂可明显降低发生率。

7. 急性心肌梗死　少见。冠状动脉发生痉挛,导管堵塞冠状动脉开口,导管造成的冠状动脉夹层或斑块,血栓堵塞血管等都可引起。术前肝素化处理有助于预防心肌梗死,梗死发生后可在冠状动脉内注射硝酸甘油 0.2mg。

8. 死亡　造影的死亡发生率一般小于 0.1%。其常见原因是严重的左主干或三支病变造成大面积急性心肌梗死或室颤。

【注意事项】

1. 造影前常规经血管鞘注入肝素 3 000~5 000U,并用肝素盐水冲洗造影导管管腔,防止在造影过程中,管腔内形成血栓。

2. 沿血管鞘推送造影导管至冠状动脉开口过程中,要在导丝下(导丝头端突出造影导管至少 5~10cm)推送,防止导管头端损伤动脉管壁。

3. 导管与三联三通板连接后一定要回抽排气。因为此时气体最容易进入导管内,而被误推入冠状动脉内造成气栓,引发严重后果。

4. 导管到达冠状动脉开口后要时刻注意压力波形,一旦出现压力衰减,切忌推注对比入冠状动脉。因为导管与冠状动脉不同轴,冠状动脉开口严重狭窄,导管内有气泡或血栓都可引起压力衰减。

5. 冠状动脉内推注对比剂时切忌暴力推注,因为导管同轴性不佳或开口有粥样硬化斑块及狭窄时容易出现冠状动脉夹层,引发严重后果。

6. 右冠状动脉造影时造影导管容易进入圆锥支,对比剂在圆锥支滞留可以引发室颤,危及生命。如出现室颤,立即除颤仪电击复律治疗。

7. 造影结束返回病房后仍应严密监测患者,防止出现对比剂迟发过敏反应。

第二节　冠状动脉成形术及支架植入术

冠状动脉粥样硬化性心脏病治疗包括内科药物、介入治疗、外科手术等。经皮冠状动脉介入治疗(percutaneous coronary intervention,PCI)是指采用经皮穿刺技术送入球囊导管或其他相关器械,解除冠状动脉狭窄或梗阻,重建冠状动脉血流的技术,主要包括经皮腔内冠状动脉成形术(PTCA)、支架植入术、定向性斑块旋切术(DCA)、斑块旋切吸引术(TEC)、斑块旋磨术及激光血管成形术等。本节介绍冠状动脉成形术及支架植入术。

【适应证】

1. 药物治疗效果不佳的慢性稳定性心绞痛或不稳定性心绞痛,有明确的心肌缺血证据,单支或多支病变,左室的功能良好。

2. 药物治疗有效的心绞痛,但运动试验阳性。

3. 急性冠状动脉综合征及心肌梗死。

4. PCI 及外科旁路术(CABG)后的再狭窄病变,尤其是伴有临床症状。

5. 溶栓治疗后残留的严重管壁狭窄或临床症状缓解不明显。

6. 移植心脏的冠状动脉严重狭窄。

7. 左主干病变不宜冠状动脉旁路移植术。

8. 有外科手术禁忌或要经历大的非心脏手术的冠心病患者。

【相对禁忌证】

1. 无保护左冠状动脉主干病变或等同病变,一般来讲左冠状动脉主干狭窄>50%,首选冠状动脉搭桥效果更好。

2. 弥漫性病变。

3. 完全闭塞病变>6个月。

4. 病变<50%的狭窄。

5. 急性心梗非梗死相关血管。

6. 下列情况须慎重使用冠状动脉内支架术 有出血性疾病或有出血倾向不适合长期抗血小板治疗;血管严重成角或严重扭曲估计支架植入困难;小血管长病变;存在大量血栓;严重钙化病变球囊扩张不满意;心肌桥。

【术前准备】

除了按照冠状动脉造影术前准备以外,患者术前4d开始服用阿司匹林100mg/d;氯吡格雷75mg/d。如果是急诊PCI,术前立即口服阿司匹林300mg、替格瑞洛180mg,如无替格瑞洛或替格瑞洛过敏也可口服氯吡格雷600mg。

【常用器材】

1. 导引导管 常用Judkins型导引导管。为了增强导管支撑力还可选用Amplatz型导引导管,但操作须十分谨慎,较易发生血管开口部及近端夹层。

2. 导丝 按尖端的软硬程度,可分为柔软导丝、中等硬度导丝和标准硬度导丝三种类型。此外还有部分导丝带亲水涂层。

3. 球囊导管 可根据病变特点选择不同材料和不同型号的球囊导管。球囊导管由于材料不同而有不同特性,分为顺应性球囊、半顺应性球囊和低顺应性球囊。

4. 支架 多由医用不锈钢或钴铬合金制成。早期为金属裸支架,目前临床广泛使用的是药物涂层支架,可以降低支架植入术后的支架内再狭窄发生率,但晚期支架内血栓发生率较高。二代药物支架包括涂层可降解支架和无涂层微孔载药支架,可明显降低支架内血栓发生率(图4-12)。

视频:冠状动脉支架

【操作步骤】

1. 建立血管通道 冠状动脉成形术及支架植入术是在冠状动脉造影术的基础上进行。

2. 插入导引导管 保证导引导管与相应的冠状动脉同轴,并且保证足够的支撑力。导引导管到位后应用肝素5 000~10 000U

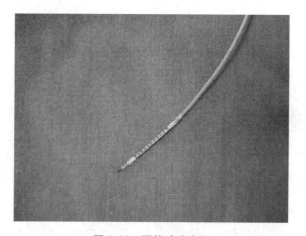

图4-12 冠状动脉支架

(125U/kg),达到全身肝素化,然后每小时追加原剂量的30%,以保证活化凝血活酶时间在300~400s。

3. 插入导丝 导丝尖端应根据血管走向、血管直径及病变特点弯成适当角度,以利于进入血管并通过病变。在X线透视及压力监测下,仔细小心操纵导丝,使之通过病变处,尽量到达病变血管的远端。一般非闭塞性病变或急性血栓性病变可首选柔软导丝,对慢性闭塞性病变可试用中等硬度导丝或标准硬度导丝。若不成功,对有经验的术者可使用专门用于慢性闭塞性病变的尖端变锐的硬导丝。严重不规则狭窄及部分慢性完全闭塞病变可选用带亲水涂层的导丝。

4. 送入球囊导管 沿导丝将球囊导管送至病变处,加压扩张405 300~1 215 900Pa(4~12atm)。这些球囊在额定压力下达到指定的直径。支架内再狭窄和小血管病变等不适合支架植入的患者可以选择药物球囊(在普通球囊表面经特殊工艺包被抗增殖药物,如雷帕霉素或紫杉醇等,扩张时抗增殖药物被释放到病变段,抑制血管内膜增生)。球囊扩张前、支架植入前和支架植入后可用硝酸甘油150~200μg冠状动脉内注射。

5. 植入支架 选择适合病变血管直径与病变长度的支架型号,沿导丝送入支架系统,采用不同角度确认支架近端、远端、覆盖范围与分支的关系等,迅速加压充盈球囊打开支架。一般支架植入应采

视频:PTCA和支架植入术

取≥1 215 900Pa（12atm）的高压。支架后扩张,当扩张结果不满意时可换用较大直径短球囊,行支架内后扩张。血管内超声对支架植入的效果判断有重要的指导价值。

【术后处理】

术后处理主要是拔除血管鞘。经桡动脉途径可即时拔出鞘管,加压包扎后返回病房。股动脉途径术后血管缝合后返回病房。如果留置血管鞘,可在术中最后一次应用肝素后4h拔除血管鞘。如急性心肌梗死,病情需要PCI后立即持续静脉应用肝素,拔除血管鞘前1h停静脉应用肝素,一般在术后24h内拔管,并检测部分凝血活酶时间（APTT）,如在正常值高限的1.5～2倍以内,即可拔除血管鞘。

术后服用氯吡格雷75mg/d至少12个月;服用阿司匹林300mg/d 1个月,然后按100mg/d剂量长期口服。

【并发症】

1. 冠状动脉夹层、痉挛及急性闭塞　是最常见的并发症,持续性心绞痛、急性心肌梗死、心室纤颤亦较常见,有时需行急诊旁路手术。PTCA术后急性冠状动脉闭塞如为血栓形成,可以实行溶栓治疗;如为冠状动脉夹层,可重复实行PTCA或放置血管内支架。

2. 支架内再狭窄　远期由于血管平滑肌和内膜的增生,再狭窄常有发生。近期应用于临床的腔内射线照射技术和药物洗脱支架,使再狭窄发生率大幅下降。

3. 慢血流与无再流　冠状动脉介入术时,尤其是植入支架后,造影发现在无夹层、血栓、痉挛或严重残余狭窄的情况下,即刻出现急性冠状动脉血流减少的现象称为无再流（no-reflow）或慢血流（slow-flow）。急性冠状动脉综合征介入治疗时更易发生。发现慢血流或无再流,可立即冠状动脉内注射硝酸甘油（200～800μg）、冠状动脉内注射维拉帕米（250～500μg）或地尔硫䓬500μg,可多次推注。必要时使用升压药物、临时起搏器、主动脉内球囊反搏（IABP）治疗。

4. 冠状动脉穿孔　冠状动脉内操作导引导丝、球囊、支架时操作不当,会造成冠状动脉穿孔,引起急性心包积血、心脏压塞致死。出现心脏压塞时应立即行心包穿刺术,以引流心包积血,并快速补液,同时用鱼精蛋白中和肝素。穿孔局部血管置入球囊充气延时堵闭该穿孔动脉,如果无效,可植入覆膜支架。

病例讨论

患者,男,59岁,胸闷气促1周,胸骨后疼痛3h,自服硝酸甘油后不能缓解。患者既往有冠心病史10年。查体:T 36.0℃,P 72次/min,R 20次/min,BP 129/89mmHg;体形肥胖;口唇稍发绀,未见颈静脉怒张及颈动脉异常搏动;双肺呼吸音清,未闻及干湿性啰音,心界不大,HR 72次/min,律齐,各瓣膜听诊区未闻及病理性杂音,主动脉瓣听诊区第二心音大于肺动脉瓣听诊区第二心音（A2>P2）;腹软,肝脾肋下未触及,肠鸣音正常,双下肢无水肿。心电图:窦性心律,I、aVL、V_2～V_5导联ST段抬高0.2～0.6mV,III、aVF导联ST段压低0.2～0.3mV,T波倒置,V_{3R}～V_{5R}导联呈rS型,ST段压低0.2～0.3mV。心肌酶明显增高。

讨论:

1. 患者可否急诊行冠状动脉造影?

2. 如果冠状动脉造影提示左冠状动脉前降支开口60%狭窄,回旋支及右冠状动脉未见异常,可否植入支架治疗?

0406

病例讨论

章后小结

冠状动脉造影术是心脏介入最基本的技术,是诊断冠心病的"金标准"。冠状动脉成形术和支架植入术是治疗冠心病首选的有效方法。

（石磊）

扫一扫,测一测

思考题

1. 冠状动脉造影的适应证。
2. 冠状动脉造影常用的投照体位。
3. 正常冠状动脉造影常用体位的 DSA 表现。
4. 冠状动脉粥样硬化性心脏病支架植入术的适应证。

第五章 外周血管介入诊疗技术

学习目标

1. 掌握正常下肢动脉的 CTA、MRA 和 DSA 表现。

2. 熟悉下肢动脉硬化闭塞症的血管成形术、下肢动脉栓塞溶栓术、主动脉夹层腔内修复术、腹主动脉瘤腔内修复术、下腔静脉滤器置入术、下肢静脉经导管接触性溶栓术的适应证。

3. 了解下肢动脉硬化闭塞症、主动脉夹层腔内修复术、腹主动脉瘤腔内修复术、下腔静脉滤器置入和取出术、下肢静脉经导管接触性溶栓术的操作步骤。

4. 具有恪守职业道德的优良品质。

外周血管介入诊疗技术是指在医学影像设备引导下,经血管穿刺途径对除颅内血管和心脏冠状血管以外的其他血管进行诊断或者治疗的技术,不包括经血管途径对肿瘤性疾病进行诊断或治疗的技术。外周血管介入治疗以其微创、精确、安全等特点,逐步成为许多外周血管疾病的首选治疗方法。

外周血管介入一般包括如下介入手术:主动脉夹层腔内修复术、腹主动脉瘤腔内修复术、下肢动脉硬化闭塞症的介入治疗、下肢动脉栓塞溶栓术、下肢深静脉血栓形成的溶栓/取栓术、下腔静脉滤器置入和取出术等。本章重点介绍主动脉夹层腔内修复术、腹主动脉瘤腔内修复术、下肢动脉硬化闭塞症的血管成形术、下腔静脉滤器置入和取出术、下肢静脉经导管接触性溶栓术六项外周血管诊疗技术。

第一节 主动脉夹层腔内修复术

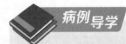

病例导学

患者,男,50 岁,胸部剧烈撕裂样疼痛 6h。患者既往高血压病史 10 余年,血压控制不详,不规律服用降压药物。查体:神志清,精神差,痛苦貌,心音可,心跳有力,P 80~90 次/min,律齐,未闻及病理性杂音,四肢动脉搏动可。临床考虑:主动脉夹层。

请问:

1. 为进一步明确诊断,下一步应该做哪些检查?

2. 一旦明确诊断后应该如何治疗?

主动脉夹层(aortic dissection)是血液通过主动脉内膜裂口进入主动脉壁,造成动脉壁的分离。主动脉夹层的治疗包括内科药物治疗、外科手术治疗及介入治疗。介入治疗即血管腔内覆膜支架植入术,也称血管腔内修复术,其原理是通过植入覆膜支架封闭内膜撕裂口,阻断真假腔之间血流的交通,从而使假腔血栓化,压缩假腔,扩张真腔。近年来随着支架的改进与技术的完善,这一微创技术得到更广泛使用,近中期结果令人满意,成为 DeBakey Ⅲ 型或 Stanford B 型夹层患者的首选治疗方法。

【分型和分期】

经典的主动脉夹层血液通过内膜撕裂口进入主动脉壁内,导致血管壁分层,形成由内膜片分隔的真假"双腔"主动脉。根据夹层解剖学的形态结构,有下列两种分型:

1. DeBakey 分型(根据原发第一破口起源与夹层累及范围分类)　Ⅰ型第一破口位于升主动脉,而夹层范围广泛;Ⅱ型第一破口位于升主动脉,夹层范围局限于升主动脉;Ⅲ型第一破口位于降主动脉(锁骨下动脉远端),夹层范围累及膈肌以上水平者为Ⅲa,累及至膈肌水平以下者为Ⅲb。

2. Stanford 分型　凡是累及升主动脉的夹层均为 A 型,其余为 B 型。Stanford A 型相当于 DeBakey Ⅰ型和Ⅱ型,Stanford B 型相当于 DeBakey Ⅲ型。

根据夹层发生的病程分为 2 期,急性期症状发生 2 周以内,慢性期则为 2 周以上。

【适应证】

1. Stanford A 型中的逆行性夹层,破口位于降主动脉。

2. Stanford B 型夹层合并重要脏器缺血,主动脉破裂或迫近破裂,顽固性高血压,药物不能缓解的持续疼痛等。

3. 急性发作期胸主动脉最大直径≥4cm,或者慢性期胸主动脉最大直径≥5cm,内膜破裂口距左锁骨下动脉开口 1.5cm 以上。

需要注意的是,急性期主动脉壁处于炎性反应水肿期,导管导丝操作和支架释放容易造成血管壁的破裂。所以只要患者情况稳定,急性期过后再行介入治疗更安全。

【相对禁忌证】

1. 原发破口或初始病变距离左锁骨下动脉≤1cm。

2. 髂动脉、股动脉严重狭窄或扭曲不适合于支架输送系统的进入。

3. 并发心脏压塞、升主动脉和主动脉弓分支血管累及、严重的主动脉瓣反流(≥Ⅱ级)。

4. 锚定区严重粥样硬化病变或者锚定区直径≥38mm。

5. 主动脉弓与降主动脉的夹层成锐角。

【术前准备】

血小板计数、出凝血时间及凝血酶原时间等血管成形术前常规检查。

【常用器材】

除一般的血管造影器材外,其他器材包括猪尾巴造影导管、超硬交换导丝、覆膜支架和支架输送装置等介入器材(图 5-1),以及股动脉切开器械包。

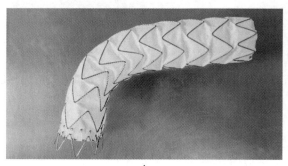 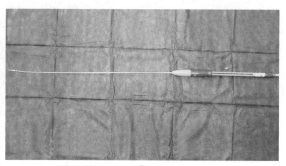

图 5-1　主动脉夹层腔内修复术覆膜支架和支架输送装置
A. 覆膜支架;B. 支架输送装置。

【操作方法】

1. 建立血管通道　患者取平卧位,局部麻醉或全身麻醉下穿刺股动脉成功后,送入血管鞘。

2. 主动脉造影　股动脉穿刺成功后在导丝引导下,插入猪尾巴造影导管至升主动脉行主动脉造影;也可穿刺左肱动脉,插入猪尾巴造影导管经左锁骨下动脉至主动脉行造影,测量左锁骨下动脉后缘的主动脉直径及原发破口至左锁骨下动脉开口距离,测量近端锚定区长度、直径、夹层最大直径和长度,据此选择适当口径和长度的植入物,保留此导管作为左锁骨下动脉开口的标志。

3. 解剖暴露股动脉　在局部麻醉或全身麻醉下,于对侧腹股沟区做一纵切口(3~5cm),显露股动脉,穿刺插入导引导管至升主动脉,确认导管位于主动脉真腔。若经股动脉进入的导丝反复进入假腔,则可经肱动脉将导丝由真腔送至股动脉切口处,从股动脉取出导丝,导入导引导管至真腔,建立输送通道。

4. 支架植入

(1) 覆膜支架的选择:根据 CTA、MRI 及主动脉造影结果,精确测量数据,据此选择覆膜支架的种类、规格和数量。一般原则是选择覆膜支架直径大于瘤颈直径 10%,支架的长度一般为 180~200mm。需要注意的是,覆膜支架过长会封闭过多肋间动脉,影响脊髓血运,导致截瘫。全身肝素化后,经导引导管将超硬导丝导入真腔并直达升主动脉,再沿该超硬导丝导入覆膜支架。

(2) 支架的定位:支架近端固定于左锁骨下动脉开口远端,支架远端固定于夹层裂口以远。控制性降压至收缩压 90~100mmHg,固定内芯,缓慢后撤外鞘,覆膜支架被缓慢推出释放,自动张开,直至支架完全释放,恢复血压。

5. 再次造影　观察左锁骨下动脉是否通畅;支架形态和位置是否良好,是否通畅,是否存在内漏(图 5-2)。

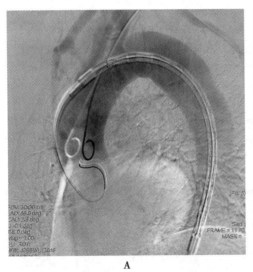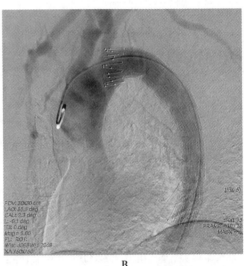

图 5-2　主动脉夹层腔内修复术
A. 主动脉夹层覆膜支架植入前造影;B. 主动脉夹层覆膜支架植入术后造影。

【并发症及处理】

1. 内漏　是指腔内修复术后从各种途径继续有血液反流入主动脉夹层假腔的现象。内漏可以导致主动脉夹层继续增大甚至破裂。

主动脉夹层腔内修复术后内漏分型

Ⅰ型内漏是指血流经覆膜支架近心端或远心端与自体动脉之间的裂隙流入假腔,其中发生在近心端者为Ⅰa型内漏,发生在远心端者为Ⅰb型内漏。Ⅱ型内漏是指血液经侧支血管(肋间动脉或者左侧锁骨下动脉)反流至夹层的假腔。Ⅲ型内漏是指覆膜支架重叠区域漏血或者覆膜支架破裂导致。Ⅳ型内漏是指覆膜支架的渗漏。

内漏的处理原则:Ⅰ型内漏是最需要认真消除的内漏,尤其是Ⅰa型内漏,一般是在近端再加一段或多段覆膜支架,以彻底消除Ⅰa型内漏。Ⅰb型内漏,若反流量不大,可先不处理,待随访观察中自闭;若反流量大,则需再加一段覆膜支架。Ⅱ型内漏一般反流量较小,术后在随访观察中往往能够自闭。Ⅲ型内漏一般是再选一段较短的且口径合适的覆膜支架,将原先的破损处隔绝封闭。Ⅳ型内漏一般是观察,多可自愈。

2.　脑梗死　左锁骨下动脉被封闭,斑块脱落致脑血管栓塞,控制性降压时间过长等也可导致脑梗死。

3.　截瘫　为脊髓缺血性损伤所致,尤其是病变位于 $T_7 \sim L_1$ 段降主动脉时截瘫发生率更高。因此控制腔内支架长度、注意支架置放部位、缩短手术时间等措施有助于减少腔内修复术后截瘫的发生。

4.　血管入路损伤　入路血管扭曲、成角,夹层的真假腔之比小于 1/10 等为常见原因,可采用造影确定血管入路条件,透视下进入,操作轻柔。

5.　夹层破裂　多为管壁撕裂已深达中层,术中血压过高,导丝和输送器直接损伤,用力球囊扩张导致管壁破裂,常可破入胸腔、心包导致心脏压塞而猝死。

第二节　腹主动脉瘤腔内修复术

　　患者,男,70 岁,发现腹部搏动性肿物 5 年。患者既往高血压病史 10 余年,血压控制不详。查体:脐周可触及直径约 6cm 的搏动性肿物,无压痛,与周围组织无明显关系,四肢动脉搏动可。
　　请问:
　　1.　为确诊,应该做哪种影像学检查?
　　2.　简述该疾病的治疗指征。

　　主动脉病理性的扩张,其直径超过正常血管直径的 50%,称之为主动脉瘤。主动脉瘤分为真性主动脉瘤、假性主动脉瘤和夹层动脉瘤。本章主要讲述真性主动脉瘤。

　　真性主动脉瘤是由各种原因引起主动脉壁的局部薄弱而形成的永久性异常扩张或膨出,是动脉壁损伤、破坏或变性的结果。真性主动脉瘤可由动脉粥样硬化、血管中层囊性坏死、梅毒感染、细菌感染、风湿性主动脉炎等引起,其中最常见病因为动脉粥样硬化。根据主动脉瘤所在部位可分为胸主动脉瘤和腹主动脉瘤(abdominal aortic aneurysm,AAA),以腹主动脉瘤最常见。本节主要介绍腹主动脉瘤腔内修复术(endovascular aneurysm repair,EVAR)。EVAR 的目的是消除动脉瘤腔内的血液循环,降低或消除瘤腔内的压力,防止瘤体进一步增大和破裂。

【适应证】
1.　有症状的腹主动脉瘤患者,如压痛或腹部/背部疼痛、有栓塞证据或破裂。
2.　AAA 直径≥5.5cm 或 AAA 在 6 个月内的扩大超过 0.5cm。
3.　肾动脉开口水平以下的腹主动脉瘤,并且解剖结构适合行腔内修复术。
【禁忌证】
具有下列情形之一者不适合 EVAR:
1.　对对比剂过敏。
2.　肝肾功能不全,不能耐受对比剂者。
3.　孕妇或血液病患者。
4.　解剖结构不适宜行 EVAR 者　近端瘤颈直径>28mm;瘤颈长度<15mm;瘤颈角度>60°;瘤颈呈梯形(瘤颈近远端直径差>4mm);腹主动脉分叉处直径<18mm;髂动脉直径<7mm;髂动脉严重扭曲或双侧髂动脉瘤等。
【术前准备】
1.　常规检查　包括血小板计数、出凝血时间及凝血酶原时间等,血管成形术术前常规检查。
2.　术前利用 CTA、MRA 充分了解动脉瘤的大小、部位、范围及与毗邻血管的关系,以此初步确定覆膜支架的类型、直径、长度等。一般来说,动脉瘤的上缘距肾动脉开口的下缘至少要大于 15mm,否则就达不到旷置动脉瘤的目的;同时应注意毗邻血管,尤其是肠系膜下动脉及腰动脉是否参与动脉瘤腔的血液循环。

【常用器材】

除一般的血管造影器材外,其他器材包括猪尾巴造影导管、超硬交换导丝、覆膜支架和支架输送装置等介入器材、股动脉切开器械包(图5-3)。

视频:覆膜支架

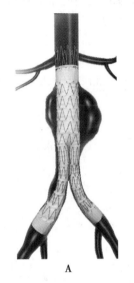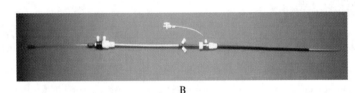

A   B

图5-3 腹主动脉瘤腔内修复术覆膜支架和支架输送装置
A.覆膜支架示意图;B.支架输送装置。

【操作方法】

1. 建立血管通道 手术一般在全身麻醉下进行,如果患者合并心肺功能异常,也可在局部麻醉下手术。一般在双侧腹股沟区纵行或斜行切开,游离暴露股总动脉,套带控制该动脉。此后穿刺双侧股总动脉,置入2.45mm(7F)血管鞘。

2. 血管造影 导丝引导下插入猪尾巴造影导管至腹主动脉行主动脉造影,证实腹动脉瘤大小、部位、范围,测量近端锚定区长度、直径、角度等,选择尺寸合适的覆膜支架。

3. 支架植入 更换超硬导丝,经由一侧股动脉导入覆膜支架,在X线透视下,将覆膜支架定位在肾动脉下方并准确释放。如放放叉型覆膜支架,则经另一侧股动脉放置一直型单肢;如置放单臂型覆膜支架,则一并行股动脉-股动脉人工血管转流。

视频:腹主动脉瘤腔内修复术前和术后DSA

腹主动脉瘤腔内修复术需要腔内移植物,即覆膜支架。目前所用的腔内移植物都具有分叉模块化设计。虽然装置间存在差异,但所有腔内移植物装置系统均包含3个组件,即输送系统、主体和髂血管延伸组件。对于只累及腹主动脉的动脉瘤,如果近远端锚定区合适,则可以应用管状覆膜支架,否则,应用分叉型覆膜支架。

4. 再造影 观察动脉瘤腔封闭情况,对内漏作必要的处理。效果满意后拔除血管鞘,修复股动脉(图5-4)。依次关闭切口。

【术后处理】

术后常规控制血压平稳。术后第一日,患者应恢复平常的药物治疗,包括口服阿司匹林。

【并发症及处理】

1. 低热、血沉增快、C反应蛋白增高等一系列症状和体征,统称为移植物植入反应,不必特别处理。

2. 支架移位 是指内支架释放后固定不牢,导致与预定位置不符。如果向近端移位,可阻塞肾动脉导致急性肾功能衰竭,多为释放技术不熟练而出现前冲现象所致。可在覆膜支架释放未完成前将其轻轻向后拖拽。如果向远端移位,极易出现近端内漏,需要应用袖状(cuff)支架延长近端锚定区,消除近端内漏。

3. 内漏 与主动脉夹层腔内修复术类似,是指覆膜支架植入后,在支架的腔外、被旷置的瘤体内

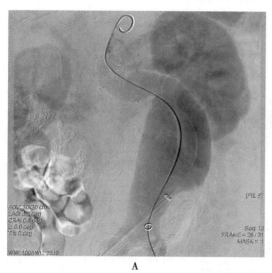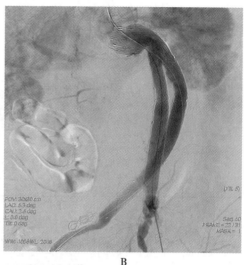

图 5-4　腹主动脉瘤腔内修复术

A.腹主动脉瘤覆膜支架植入术前造影图;B.腹主动脉瘤覆膜支架植入术后复查造影,腹主动脉瘤已隔绝。

出现活动性血流的现象,此为腔内治疗的特有并发症。

 知识拓展

腹主动脉瘤腔内修复术后内漏分型

内漏一般分 4 种类型:

Ⅰ型:因覆膜支架与自体血管无法紧密贴合而形成内漏,其中发生于近心端者为Ⅰa型,发生于远心端者为Ⅰb型。

Ⅱ型:漏血来自侧支血管血液的反流,包括腰动脉、肠系膜下动脉、骶中动脉、髂内动脉等。

Ⅲ型:覆膜支架结合处无法紧密结合或覆膜支架破裂而形成的内漏。

Ⅳ型:经覆盖支架缝隙形成的渗漏。

根据血流进入瘤腔的途径,腹主动脉瘤腔内修复术后内漏的处理原则:

术中任何程度的Ⅰ型、Ⅲ型内漏均应积极处理,力求达到手术结束无Ⅰ型、Ⅲ型内漏发生。对覆膜支架近端、远端或支架主体与短肢连接处、支架近端瘤颈部的内漏可用顺应性球囊适当扩张;远侧锚定区内漏多是由于主动脉和支架不匹配造成,可延长一段支架解决。Ⅰa型内漏是术中需要解决的重点,对Ⅰa型内漏量大、经扩张或附加 Cufff 支架不能消除者,瘤腔压力无下降甚至增高,应采取开放手术。术中发现的Ⅱ、Ⅳ型内漏可以不处理,术后超声密切观察随访。对自身破损所致的内漏,应采用再内衬一段支架的方法封闭。

视频:Ⅰ型内漏的 DSA

第三节　下肢动脉硬化闭塞症的血管成形术

下肢动脉硬化性闭塞症(peripheral arterial disease,PDA)是动脉粥样硬化累及下肢动脉导致动脉狭窄或闭塞而引起肢体缺血症状或坏死的慢性疾病,是全身动脉硬化性疾病在下肢的表现。其病变特点是以累及大中动脉为主,呈多节段分布,主要发生于下肢,其中约 30% 发生在髂动脉,70% 位于股动脉、腘动脉、胫前动脉、胫后动脉及腓动脉,单纯小腿动脉病变者占 15%。下肢动脉硬化性闭塞症已成为血管外科的常见病。

【分期和分级】

1. 分期　国内外临床常用的下肢动脉硬化闭塞症分期方法有两种,即 Fontaine 法和 Rutherford 法(表 5-1)。

笔记

表 5-1　下肢动脉硬化闭塞症不同分期的临床表现

Fontaine 分期	Fontaine 临床表现	Rutherford 分级	Rutherford 临床表现
I	无症状	0	无症状
IIa	轻度间歇性跛行	1	轻度间歇性跛行
IIb	中度-重度间歇性跛行	2	中度间歇性跛行
		3	重度间歇性跛行
III	缺血性静息痛	4	缺血性静息痛
IV	溃疡和/或坏疽	5	轻度组织丧失
		6	肢体坏死

2. 分级　根据泛大西洋学会联盟(Trans-Atlantic Inter-Society Consensus, TASC)分级标准将股-腘动脉病变分为 A、B、C、D 4 级，对临床治疗及预后具有指导意义(表 5-2)。

表 5-2　股腘动脉病变 TASC 分级原则

分级	病　　变
A 级	单一狭窄性病变≤10cm；单一闭塞性病变≤5cm
B 级	多发病变(狭窄或闭塞)，每处≤5cm，单一狭窄或闭塞病变≤15cm，未累及膝下腘动脉；单个或多发病变，没有连续的胫动脉作为远端旁路流出道；严重的钙化性闭塞病变≤5cm；单一的腘动脉狭窄
C 级	多处狭窄或闭塞，无论有无严重钙化，总长度>15cm；两次腔内治疗后，需进一步处理的复发性狭窄或闭塞病变
D 级	慢性全程股总动脉或股浅动脉(包括腘动脉，病变>20cm)闭塞，慢性全程腘动脉和胫腓干三分叉近端的完全闭塞病变

3. 治疗方法　对有外科干预指征的患者，应当根据 TASC 分级标准选择治疗方法(表 5-3)。

表 5-3　TASC 分级与外科干预策略

TASC 股腘动脉病变分级	干 预 治 疗
A 级病变	首选血管腔内治疗
B 级病变	优先选择血管腔内治疗
C 级病变	手术重建长期通畅率较好，但在伴有高危因素时应该首选腔内治疗
D 级病变	首选手术治疗

血管腔内介入治疗下肢动脉硬化闭塞症的方法包括血管成形术、支架植入术、激光辅助腔内成形术、机械性硬化斑块切除术和超声消融术等。本节重点介绍下肢动脉硬化闭塞症的血管成形术和支架植入术。

【解剖学特点】

下肢动脉的解剖包括以下主要动脉及分支：股动脉、腘动脉、胫前动脉、胫后动脉、腓动脉、足背动脉、足底动脉(图 5-5)。

【适应证】

Fontaine 分期 II 期以上、血管狭窄程度>70%、静息状态下跨狭窄压差>10mmHg，或者患侧动脉直接注射硝酸甘油 100~200μg 或罂粟碱 10~20mg 后的跨狭窄压差>10~20mmHg，以上合并如下情况之一：

1. 单处狭窄或闭塞<15cm，未累及腘窝以下腘动脉。
2. 单处或多处病变且流出道血流不连续，以致无法用血管旁路术改善血流。

视频：正常
下肢动脉
DSA 表现

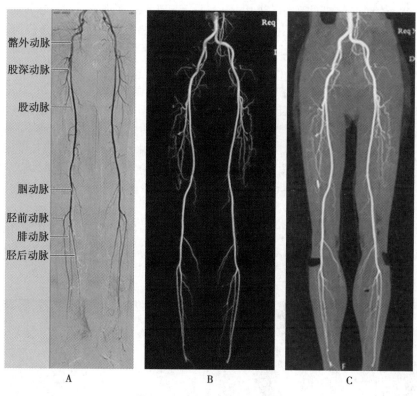

图 5-5　下肢动脉影像学表现
A. 下肢动脉 DSA;B. 下肢动脉 CTA;C. 下肢动脉 MRA。

3. 严重钙化狭窄<5cm。

4. 单处腘动脉狭窄。

【禁忌证】

除血管成形术一般禁忌证外,还包括以下情况:

1. 多处狭窄或闭塞共>15cm 和/或严重钙化。

2. 两次血管腔内治疗后需要治疗的再次狭窄或闭塞。

3. 股总动脉或股浅动脉(>20cm,累及腘动脉)的慢性完全闭塞病变。

4. 腘动脉慢性完全闭塞病变。

5. 可能存在动脉血栓形成的闭塞。

【常用器材】

穿刺针、血管鞘或翻山长鞘、导丝、椎动脉导管、球囊导管、支架、球囊扩充压力泵等,根据病变血管的直径与长度选择不同的球囊导管与支架。

【操作方法】

1. 选择入路,建立血管通道　正确的入路是介入治疗手术成功的基础和保证,可以根据术前 CTA 或 MRA 选择入路。

原则:尽可能选择路径短的入路以便于操作和控制。髂动脉狭窄病变多选择同侧股动脉。单侧髂动脉闭塞多选择对侧股动脉或左侧肱动脉。双侧髂动脉闭塞选择左侧肱动脉入路,导丝通过闭塞后分别经两侧股动脉血管鞘或抓捕器将导丝抽出体外,作为工作导丝。股动脉、腘动脉病变的入路首选经对侧股动脉翻山鞘路径,以避免同侧股动脉顺行穿刺时,术后穿刺点压迫造成的急性动脉血栓形成。膝下动脉病变最好选择经同侧股动脉顺行路径,有利于导管、导丝的操控及狭窄段的开通;当经股动脉路径失败时,经足背动脉或者胫后动脉逆行穿刺路径可提高手术的成功率。

2. 血管造影　血管通路建立后,用造影导管进行造影,明确病变部位、范围、程度。

3. 闭塞段开通　开通闭塞段是整个手术成功的关键。髂动脉、股动脉狭窄段多采用单弯导管配合"0.89mm(0.035in)"超滑导丝进行开通。腘动脉及以下动脉可采用血栓抽吸导管配合"0.36mm

视频:翻山鞘、球囊加压泵

75

（0.014in）、0.46mm（0.018in）"导丝进行开通。导丝导管要在路径图引导下耐心地开通。对于病变钙化严重、导丝导管开通困难者,可以选用超声消融或其他机械装置辅助开通出一条狭细的"隧道"。对于长段闭塞,利用内膜下成形术能有效通过闭塞病变,采用多种方法联合应用,可提高闭塞段开通的成功率。

4. 球囊扩张 球囊选择原则:球囊直径应与狭窄近端或远端的正常动脉直径相匹配;也可使用规格稍小的 1~2mm 的球囊,球囊的长度以超出狭窄段长度的 2~3mm 为宜。下肢动脉狭窄闭塞症球囊一般不选用快速交换球囊。

球囊沿导丝通过狭窄段后行扩张,扩张时球囊位于病变段中心。如果病变段长度大于球囊,则先将球囊置放在狭窄段一端,再逐步移位,但每次移位扩张前后应有部分重叠。如果病变段严重狭窄,可选用小直径球囊预扩张后,再用相应直径的球囊进行扩张。对于纤维性狭窄,可直接选用高压球囊或切割球囊。

5. 球囊扩张后行造影复查 评价疗效标准:病变动脉直径恢复>70%、跨狭窄压差<10mmHg,血流通畅;不必苛求狭窄段完全恢复到血管原始管径,避免过度扩张导致的血栓形成和血管破裂（图 5-6）。

视频:股动脉闭塞血管成形术前和术后 DSA

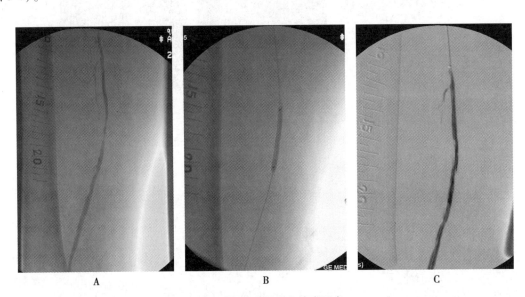

图 5-6 股动脉闭塞血管成形术
A. 右股动脉下段闭塞术前造影;B. 右股动脉闭塞段球囊扩张;C. 球囊扩张后复查造影闭塞段开通。

视频:下肢股浅动脉狭窄支架植入术前和术后 DSA

6. 支架植入 以往的观点认为,支架植入适用于下肢血管成形术后出现夹层或弹性回缩后再狭窄,但随着支架产品的革新,支架植入已经获得优于单纯球囊扩张术的临床效果,尤其是对于钙化严重、闭塞性病变和内膜下成形术后的动脉病变（图 5-7）。

目前常用的支架分为两大类:球囊扩张式支架和自膨胀式支架。球囊扩张式支架的特点是定位准确,支撑性好,适用开口病变、局限性病变以及钙化病变。自膨胀式支架的特点为柔顺性好,更适合扭曲病变和长段病变。

选择支架时,支架的直径一般较正常血管直径大于的范围在 10%~15%,长度应充分覆盖病变,两端超出病变段 0.5~1cm。如果病变严重钙化或者预测有斑块脱落容易造成远端血管栓塞者,可直接植入支架。对于双侧髂动脉闭塞累及腹主动脉远端分叉者,单纯血管成形术和支架植入应用"对吻"（kissing）技术,即两侧同时球囊扩张、同时释放支架。

对于膝下动脉单纯血管成形术后严重影响血流的内膜撕裂部位,如果经长时间、低压球囊扩张没有明显改善者,植入药物洗脱冠状动脉支架可明显改善手术的即时和远期效果。

【并发症及处理】

1. 扩张血管破裂 多见于硬化明显血管,球囊扩张致局部血管破裂,造影时可见对比剂外渗,破裂明显时可植入覆膜支架或行外科修补。

笔记

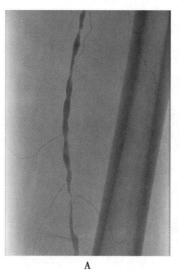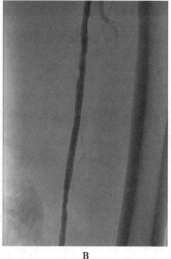

图 5-7 下肢股浅动脉狭窄支架植入术前后 DSA
A.下肢股浅动脉狭窄支架植入术前 DSA;B.下肢股浅动脉狭窄支架
植入术后 DSA。

2. 动脉穿孔 多见于狭窄闭塞段开通过程中,导丝穿破血管壁造成。如未开通闭塞血管,退出导丝后穿孔多会自行闭合,局部压迫即可;如已开通闭塞血管,需造影了解穿孔情况;如对比剂外溢明显,需行覆膜支架植入或外科修补。

3. 远端动脉分支栓塞 多由于闭塞段内血栓脱落所致,可行溶栓治疗。动脉内导管溶栓效果优于静脉溶栓。

4. 支架断裂、移位 多发生于股动脉上段及腘动脉支架。由于邻近髋关节及膝关节,关节活动导致支架牵拉所致,必要时需行外科手术取出。

5. 穿刺点有关的并发症 如穿刺部位血肿、出血、股动脉假性动脉瘤形成等。

第四节 下腔静脉滤器置入术

患者,60 岁,男,外科手术治疗后 1 周,无明显原因及诱因出现左下肢肿胀、疼痛。超声检查:左侧髂静脉、股静脉内有游离漂浮血栓。

请问:

1. 下一步应该做哪些检查?

2. 该患者下一步有可能发生何种风险?

3. 为了预防该风险的发生,应该如何处理?

急性大面积的肺动脉栓塞是患者猝死常见原因之一。在我国,随着血栓性疾病和心血管性疾病发病率的迅速增加,肺动脉栓塞的发病率亦不断上升。肺动脉栓塞的栓子 75%~90% 来源于下肢深静脉和盆腔静脉丛内的血栓。其临床表现为突发胸痛、胸闷、呼吸困难与发绀,严重患者可出现休克,其病死率为 30%。

腔静脉滤器是为预防腔静脉系统栓子脱落引起肺栓塞而设计的一种器械,包括上腔静脉滤器和下腔静脉滤器(inferior vena cava filter,IVCF),其中下腔静脉滤器临床应用最为广泛。经过多年的不断改进,滤器的品种增多,滤过效果提高,明显降低了肺动脉栓塞的发生率。另一方面,由于滤器长期置入而导致的下腔静脉阻塞等并发症亦逐渐引起临床上的关注。

【适应证】

1. 已经发生肺栓塞或下腔静脉及髂静脉、股静脉、腘静脉血栓形成的患者,有下述情况之一:禁忌抗凝治疗;出现抗凝治疗的并发症;抗凝治疗失败(足量抗凝治疗的同时仍复发肺栓塞及无法达到治疗剂量的抗凝)。

2. 肺栓塞同时存在下肢深静脉血栓形成。

3. 髂静脉、股静脉或下腔静脉内有游离漂浮血栓或大量血栓。

4. 诊断为易栓症且反复发生肺栓塞。

5. 急性下肢深静脉血栓形成,欲行经导管溶栓或切开取栓术。

6. 严重创伤,伴有或可能发生下肢深静脉血栓形成。

7. 临界性心肺功能储备伴有下肢深静脉血栓形成。

8. 慢性肺动脉高压伴高凝血状态。

9. 高危险因素患者,如肢体长期制动、重症监护。

10. 老龄、长期卧床伴高凝血状态。

【禁忌证】

1. 慢性下腔静脉血栓、下腔静脉重度狭窄。

2. 下腔静脉直径过大或小,与滤器设计值不符。

3. 经股静脉途径置入时,双侧股静脉、髂静脉和下腔静脉内有血栓。

4. 经颈静脉途径置入时,颈内静脉、头臂静脉和上腔静脉内有血栓。

5. 严重心、肺、肾功能衰竭或重症感染。

6. 严重过敏体质,尤其对不锈钢等金属过敏。

7. 孕妇,X 线辐射影响胎儿。

8. 广泛或严重的肺栓塞,病情危重,生命垂危者。

【常用器材】

1. 下腔静脉滤器　滤器种类很多,主要可被分为永久性和临时性滤器两种(图 5-8)。

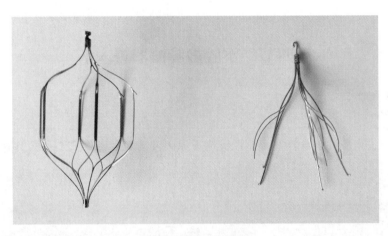

图 5-8　下腔静脉滤器

视频:下腔静脉滤器置入的体外演示

2. 滤器置入器材　滤器置入长鞘、滤器输送钢丝、血管鞘、导丝、猪尾巴造影导管等(图 5-9)。

【操作步骤】

1. 选择入路、建立血管通道　一般采用 Seldinger 技术穿刺右侧股静脉后,送入 1.70mm(5F)血管鞘。但在双侧髂静脉、股静脉均有血栓或下腔静脉(inferior vena cava,IVC)内存在血栓时,可从右侧颈内静脉穿刺。怀疑有股静脉血栓时,穿刺针进入股静脉后,先经穿刺针注入对比剂,行股静脉造影,观察是否有股静脉血栓形成。

2. 下腔静脉造影　经血管鞘送入 1.70mm(5F)猪尾巴造影导管先行下腔静脉造影,了解下腔静脉的口径大小、有无血管迂曲及有无解剖变异,了解肾静脉的位置,了解髂静脉及肾静脉下方的下腔静脉有无血栓存在。

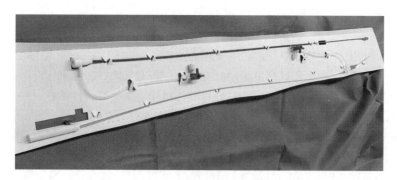

图 5-9　滤器置入器材

下腔静脉造影时可能发现的解剖变异,包括:①双下腔静脉,占 0.2%～3%;②环状左肾静脉,占 8.7%;③左边下腔静脉,占 0.2%～0.5%;④下腔静脉中断,占 0.6%;⑤主动脉后左肾静脉,占 1.8%～2.4%。

3. 双肾静脉造影　下腔静脉造影后,退出猪尾巴造影导管,更换眼镜蛇导管做两侧肾静脉造影,确定双肾静脉开口的位置。滤器一般放置于肾静脉开口下缘以下的下腔静脉内。

4. 选择滤器　滤器的选择宜根据患者年龄、病程、下腔静脉的形态及直径、血栓的大小及游离程度而定。通常下腔静脉平均直径为 20mm,变化范围 13～30mm。当造影发现下腔静脉有血栓时,滤器应该置放在血栓上方。若血栓在肾静脉水平的腔静脉内,滤器则应置放在肾静脉之上,且需从右颈内静脉引入。年轻患者合并新鲜或较短的血栓推荐选用可回收滤器。长度超过 20cm 或全下肢深静脉血栓者推荐选用可回收滤器或永久性滤器。

5. 更换血管鞘　超滑导丝引导下退出 1.70mm(5F)血管鞘,经导丝引导送入滤器输送长鞘,并将长鞘头端置入肾静脉开口下方。

6. 置入滤器　双肾静脉造影完毕后,退出眼镜蛇导管。经 1.70mm(5F)血管鞘送入标准导丝后,退出血管鞘。在导丝引导下送入滤器输送鞘,X 线透视下反复核对滤器输送鞘头端位于肾静脉下方无误后,经过滤器输送鞘送入滤器至输送鞘头端,缓缓后撤输送鞘直至滤器弹开,释放滤器完毕(图 5-10)。

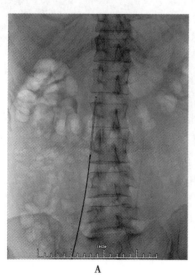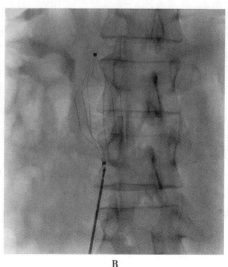

A　　　　　　　　　　　　　　B

图 5-10　下腔静脉滤器弹开前后对比
A. 下腔静脉滤器弹开前;B. 下腔静脉滤器弹开后。

7. 造影复查　置入滤器后,经长鞘行血管造影复查,观察滤器形态、有无倾斜及倾斜角度、滤器顶点与肾静脉之间的距离。对置入的可取出滤器,需仔细观察分析滤器取出钩与滤器壁的距离,以距离 >5mm 较为理想,提示取出成功率高。

8. 退出血管鞘 穿刺点压迫 10~15min 止血。患者可以返回病房。

【术后处理】

1. 患者卧床 8~12h,注意静脉穿刺部位有无渗血。

2. 若为颈内静脉入路,需注意观察患者的呼吸状况。若有气胸,应及时处理。

3. 下腔静脉滤器置入后,宜进行抗凝、溶栓、机械性血栓清除等综合性治疗。一方面可缩短病程、提高治疗成功率;另一方面也可防止或减少下腔静脉阻塞的发生。

4. 对已经发生肺动脉栓塞的患者,在置入下腔静脉滤器后,应行肺动脉经导管溶栓术或下肢静脉血栓溶栓术。其旨在开通肺动脉,缓解患者症状,防止肺动脉高压和肺源性心脏病的发生。

5. 对永久性滤器置入(含可取出滤器未取出)者,如无抗凝禁忌,推荐长期口服抗凝剂如华法林或利伐沙班,定期复查凝血功能并调整口服用量,使凝血常规中国际标准化比率(international normalized ratio,INR)值维持在 2.0~3.0。

6. 应分别在滤器置入后 1 个月、3 个月、6 个月时各随访 1 次,拍摄腹部 X 线平片,并在滤器置入 6 个月时做顺流性下腔静脉造影和/或超声检查,之后每年随访 1 次。随访主要观察内容为滤器形态、位置及下腔静脉血流状况。

【并发症及处理】

1. 复发性肺栓塞 为滤器置入后再次出现的肺栓塞,大多数情况是由于患者高凝状态持续存在、滤器顶部的血栓脱落、滤器变形或倾斜导致滤过效果下降所致。坚持抗凝可能会避免或减少肺动脉栓塞再发。如已发生,采取抗凝、溶栓、机械性血栓清除术、在血栓的近心端再次放置滤器等方法进行治疗。

2. 下腔静脉阻塞 常发生在大量血栓脱落陷入滤器时,也可能为滤器引发的下腔静脉血栓形成(图 5-11)、血液回流受阻,临床表现为下腔静脉阻塞综合征。对于高凝状态的患者,滤器置入后需加强抗凝。对有症状的下腔静脉阻塞的处理方法同下肢深静脉血栓形成的介入治疗。

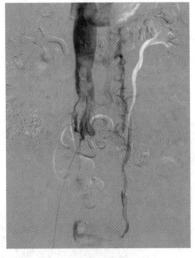

图 5-11 下腔静脉内滤器置入术后血栓形成

3. 腔静脉狭窄或闭塞 急性闭塞多由滤器内血栓形成所致,可采取抗凝、溶栓治疗。慢性闭塞可由静脉内膜增生、血栓机化等因素所致,可行滤器内球囊扩张术或支架植入术。

4. 滤器移位 滤器直径与下腔静脉直径不相匹配,如在慢性肺动脉高压、右心功能不全、三尖瓣关闭不全时,腔静脉直径很大,除鸟巢式滤器外,其他类型滤器较易移位。滤器置入后,经滤器内送入球囊导管或猪尾巴造影导管进行介入治疗时,导管回撤可牵拉滤器致移位。滤器可移位至下腔静脉与髂总静脉汇合处,亦可移位至下腔静脉近端或右心房、右心室。可采用介入方法将滤器取出或重新调整位置,如无效,则需经外科手术取出。

5. 滤器倾斜 严重倾斜(>15°)可致滤器的滤过效能下降,可回收后重新置入。

6. 滤器展开不良 常见于下腔静脉形态变异,腔内有血栓导致管腔狭窄时,也可见于置入滤器数月或数年后。滤器变形若不影响下腔静脉血流或滤过效果,可不作特殊处理。

7. 滤器断裂或解体 罕见,与滤器质量有关。滤器可脱离至肺动脉,视具体情况决定治疗方法。

8. 下腔静脉穿孔 由滤器支脚穿破血管壁或滤器回收时操作不慎引起,慢性下腔静脉壁穿孔一般不会引起大出血,常无须处理。急性出血可视出血程度和临床表现,分别予以保守或外科手术治疗。滤器完全穿破血管壁至腹膜后可将其回收后,给予弹簧圈栓塞治疗。

9. 穿刺点出血 延长压迫止血时间,可避免和减少穿刺点出血。

【注意事项】

1. 放入滤器后停用抗凝剂 12h,然后接着使用三个月抗凝剂治疗。

2. 滤器置入的最佳平面应是紧靠肾静脉平面之下,这样既可保持肾静脉开放,又可减少滤器与肾静脉之间的死空间,否则会在滤器上方形成血栓。

3. 滤器轴线应与腔静脉轴线一致,否则过滤效果会大大降低。

【疗效评价】

评价下腔静脉滤器置入效果的指标是肺动脉栓塞的发生率。一般认为,置入下腔静脉滤器后肺动脉栓塞的发生率为2%~5%。因大多数滤器置入后的肺动脉栓塞没有症状且较难诊断。所以,滤器置入后肺动脉栓塞发生率实际上要高于此值。

第五节　下腔静脉滤器取出术

原则上讲,下肢静脉血栓导致肺栓塞的诱因去除后最好将下腔静脉滤器取出。因为滤器长期置入后会有一些并发症的发生。下腔静脉滤器取出前应详细阅读产品说明书。因不同生产厂家和不同产品,滤器取出的时间长短不一。

【适应证】

1. 临时性滤器或可取出滤器。

2. 滤器置入术后时间未超出说明书规定的期限。

3. 造影证实腘、股、髂静脉及下腔静脉内无游离漂浮血栓和新鲜血栓或经治疗后上述血管内血栓消失。

4. 预防性置入滤器后,经其他治疗已经不需要滤器保护。

【禁忌证】

1. 永久性滤器置入术后。

2. 可回收滤器置入时间已超出说明书规定期限。

3. 造影证实腘、股、髂静脉及下腔静脉内仍有游离漂浮血栓和较多的新鲜血栓。

4. 已有肺动脉栓塞或肺动脉栓塞高危(如易栓症)。

【术前评估】

临时性或可回收滤器在取出前均须行下肢静脉和下腔静脉超声或造影,评估滤器取出的风险。如下肢静脉和/或下腔静脉内仍存在较多游离血栓,对临时性滤器而言,可适当延长滤器置入的时间,也可考虑替换成可回收滤器或永久性滤器;对可回收滤器,则可考虑放弃取出,使之成为永久性滤器。

【常用器材】

滤器取出的器材:滤器回收长鞘、抓捕器(图5-12)、猪尾巴造影导管、导丝等。

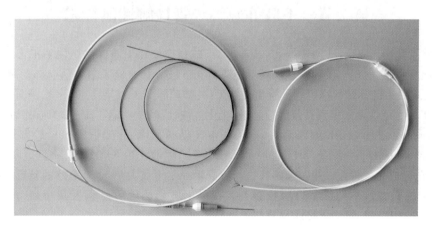

0513

视频:下腔静脉滤器回收的体外演示

图 5-12　滤器回收长鞘、抓捕器

【操作步骤】

1. 选择入路、建立血管通道　入路选择同滤器置入的入路。一般是置入时通过股静脉,滤器取出时也通过股静脉。同时要根据滤器取出挂钩的位置确定是经股静脉还是经颈内静脉取出。采用Seldinger技术穿刺股静脉成功后,送入1.70mm(5F)血管鞘。

2. 下腔静脉造影　经血管鞘送入猪尾巴造影导管行下腔静脉造影。其目的是了解是否有下腔静脉血栓形成。

3. 更换血管鞘　泥鳅导丝引导下退出 1.70mm(5F)血管鞘,经导丝引导送入滤器回收长鞘,并将长鞘头端置入滤器下方。

4. 取出滤器　经过滤器回收长鞘送入抓捕器,将抓捕器的圈套设法挂住滤器下方的挂沟内,并用抓捕器的导管固定滤器,防止滤器脱落。推送滤器回收长鞘,将滤器回收至长鞘内,然后退出抓捕器,滤器将一同取出体外。

5. 检查滤器　观察滤器是否完整、有无折断,滤器内的血栓量及性质。必要时留取标本送病理检查。

6. 造影复查　取出滤器后经长鞘行下腔静脉造影,观察下腔静脉管壁是否光滑、血流是否通畅、对比剂有无滞留,评估下腔静脉壁有无损伤。

7. 拔长鞘,穿刺部位压迫 10~15min 止血。术毕。

【并发症及处理】

1. 取出失败　滤器取出困难的最主要原因是组织融合、滤器倾斜、回收挂钩与下腔静脉壁粘连导致不能被捕获。部分滤器取出失败后转为永久留置。

2. 下腔静脉穿孔　极少引起严重出血,给予补液、止血等对症处理治疗。

3. 顽固性心律失常　对症处理治疗。

4. 下肢静脉淤滞　应用药物改善下肢的血液循环,促进血液回流,以及对症处理治疗。

【注意事项】

1. 在选择滤器时,应尽量选择临时性或可回收滤器,以降低由于滤器长期置入引起下腔静脉阻塞的概率。

2. 可取出滤器回收前行超声或造影检查,如果发现下腔静脉内仍有较多的新鲜血栓,则应放弃取出滤器的计划,以避免滤器取出术中发生致命性肺动脉栓塞。

3. 可回收滤器置入时间如超过规定的期限,一般不宜取出,以避免因取出困难而撕脱覆盖滤器的新生内皮,导致下腔静脉内膜损伤。

4. 可回收滤器的取出挂钩如嵌顿在下腔静脉内膜内,取出滤器非常困难。术前造影评估尤显重要,必要时可做多角度下腔静脉造影。

5. 任何情况下均不应强行拽出滤器,以避免下腔静脉管壁撕裂伤而导致大出血。

第六节　下肢静脉经导管接触性溶栓术

下肢深静脉血栓形成(deep venous thrombosis,DVT)是血液在下肢深静脉内不正常凝结引起的疾病。因血液回流受阻,出现下肢肿胀、疼痛、功能障碍。下肢静脉血栓脱落可引起肺动脉栓塞(pulmonary embolism,PE)。肺动脉栓塞可导致气血交换障碍、肺动脉高压、右心功能不全,严重者出现休克甚至死亡。DVT 如在急性期未得到有效治疗,血栓机化,常遗留静脉功能不全,称为血栓后综合征(post-thrombosis syndrome,PTS)。PE 如未消失,则可影响肺动脉血流,导致慢性血栓栓塞性肺动脉高压(chronic thromboembolic pulmonary hypertension,CTEPH)。对于急性下肢 DVT,一旦诊断明确,即可开始抗凝治疗,此已成为各相关专业医师的共识。抗凝治疗是下肢 DVT 介入治疗的基础。抗凝药物推荐使用低分子肝素和沙班类新型口服抗凝剂。在发生肝素诱导的血小板减少症(heparin induced thrombocytopenia,HIT)时,可用阿加曲班等替代抗凝药物。

经导管接触性溶栓术(catheter directed thrombolysis,CDT)可明显降低溶栓剂的用量,减少颅内及内脏出血并发症的发生,是介入治疗 DVT 的重要手段,也是进一步行经皮机械性血栓清除术(percutaneous mechanical thrombectomy,PMT)、经皮腔内血管成形术(percutaneous intraluminal angioplasty,PTA)及支架植入术的基础。

根据插管入路不同,CDT 可分为顺行溶栓和逆行溶栓。对于髂静脉、股静脉血栓,推荐同侧腘静脉穿刺行顺行溶栓或经颈内静脉、健侧股静脉穿刺行逆行溶栓。对于股腘静脉血栓推荐经患侧小腿深静脉穿刺,或者经健侧股动脉穿刺插管至患侧股动脉行顺行溶栓。

视频:下腔静脉滤器取出 DSA

【临床分型】

1. DVT 按部位 ①周围型:腘静脉及小腿深静脉血栓形成;②中央型:髂静脉、股静脉血栓形成;③混合型:全下肢深静脉血栓形成。

2. DVT 按严重程度 ①常见型 DVT;②重症 DVT,包括"股青肿"(下肢深静脉严重淤血)和"股白肿"(伴有下肢动脉持续痉挛)。

【临床分期】

DVT 按发病时间:

1. 急性期 发病后 14d 以内。

2. 亚急性期 发病 15~30d 之间。

3. 慢性期 发病 30d 以后。

4. 后遗症期 出现 PTS 症状。

5. 慢性期或后遗症期急性发作 在慢性期或后遗症期 DVT 基础上再次急性发作。

【适应证】

1. 中央型或混合型急性期 DVT。

2. 中央型或混合型亚急性期 DVT。

3. 髂静脉、股静脉 DVT 慢性期或后遗症期急性发作。

【禁忌证】

1. 3 个月内有脑出血和/或手术史,1 个月内有消化道及其他内脏出血者和/或脏器手术史。

2. 伴有较严重感染。

3. 急性期髂静脉、股静脉或全下肢深静脉血栓形成,血管腔内有大量游离血栓而未行下腔静脉滤器置入术。

4. 难以控制的高血压,即血压>180/100mmHg。

5. 75 岁以上患者或妊娠伴发 DVT 者慎重选择。

【术前准备】

1. 实验室检查 血常规、血浆 D-二聚体、凝血功能,有条件时还可检测蛋白 C、蛋白 S 和抗凝血酶 Ⅲ(AT-Ⅲ)。

2. 影像学检查 下肢静脉彩色多普勒超声、下肢静脉 CT 造影、下肢静脉磁共振造影、血管腔内超声(IVUS)等。顺行性静脉 DSA 目前仍是诊断下肢 DVT 的"金标准"。

3. 导向设备 超声、DSA。

【常用器材】

目前国内常用的溶栓导管主要有多侧孔溶栓导管等(图 5-13),其他包括穿刺针、超滑导丝等常规器械。

视频:多侧孔溶栓导管体外演示

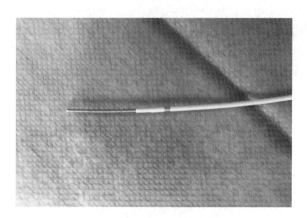

图 5-13 多侧孔溶栓导管

【操作步骤】

（一）顺行溶栓的操作步骤

1. 静脉穿刺　根据血栓发生的部位可以穿刺患侧小腿深静脉（胫后静脉、胫前静脉、腓静脉）、患侧腘静脉（仰卧位或俯卧位），或者经患侧大隐静脉穿刺插管至股总静脉、髂静脉。

2. 行顺行静脉造影　观察血栓形成的部位、长度、静脉狭窄的程度等（图5-14）。

3. 插入溶栓导管溶栓　在导丝引导下，将溶栓导管插管至腘静脉或髂静脉、股静脉再造影，经溶栓导管注射尿激酶400 000~600 000U。

4. 保留导管进行溶栓　术中溶栓后保留溶栓导管，回病房继续经微量泵泵入溶栓药物。常规使用溶栓药物是尿激酶，其剂量个体差异较大，可参考患者全身状况、年龄、血栓负荷、凝血功能等，常用剂量200 000~1 000 000U/d。推荐较小剂量、较长时间CDT治疗，保留导管通常不超过7d。

5. 复查造影　保留导管溶栓后，要再行静脉造影观察溶栓效果（图5-15）。一般不论效果如何均要将溶栓导管拔出。

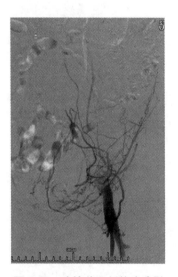

图5-14　溶栓前顺行静脉造影

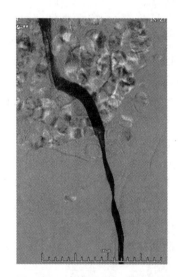

图5-15　溶栓后顺行造影复查

（二）逆行溶栓的操作步骤

1. 健侧股静脉或颈内静脉穿刺　采用Seldinger技术穿刺股静脉成功后，置入穿刺鞘。

2. 造影　在导丝引导下插入猪尾巴造影导管，行患侧髂静脉造影。观察血栓形成的情况。

3. 插入溶栓导管溶栓　在导丝引导下将溶栓导管插管至腘静脉（图5-16），或者髂静脉、股静脉再造影；造影后经溶栓导管注射尿激酶400 000~600 000U。

4. 保留导管进行溶栓　术中溶栓后保留溶栓导管回病房继续经微量泵泵入溶栓药物。常规使用溶栓药物是尿激酶，其剂量个体差异较大，可参考患者全身状况、年龄、血栓负荷、凝血功能等，常用剂量200 000~1 000 000U/d。推荐较小剂量、较长时间CDT治疗，保留导管通常不超过7d。

5. 复查造影　保留导管溶栓后，要再行静脉造影观察溶栓效果（图5-17）。一般不论效果如何均要将溶栓导管拔出。

【并发症及处理】

1. 出血　在抗凝溶栓治疗过程中，要密切观察患者皮下、黏膜及内脏出血征象。一旦发生出血，须立即停用抗凝、溶栓药物，必要时加用止血药物治疗。

2. 血管壁损伤　导管、导丝等器械及介入操作均可造成血管壁损伤，表现为相关部位疼痛和/或造影发现组织间隙有对比剂滞留或扩散。发现血管壁损伤伴有活动性出血时，腹股沟及以下部位可采用体表局部按压止血，髂静脉可采取暂时性球囊封堵，必要时可考虑植入覆膜支架。

3. 残留血栓和血栓复发　CDT有时难以完全清除静脉腔内血栓，继续CDT数日、增加尿激酶剂量或将尿激酶更换为rtPA，常可减少残留血栓。在CDT的过程中，如发现血栓负荷异常增大，即越溶

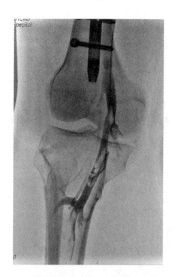
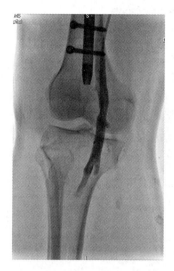

图 5-16　腘静脉造影（显示静脉充盈缺损）　　　图 5-17　溶栓后造影复查（显示充盈缺损消失）

栓血栓越多,应考虑 HIT 的可能,应及时检测患者的血小板并回顾性分析近期血小板的变化,必要时做血小板功能检查和相关抗体检测。明确 HIT 诊断后,应即停用一切形式的肝素(包括低分子肝素),改用阿加曲班等抗凝,再坚持数日的 CDT,常可获得较好的结果。血栓复发多与患者的基础病变造成血液高凝状态、抗凝治疗不规范、血栓治疗不彻底等因素有关,这样的患者可再次行下肢静脉经导管接触性溶栓术。

4. PE　治疗过程中,患者如出现呼吸困难、胸闷、咳嗽、咯血、血氧饱和度下降、休克等症状,应考虑 PE。在介入治疗前,对下腔静脉、髂静脉内存在新鲜血栓或漂浮性血栓者,置入下腔静脉滤器阻挡脱落的血栓是预防 PE 的有效方法。对未置入滤器者,宜采用单纯性抗凝治疗而不作溶栓。一旦发生有症状的 PE,可视具体情况选择综合性介入治疗。

【注意事项】

1. 对周围型 DVT,在充分抗凝的基础上,可经足背或踝部的浅静脉置入留置针做顺行溶栓。

2. 如股静脉下段及腘静脉内存在血栓,一般不宜选择经腘静脉穿刺作 CDT,以避免股静脉、腘静脉因穿刺插管损伤而导致血栓加重。此时,宜选择如下途径穿刺插管:①经同侧胫前、胫后或腓静脉;②经健侧股静脉“翻山”;③经颈内静脉逆行插管至患肢股静脉、腘静脉。

3. 在全下肢深静脉血栓形成进行动脉插管顺行静脉溶栓时,导管头位置根据血栓累及的平面和程度而定。在髂静脉、股静脉、腘静脉及膝下深静脉均有血栓时,导管头置于患侧髂总动脉即可。溶栓药物通过髂内动脉和股深动脉时,可作用于髂内静脉、股深静脉及其属支内的血栓获得较好的疗效。

4. 抗凝剂使用应在凝血功能监测下进行。肝素类的抗凝剂用量宜考虑体重的影响因素。普通肝素通常需监测 APTT,当 APTT 延长至正常值的 1.5~2.5 倍时,抗凝效果强而出血风险相对较小。使用华法林期间,应定期监测 PT 和 INR,调整剂量维持 INR 在 1.8~2.5。

5. 溶栓剂剂量不宜过大,尿激酶不宜>1 200 000U/d。在使用溶栓剂期间,宜每日监测凝血常规。当纤维蛋白原(FIB)<1.5g/L 时,应减少溶栓剂剂量;当 FIB<1.0g/L 时,应及时停用溶栓剂。此时,如血栓负荷仍较重,可结合使用 PMT 或输注含有 FIB 的冷沉淀,当外周血 FIB>1.5g/L 时,可恢复 CDT 治疗。

6. 在尿激酶溶栓效率不佳,排除了抗凝不足、HIT 时,可考虑使用阿替普酶(alteplase)替代,20mg/(24~36h)经导管注药,2~3d 停药。使用 rtPA 期间,应严密监测血浆 FIB 水平。

7. CDT 治疗下肢 DVT 是综合性介入治疗中的一种方法。对髂股静脉内的血栓负荷较大者,尽早结合采用 PMT 可提高疗效、缩短病程。髂静脉压迫综合征并 DVT 者推荐尽早作髂静脉 PTA 和支架植入术。

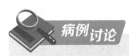

病例讨论

　　患者,男,25岁,左侧胫腓骨骨折手术治疗后5d,因"出现左下肢肿胀、疼痛1d"就诊。患者无咳嗽和咯血,无呼吸困难。查体:T 36.0℃,P 72次/min,R 20次/min,BP 129/89mmHg;神志清,精神好,痛苦貌,心音可,心跳有力,律齐,未闻及病理性杂音;左下肢较右侧皮温高,左侧下肢肿胀;左侧直腿伸踝试验(Homans)征和尼浩夫(Neuhof)征阳性,四肢动脉搏动好。入院后超声检查:左侧髂静脉、股静脉内有游离漂浮血栓。

　　讨论:
　　1. 临床诊断是？诊断依据？
　　2. 下一步应该如何处理？
　　3. 下腔滤器置入并溶栓治疗,效果满意,滤器是否需要取出？为什么？
　　4. 如果下腔静脉滤器取出,可能存在并发症有哪些?

章后小结

　　1. 主动脉夹层、腹主动脉瘤、下肢动脉硬化闭塞症的治疗都可以考虑"放支架",但是支架的类型各不相同。
　　2. 为防止下肢静脉血栓形成导致的肺栓塞,可以考虑下腔静脉内放"滤网";"滤网"放入后可以再行下肢静脉溶栓。
　　3. 如果病情允许最好将置入的下腔静脉滤器取出。
　　4. 经导管接触性溶栓术是介入治疗下肢深静脉血栓的重要手段。

（高培显　宋剑　赵振华）

扫一扫,测一测

思考题

　　1. 简述主动脉夹层腔内修复术的适应证。
　　2. 简述腹主动脉瘤腔内修复术的适应证。
　　3. 简述下肢动脉硬化闭塞症血管成形术的适应证。
　　4. 简述下腔静脉滤器置入术适应证。

第六章	综合介入诊疗技术

综合介入诊疗技术是指除神经血管介入诊疗技术、心血管疾病介入诊疗技术和外周血管介入诊疗技术以外,其他介入诊疗技术的总称,主要包括非血管疾病介入诊疗技术和肿瘤介入诊疗技术。

非血管疾病介入诊疗技术(nonvascular interventional procedure)是在医学影像设备引导下,经皮穿刺或经体表孔道途径对非血管疾病进行诊断和治疗的技术。其常用技术包括一般部位的经皮穿刺活检术、中心静脉置管术、胃十二指肠营养管置入术、各个部位脓肿囊肿穿刺引流术、经皮瘤内注药术、经皮一般畸形血管硬化术、经T形管取石术、输卵管再通术、肝肾囊肿硬化术、经皮穿刺胆汁引流术、胆道支架植入术、经皮胃造瘘术、经皮肾造瘘术、气管支气管支架植入术、消化道支架植入术、泌尿系支架植入术、经皮腰椎间盘切吸术、经皮腰椎间盘激光气化术、经皮腰椎间盘臭氧注射术、经皮椎体成形术、经颈静脉肝内门体分流术(TIPS)、输液港置入术等。以上部分这些技术在本教材其他章节进行介绍,本章重点介绍输液港置入术。

肿瘤介入诊疗技术(interventional oncology)是指在医学影像设备引导下,经血管或非血管途径对肿瘤进行诊断和治疗的技术。其常用技术包括肿瘤栓塞术、肿瘤化疗药物灌注术、经皮穿刺肿瘤消融术(射频、微波、激光、冷冻、无水酒精)、肿瘤的放射性粒子植入术等。目前肿瘤介入诊疗技术临床应用很广泛,是介入放射学的重要组成部分。本章主要以原发性肝癌为例介绍肿瘤综合介入诊疗技术,从而体现肿瘤综合治疗这一理念。

第一节　原发性肝癌经导管动脉化疗栓塞术

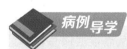

患者,男,56岁,因"右上腹胀疼10余日"就诊。患者既往有乙肝和肝硬化病史20余年。查体:肝病面容,胸前皮肤可见蜘蛛痣;皮肤和巩膜无黄染;腹平软,右肋下可触及肝,边缘韧,触疼;下肢无浮肿。实验室检查:甲胎蛋白明显增高。肝功能检查:转氨酶稍增高。凝血分析正常。

腹部增强 CT：肝右叶可见大小约 10cm 肿块，增强扫描符合肝癌表现。肝活检结果：肝细胞肝癌。Child-Pugh B 级。

请问：

1. 应该选用何种方法治疗？手术，化疗，放疗，还是介入？

2. 如果是选用介入治疗，应该首先选用哪种介入技术？

原发性肝癌在我国是第四位发病、第三位致死的常见恶性肿瘤。全球每年新发肝癌患者 55% 集中在我国，严重影响患者的生命健康。肝细胞肝癌通常是一种富血供肿瘤，90% 血供来自肝动脉。这是经肝动脉栓塞术的解剖学基础。经血管介入治疗是肝癌非手术治疗最常用的方法之一，广泛应用于肝功能储备较好、但又不能手术切除肝癌患者的姑息性治疗。该手术可减轻患者痛苦，提高患者生活质量，显著延长患者生存期。

肝癌经血管治疗技术主要包括经导管动脉灌注术（transcatheter arterial infusion，TAI）、经导管动脉栓塞术（transcatheter arterial embolization，TAE）及经导管动脉化疗栓塞术（transcatheter arterial chemo-embolization，TACE）。根据栓塞剂的不同，TACE 分为常规 TACE（conventional-TACE，cTACE）和药物洗脱微球 TACE（drug eluting beads TACE，DEB-TACE）。cTACE 是指采用混有化疗药物的碘化油对肝癌供血动脉末梢进行栓塞，可辅以栓塞微球、PVA 和明胶海绵。DEB-TACE 是指采用加载化疗药物的药物洗脱栓塞微球对肝癌供血动脉末梢进行栓塞。本文主要介绍肝癌的 cTACE。

【适应证】

1. 患者的肝功能分级，即 Child-Pugh A 级或 B 级。

2. 全身状况：ECOG 评分 0~2。

3. 预期生存期大于 3 个月。

4. 肿瘤情况

（1）首选临床分期为 Ⅱb 期、Ⅲa 期肝癌。

（2）可以手术切除，但由于其他原因（如高龄、严重肝硬化等）不能或不愿接受手术、局部消融治疗的 Ⅰb 期和 Ⅱa 期肝癌。

（3）部分有肝外转移的 Ⅲb 期肝癌，预计通过 TACE 治疗能控制肝内肿瘤生长而获益。

（4）巨块型肝癌，肿瘤占整个肝的比例<70%。

（5）门静脉主干未完全阻塞，虽然完全阻塞但门静脉代偿性侧支血管丰富，或者通过门静脉支架置放可以复通门静脉血流的肝癌。

（6）肝癌破裂出血及肝动脉-门静脉分流造成门静脉高压出血。

（7）高危因素包括肿瘤多发、合并肉眼/镜下癌栓、姑息性切除、术后 AFP 等肿瘤标志物未降至正常范围等。肝癌患者手术切除后，预防性 TACE 以期早期发现和治疗残癌或复发灶。

（8）肝癌手术切除后复发。

（9）肝癌肝移植术后复发。

（10）肝癌手术前的减瘤治疗，以降低肿瘤分期，为 Ⅱ 期手术切除或肝移植创造机会。

Child-Pugh 分级

Child-Pugh 分级标准是一种临床上常用的、用来对肝硬化患者的肝储备功能进行量化评估的分级标准。该标准最早由 Child 于 1964 年提出。标准将患者 5 个指标的不同状态分为三个层次，并将 5 个指标计分，进行相加，总和的最低分为 5 分，最高分为 15 分，从而根据该总和分的大小将肝储备功能分为 A、B、C 三级，预示三种不同严重程度的肝损伤（分数越高，肝储备功能越差）。

如今临床常用的是 Child-Pugh 改良分级法，具体分级标准见表 6-1。A 级为 5~6 分；B 级为 7~9 分；C 级为 10~15 分。

表 6-1　Child-Pugh 改良分级法

指标	1分	2分	3分
肝性脑病	无	1~2期	3~4期
腹水	无	轻	中度及以上
血清胆红素/(μmol·L⁻¹)	<34.2	34.2~51.3	>51.3
血清白蛋白/(g·L⁻¹)	≥35	28~34	<28
凝血酶原时间/s	≤14	15~17	≥18

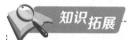

ECOG 评分的具体内容

ECOG 评分的具体内容见表 6-2。

表 6-2　ECOG 评分标准

级别	体 力 状 态
0	活动能力完全正常,与起病前活动能力无任何差异
1	能自由走动及从事轻体力活动,包括一般家务或办公室工作,但不能从事较重的体力活动
2	能自由走动及生活自理,但已丧失工作能力,日间不少于一半时间可以起床活动
3	生活仅能部分自理,日间一半以上时间卧床或坐轮椅
4	卧床不起,生活不能自理
5	死亡

【禁忌证】

1. 绝对禁忌证

(1) 肝功能严重障碍(Child-Pugh C 级),包括黄疸、肝性脑病、难治性腹水或肝肾综合征。

(2) 凝血功能严重减退,且无法纠正。

(3) 门静脉主干完全被癌栓栓塞,侧支血管形成少,且不能行门静脉支架复通门静脉主干向肝血流。

(4) 合并活动性肝炎或严重感染且不能同时治疗。

(5) 肿瘤弥漫或远处广泛转移,预期生存期<3 个月。

(6) 全身状况:ECOG 评分>2、恶病质或多器官功能衰竭。

(7) 肾功能障碍:肌酐>2mg/dl 或肌酐清除率<30ml/min。

(8) 化疗药物或其他药物引起的外周血白细胞和血小板显著减少,白细胞<3.0×10⁹/L,血小板<50×10⁹/L 且不能纠正。

(9) 严重碘对比剂过敏。

2. 相对禁忌证

(1) 肿瘤占全肝比例≥70%癌灶;如果肝功能分级为 Child-Pugh A 级和 B 级,可考虑采用分次栓塞治疗。

(2) 脾功能亢进所致的外周血白细胞<3.0×10⁹/L、血小板<50×10⁹/L,可通过部分性脾动脉栓塞纠正后行 TACE 治疗。

【围术期治疗】

1. 抗病毒治疗　TACE 治疗前,抗病毒治疗总体目标是将乙型肝炎病毒/丙型肝炎病毒(HBV/HCV)的复制抑制至最低水平,以减少或延缓肝癌复发,延长患者生存期及提高总体生存率。特别是 HBV-DNA 滴度>1×10⁴IU/ml 患者,推荐抗病毒治疗。待 HBV-DNA 滴度下降后再行 TACE 治疗。对伴有乙型肝炎表面抗原(HBsAg)(+)、即使 HBV-DNA(-)和丙氨酸转氨酶 (ALT)正常的患者,应在 TACE 治疗前 1 周给予抗病毒治疗,以防止或减少 TACE 治疗后 HBV 的 再激活。抗 HBV 治疗,推荐使用核苷(酸)类似物(NAs),长期服用,可选择强效高耐药屏障药 物,优先选择恩替卡韦(ETV)或替诺福韦酯(TDF)治疗。对伴有 HCV-RNA(+)的肝癌患者应 给予抗 HCV 治疗。TACE 治疗后需高度重视 HBV/HCV 的再激活,密切监测 HBV/HCV 相关 指标。

2. 保肝治疗　术前肝功能状况是 TACE 治疗基础和决定 TACE 疗效的关键因素。对肝功能储备 不佳(Child-Pugh B 级)患者,应给予保肝、白蛋白等治疗。保肝药物以抗炎、抗氧化、保护肝细胞膜等 为主。

3. 血压控制　对肝癌合并高血压患者,术前需充分了解患者高血压治疗情况,使用降压药物将血 压控制到相对正常范围内,以减少 TACE 术中、术后并发症发生。

4. 血糖控制　对合并糖尿病的肝癌患者,TACE 术前需进行空腹血糖/餐后血糖测定。对口服降 糖药不佳的患者应及时调整为胰岛素治疗。推荐将糖尿病患者血糖控制在空腹血糖<7.8mmol/L,随 机血糖<10.0mmol/L,同时应注意防止低血糖发生。

【常用器械和药物】

1. 器材　穿刺针、血管鞘、肝管、微导管、眼镜蛇导管等。

2. 栓塞材料　常用的栓塞材料有多种,临床最常用的碘化油、聚乙烯醇栓塞微球 300~500μm、明 胶海绵颗粒、PVA 颗粒、弹簧圈等。

3. 肿瘤化疗药物　常用的动脉化疗灌注药物包括蒽环类、铂类、丝裂霉素、氟尿嘧啶类等。常用 化疗药物每次中位剂量:多柔比星 20~100mg,表柔比星 40~100mg,顺铂 10~120mg。

【操作步骤】

1. 建立血管通道　采用 Seldinger 技术穿刺右侧股动脉成功后,送入血管鞘。手推对比剂行股动 脉造影。

2. 造影　经股动脉血管鞘送入导丝。在导丝引导下,送入导管并分别做如下造影:

(1) 腹主动脉造影:造影导管用猪尾巴造影导管,对比剂注射剂量为 30~40ml,速度为 10~20ml/s。 目的是评估腹腔干及其分支的起源、迂曲、狭窄和闭塞情况。

(2) 选择性腹腔干造影:造影导管用肝管,对比剂注射剂量为 15ml,速度为 5ml/s。造影图像采集 应包括动脉期、实质期及静脉期。造影的目的是评估正常或变异的肝动脉。

视频:股动脉造影

视频:正常腹腔干 DSA 表现

正常腹腔干的 DSA 表现(图 6-1):腹腔干发出 肝总动脉、胃左动脉和脾动脉;肝总动脉发出胃十二 指肠动脉、肝固有动脉、肝左动脉、肝右动脉。

腹腔干 DSA 显示腹腔干发出肝总动脉、胃左动 脉和脾动脉;肝总动脉发出胃十二指肠动脉、肝固有 动脉、肝左动脉、肝右动脉。

还要通过造影明确是否有肝动脉的变异供血、 肿瘤的侧支供血,门静脉通畅情况,肿瘤的部位、大 小、数目。若发现肝某区域血管稀少甚至缺乏,要再 做其他血管(如肠系膜上动脉等)造影,以发现变异 起源的肝动脉或侧支供血动脉。最常见的肝动脉变 异起源是:替代肝右动脉起自肠系膜上动脉(图 6- 2),替代肝左动脉起自胃左动脉(图 6-3)。

不同肝段的肝癌,肝外侧支供血动脉不同。如 Ⅱ、Ⅲ肝段背侧及膈面肝癌的侧支供血动脉可来自

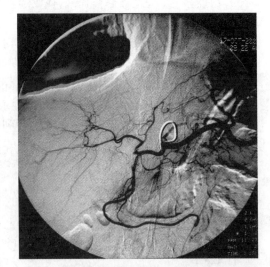

图 6-1　正常腹腔干的 DSA 表现

左侧膈下动脉;Ⅴ、Ⅵ肝段的背面侧支供血动脉可来自肾上腺上、下动脉;Ⅶ肝段膈面和背侧的侧支供 血动脉可来自右膈下动脉;Ⅳ、Ⅷ肝段的前部侧支供血动脉可来自内乳动脉。

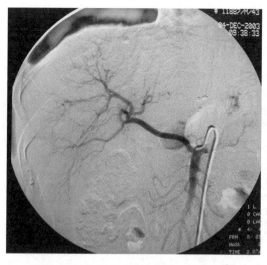
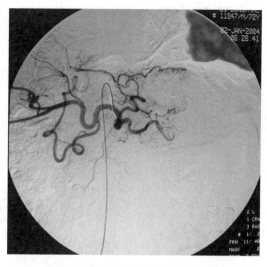

图 6-2　替代肝右动脉起自肠系膜上动脉　　　　　　图 6-3　替代肝左动脉起自胃左动脉

（3）肝左、肝右动脉选择性及肿瘤供血动脉超选择性造影：目的是评估肿瘤供血动脉来源，肝癌的 DSA 表现及是否有侧支供血。肝癌肝动脉造影 DSA 表现：供血动脉增粗迂曲，供血动脉末端发出新生紊乱的肿瘤血管，实质期可见肿瘤染色，动脉绕行（"抱球征"）；部分肿瘤可显示异常的引流静脉；肝动脉与肝静脉，或者肝动脉与门静脉瘘（图 6-4）。

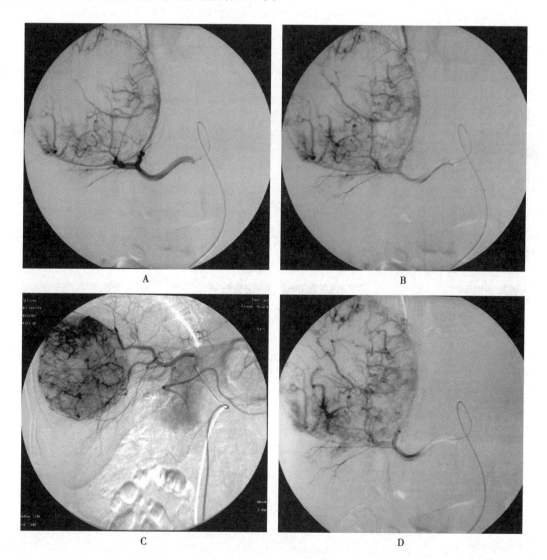

A

B

C

D

视频:肝癌的
DSA 表现

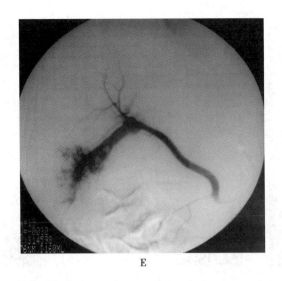

图 6-4 肝癌肝动脉造影 DSA 表现
A. 供血动脉增粗迂曲、动脉绕行("抱球征");B. 供血动脉末端发出新生紊乱肿瘤血管;C. 实质期可见肿瘤染色;D. 肿瘤内的引流静脉;E. 肝动脉/门静脉瘘。

3. 化疗栓塞 根据肝动脉造影结果,将导管插入到肝癌的供血动脉,开始进行化疗栓塞。将化疗药物与碘化油混合在一起,经导管注入到肿瘤的供血动脉,从而达到肿瘤缺血坏死的目的。

最常用的栓塞剂是碘化油、明胶海绵颗粒或药物洗脱微球。也可先灌注一部分化疗药物,一般灌注时间不应<20min。然后将另一部分化疗药物与碘化油混合成乳剂进行栓塞。碘化油用量一般为5~20ml,不超过30ml。在透视监视下依据肿瘤区碘化油沉积是否浓密、瘤周是否已出现门静脉小分支影为界限。在碘化油栓塞后加用颗粒性栓塞剂(如聚乙烯醇栓塞微球 300~500μm、明胶海绵颗粒、聚乙烯醇颗粒等)。栓塞时应尽量栓塞肿瘤的所有供养血管,以尽量使肿瘤去血管化;尽量避免栓塞剂反流栓塞正常肝组织或进入非靶器官。

4. 再行肝动脉造影 栓塞完毕再造影以观察栓塞效果。栓塞后的肿瘤 DSA 表现为肿瘤染色消失(图 6-5)。栓塞效果满意后拔管,穿刺点加压包扎。

【术后处理及注意事项】

术后穿刺侧下肢制动 24h。观察患者穿刺点压迫止血情况,严密观察患者生命体征变化。特别要观察栓塞后综合征的表现。

【栓塞后综合征】

栓塞后综合征主要表现为栓塞术后患者出现发热、疼痛、恶心和呕吐等。发热、疼痛的发生原因是肝动脉被栓塞后引起局部组织缺血、坏死;而恶心、呕吐主要与化疗药物有关。50%以上的患者可发生该反应,不同患者反应程度不同,通常会持续 5~7d,镇痛可按照癌症疼痛三阶梯止痛疗法,经对症治疗后大多数患者可以完全恢复。

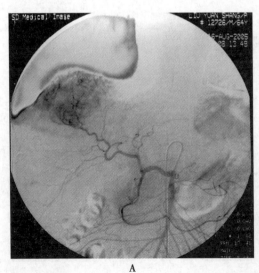

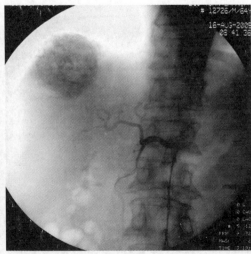

A

B

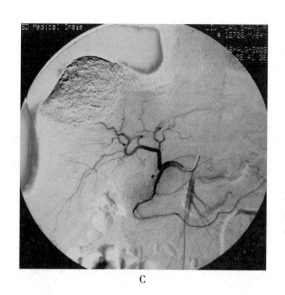

图 6-5 肝癌栓塞术前后 DSA
A. 肝癌栓塞前 DSA 表现为肿瘤染色;B. 注入碘化油后蒙片显示碘化油沉积;C. 栓塞后肿瘤染色消失。

视频:肝癌栓塞前后的 DSA 表现

C

【并发症与处理】

1. 术中胆心反射(迷走神经反射) 这是由于化疗栓塞导致患者肝区缺氧、疼痛,刺激胆道血管丛的迷走神经所引起的一种严重不良反应。患者表现为严重胸闷、心率减慢、心律不齐、血压下降,严重者可导致死亡。术前可给予阿托品或山莨菪碱预防,如术中患者出现迷走神经反射症状,可给予吸氧、静脉推注阿托品、用多巴胺升血压等措施治疗。

2. 术中过敏 主要指对比剂及化疗药物引起的急性过敏反应,症状较轻者表现为术中恶心、呕吐、荨麻疹等,较重的过敏表现为低血压、支气管痉挛、喉头水肿等,可危及生命。可术前给予止吐药、地塞米松静脉滴注预防。术中出现急性重度过敏反应,予面罩吸氧,肾上腺素(1:1 000)0.1~0.3mg 肌内注射,支气管痉挛者给予 β_2 受体激动剂气雾剂吸入或地塞米松 10mg 静脉推注。

3. 穿刺部位相关的并发症 包括穿刺部位出血,血肿,股动脉的假性动脉瘤形成,股动脉过于压迫导致的下肢缺血或坏死。术后如果发现穿刺部位出血,应该重新压迫止血;如果血肿较小,可以重新压迫血肿部位并动态观察;如果血肿较大,要手术清除血肿。如果超声检查发现股动脉假性动脉瘤,一般采用压迫的方法,经过几日的时间可以使假性动脉瘤消失。如果发现穿刺侧下肢发凉、疼痛、颜色变白,要考虑是否有下肢动脉狭窄或闭塞。此时,应该行超声检查下肢动脉,一旦诊断为下肢动脉狭窄或闭塞,要行下肢动脉造影和成形术。

4. 异位栓塞 与操作不当有关,也与肝癌所致潜在动静脉瘘有关。预防方法:

(1) 控制 TACE 术中的碘化油用量,一次碘化油用量不超过 20ml。

(2) 对于肝动脉/门静脉瘘者,尽量少用或不用碘化油直接栓塞。

(3) 对于巨大、血管丰富的肿瘤,栓塞后加用明胶海绵条栓塞肝动脉主干,避免血流冲刷使碘化油漂移。

(4) 对于高风险患者,用栓塞微球等固体栓塞剂替代碘化油。

(5) 有先天性心脏病如房缺、室缺等使用碘化油要慎重,一旦怀疑碘化油异位脑栓塞发生,应及时对症处理。

5. 骨髓抑制 表现为术后化疗药物所致的白细胞、血小板或全血细胞减少,可用口服与针剂升白细胞和血小板药物,必要时给予输全血。

6. 肝脓肿、胆汁瘤 术后患者出现肝脓肿,应给予抗生素或经皮穿刺引流;对于胆汁瘤可经皮穿刺引流。对于高危患者(如有胆道手术史)应预防性使用抗生素。

7. 肝功能衰竭 表现为血清胆红素及丙氨酸转氨酶(ALT)、天冬氨酸转氨酶(AST)等指标异常升高。这种情况应在原有保肝药物的基础上,调整和加强用药。

8. 上消化道出血 为应激性溃疡出血或门静脉高压性出血。应激性溃疡出血给予止血药及制酸药。门静脉高压性出血除给予止血药及制酸药外,还需使用降低门脉压力的药物(如醋酸奥曲肽)。若大量出血,需用三腔管压迫止血,或者急诊内镜下注射硬化剂和/或结扎曲张静脉团。仍不能止血

笔记

时,可急诊给予经皮穿刺,行胃冠状静脉(胃左静脉)及胃底静脉栓塞术或急诊行 TIPS。

9. 肾功能衰竭 见于有肾疾病、肾手术史、高血压、糖尿病、痛风病史者,可能与对比剂及化疗药物应用有关。术前应充分询问病史,根据患者病情调整用药,CT、MR 能显示清楚的应尽可能避免重复造影。术前应充分水化。必要时需血液透析。

10. 术中出血 常因血管粥样硬化严重及操作不当引起动脉夹层或破裂出血,予覆膜支架覆盖损伤段血管或对于肝内分支动脉采用医用胶或弹簧圈栓塞止血。

【疗效评价】

TACE 治疗的疗效评价分为短期疗效和长期疗效,短期疗效的评价指标为手术至疾病进展时间(time to progress,TTP),长期疗效的评价指标为患者总生存时间(overall survive,OS)。

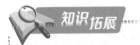

实体瘤评价修订标准(mRECIST)

1. 完全缓解(complete response,CR) 所有靶病灶消失,无新病灶出现,且肿瘤标志物正常,至少维持 4 周。

2. 部分缓解(partial response,PR) 靶病灶最大径之和减少≥30%,至少维持 4 周。

3. 疾病稳定(stable disease,SD) 靶病灶最大径之和未达到 PR,或者增大未达到 PD。

4. 疾病进展(progressive disease,PD) 靶病灶最大径之和至少增加≥20%,或者出现新病灶。

根据实体瘤治疗疗效评价标准的修订标准(modified response evaluation criteria in solid tumors,mRECIST)评估肝癌疗效。研究表明:经 TACE 治疗后达到 mRECIST 评价有反应(CR+PR)的不可切除肝癌患者的总体生存时间明显优于没有反应的患者(SD+PD);选择 2 个最大的病灶作为靶病灶是判断 mRECISIT 影像学应答的最佳的方法。

【随访】

首次 TACE 术后 3~6 周时行 CT 和/或 MR、肿瘤相关标志物、肝肾功能和血常规检查。影像学检查推荐采用 MR 或 CT 平扫加增强,以更好评价肿瘤坏死、残存及新的肝内外病灶。若影像结果显示肝的病灶碘化油沉积浓密或肿瘤组织坏死,并且病灶无增大和无新发病灶,暂时可不继续行 TACE 治疗;反之则需要进行后续的 TACE 治疗。CT 平扫可以观察到碘化油的沉积情况(图 6-6)。

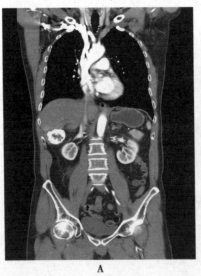 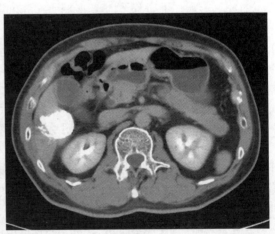

图 6-6 碘化油 CT
A. 平扫 CT 冠状位显示碘化油沉积良好;B. CT 平扫轴位显示碘化油沉积良好。

【后续治疗】

后续的 TACE 的治疗应当是按需治疗,根据治疗的耐受性、疗效和需要进行后续的治疗。原则上

TACE 治疗的一个周期应当包含两次 TACE。第二次 TACE 可以继续攻击相同的靶灶(即使第一次 TA-CE 治疗后的影像资料没有明显的反应)。如果病灶的体积较治疗前缩小,应该继续行 TACE 治疗。

假如肿瘤体积保持不变,且 AFP 未继续升高,可以适当延长 TACE 治疗的间隔时间。若出现新的进展时再行 TACE 治疗。如果以前治疗的病灶出现进展或没有治疗的其他肝区出现新的病灶时,也要继续行 TACE 治疗。在 TACE 治疗的间隔期,患者可以依据复查的肝肾功能和血常规等指标同时选择免疫治疗与分子靶向治疗。对于肿瘤体积明显变小且适合手术,或者消融的患者应当及时采取手术或者消融治疗。

【终止治疗】

两次 TACE 后出现无法治疗的进展时(两次栓塞后在治疗区域没有任何治疗反应,或者栓塞剂不能进入肿瘤的主要供血动脉),应当及时终止 TACE 治疗。出现以下表现应视为 TACE 抵抗:

1. 肝内病灶连续 2 次或 2 次以上,经超选择性 TACE(包括更改化疗药物及重新分析血管)治疗后 1~3 个月内,CT/MR 复查提示原病灶 PD 或有新发病灶。

2. 术后 AFP 持续升高(术后可能有一过性下降)。

3. 出现血管侵犯。

4. 出现肝外转移。

出现 TACE 抵抗后应当及时调整治疗方案,采取 TACE 综合治疗方案,如联合微波消融、靶向药物或免疫治疗。总的原则是在控制肿瘤、提高患者生活质量和患者带瘤生存的情况下,尽可能减少介入治疗次数和延长介入手术间隔,让患者带瘤长期生存。

【预防性治疗】

肝癌术后预防性 TACE 治疗可及时发现外科手术微残存病灶、术后复发病灶,显著延长肝细胞肝癌(HCC)术后 1~2 年复发时间。尤其对存在外科术后高危复发因素(术前肝癌破裂、肿瘤大于 5cm、病理微血管侵犯、脉管瘤栓、切缘阳性、组织分化差等)的患者,应该推荐术后预防性 TACE 治疗。

推荐肝癌切除术后 1 月左右行首次肝动脉造影,若未发现复发灶,先行灌注化疗,再酌情注入 2~5ml 碘化油栓塞。4 周后行碘油 CT 检查,以期达到早期发现和治疗小的复发灶作用。若无复发灶,则推荐分别间隔 6~8 周行第 2 次肝动脉预防性灌注化疗。

第二节　肝癌合并症的介入治疗

(一)肝癌合并门静脉癌栓的治疗

肝癌合并门静脉癌栓(PVTT)的出现标志着肿瘤已属晚期。在我国依据癌栓侵犯门静脉的具体范围分别为 4 型:

Ⅰ型:癌栓累及门静脉中的二级且包括以上分支。

Ⅱ型:累及门静脉中的一级分支。

Ⅲ型:累及门静脉主干。

Ⅳ型:累及肠系膜上静脉。

手术切除是肝癌合并 PVTT Ⅰ、Ⅱ型患者的首选,并有可能获得根治机会的方法。PVTT Ⅲ型患者可根据癌栓情况选择手术、TACE 或放疗加 TACE 降期后行手术切除。

1. 对于癌栓未完全阻塞门静脉主干或完全阻塞,但已形成向肝性侧支循环,尤其是当癌灶只局限于肝段时,可视为 TACE 相对适应证。行肝节段性的 TACE 治疗是安全的,对 PVTT 也有一定疗效,可提高患者生存率。栓塞剂直径越小,对 PVTT 治疗效果越好、患者副反应越小。术中超选择性插管栓塞可提高疗效及减少肝损伤。在 TACE 治疗后留置导管或化疗泵,联合肝动脉持续灌注化疗或联合分子靶向药物治疗,可以提高肝癌及 PVTT 的疗效。^{90}Y(钇)微球放疗栓塞也有潜在的价值。

2. 无水酒精注射、射频消融、微波消融、激光消融等局部消融治疗是 PVTT 的治疗选择之一,推荐局部消融治疗与 TACE 进行联合。

3. 经皮穿刺肝门静脉途径植入门静脉支架,可降低门静脉压力,改善肝功能。

4. TACE 治疗可联合对门静脉癌栓给予三维调强适形放疗或 γ 刀治疗,或者于门静脉内植 ^{125}I

粒子条内放射或 ^{125} I 粒子支架治疗。

视频：肝动脉-门静脉瘘（快速型）

（二）肝癌合并肝动脉-门静脉分流或肝动脉-肝静脉分流治疗

肝癌合并肝动脉-门静脉分流或肝动脉-肝静脉分流治疗,又称肝动脉-门静脉瘘或肝动脉-肝静脉瘘治疗,这类动静脉瘘的治疗目的是尽可能地堵住瘘口。

根据术中造影时肝动脉-门静脉显影的速度,可分为治疗快速型(显影时间 2s 之内),中速型(显影时间 2~3s)和慢速型(显影时间 3s 以上)肝动脉-门静脉瘘。

对肝动脉-门静脉分流栓塞治疗可以缓解门静脉高压,控制肿瘤向门静脉的生长。快速型和中速型的治疗不宜采用碘化油化疗乳剂栓塞,可选用直径较大的颗粒,即 500~700μm 以上颗粒,如明胶海绵、弹簧圈、栓塞微球、PVA、n-BCA 等栓塞瘘口;中慢速型推荐 300~500μm 颗粒超选择性插管后再行栓塞治疗。

对于肝动脉-肝静脉分流治疗,推荐根据血流速度选择合适大小颗粒栓塞剂或弹簧圈进行治疗。栓塞的目的是减少肺转移及致死性肺动脉栓塞发生、治疗可能生长至下腔或心房内的瘤栓。

（三）肝癌合并下腔静脉癌栓/梗阻的治疗

肝癌合并下腔静脉癌栓的发生率达 0.7%~10.0%,多是由于肿瘤较大或进展直接侵犯、压迫所致。癌栓可来自副肝静脉或肝静脉,可造成巴德-基亚里综合征,脱落的癌栓可引起致死性肺动脉栓塞。若患者无临床症状,下腔静脉狭窄程度<50%,对肝内肿瘤按常规 TACE 治疗;若下腔静脉狭窄>50%,并伴有大量腹水、腹壁静脉扩张等下腔静脉梗阻表现时,应先植入金属内支架以开通下腔静脉,并且压迫癌栓以防脱落。针对局限性下腔静脉癌栓,可考虑联合放疗或 ^{125} I 粒子条治疗。

（四）肝癌破裂出血的治疗

手术切除与肝动脉栓塞术对肝癌破裂出血均有较好的效果。但手术切除受患者病情的影响,如患者血压较低,临近休克状态。在此种情况下,经导管肝动脉栓塞术是首选的方法;而且栓塞术的止血效果好。

第三节　肝癌的非血管介入治疗技术

一、消融术

尽管外科手术是肝癌的首选治疗方法,但因肝癌患者大多合并有肝硬化,或者在确诊时大部分患者已达中晚期,能获得手术切除机会的患者 20%~30%。消融术近年来被广泛应用肿瘤的治疗,该技术具有创伤小、疗效确切的特点,使一些不耐受手术切除的肝癌患者亦可获得根治的机会。

【类型】

消融术主要包括射频消融(radio frequency ablation,RFA)、微波消融(microwave ablation,MWA)、冷冻消融(cryoablation)、高强度聚焦超声(high intensity focused ultrasound,HIFU)消融及无水酒精注射(percutaneous ethanol injection,PEI)治疗等。

（一）微波消融与多极射频消融之间的比较

1. 共同点　使肿瘤组织产生局部高温(70~95℃),从而使肿瘤组织及邻近的可能被扩散的组织凝固坏死,坏死组织在原位被机化或吸收。

2. 输出功率　微波消融输出能量大。微波频率为 2 450MHz,射频频率为 500MHz 左右。

3. 消融范围　微波消融范围更大。微波消融是主动性消融,而射频消融是被动性消融。微波在体内的传导不需要依赖组织的导电性,受组织碳化及血流灌注影响小、温度上升快、消融范围更大。

4. 消融肿瘤的大小　微波消融可双刀同时使用,不会出现射频消融过程中相互干扰现象。因此,微波消融更能消融较大体积的肿瘤。

5. 消融时间　微波在消融同样大小肿瘤的情况下,基本只需要多极射频一半左右时间。而术中多极射频因为要多次打开和收回伞状电极,所以过程将大大增加手术时间。微波消融的手术时间大大少于多极射频,可有效降低麻醉的风险和其他不必要的手术风险。

6. 受血流的影响　微波消融受血流灌注引起的冷却效应的影响小。因此,靠近血管的肿瘤靶区也能做到均匀灭活。射频消融相对微波消融温度较低,因此受血流的影响很大。

7. 消融的边缘　微波消融边界圆滑,清晰;射频消融边界多为锯齿状,不如微波清晰,不利术后评价。另外受 pad(负极板)的影响,多极射频只适合做深部的实体肿瘤,而微波电极因为是单极,所以也可用于浅表肿瘤的治疗。

8. 电极穿刺操作中的复杂程度　首先微波电极是不需要 pad 的;而多极射频一定要在患者的大腿或臀部贴一个 pad。pad 贴的是否到位直接影响多极射频的消融范围,并且要求患者体内不能有供心脏使用的仪器。其次相对于微波电极的一针穿刺到位,多极射频在术中要多次反复的打开和回收电极,大大增加了手术的复杂度。又因为在肿瘤组织内伸缩电极,因肿瘤组织质的不同,电极的形态不可能像在空气中打开一样完美,所以必然影响消融形态。

9. 消融风险　两种消融方法在现有影像引导方式下的风险不同。无论 CT、超声或其他影像导向方式都是在 2D 的图像下进行引导。微波的单针电极在 2D 图像下完全没有风险;而多极射频的伞状电极是立体打开的,所以在 2D 图像下医师不能完全掌握所有电极的伸展方向。在肿瘤紧邻多个脏器或血管较多、较复杂的情况下,多极射频存在较大险,手术禁忌证较多。

（二）冷冻消融与微波消融和射频消融的比较

1. 对于直径>3cm(尤其是>5cm)的肿瘤,微波消融时间短、消融范围广,明显优于其他两种消融方式。此外,微波受血流灌注影响小,更适合治疗邻近大血管的肿瘤。

2. 冷冻消融形成的"冰球"边界清晰,易于监测,可应用于邻近危险脏器肺部肿瘤。冷冻消融较少引起局部疼痛,对于肿瘤距离胸膜≤1cm 或有骨转移引起骨质破坏的肿瘤患者,冷冻消融明显优于微波和射频。

3. 冷冻消融在治疗过程中消耗患者的血小板。对于凝血功能差的患者,应避免使用冷冻消融。

【导向手段】

局部消融最常用超声引导,具有方便、实时、高效的特点。CT 及 MR 结合多模态影像系统可用于观察超声无法探及的病灶。CT 及 MR 引导技术还可应用于肺、肾上腺、骨等转移灶的消融等。

【消融路径】

有经皮、腹腔镜或开腹三种方式。大多数的小肝癌可以经皮穿刺消融,具有经济、方便、微创的特点。位于肝包膜下的肝癌(特别是突出肝包膜外的肝癌),经皮穿刺消融风险较大的肝癌,或者影像学引导困难的肝癌,可考虑经开腹消融和经腹腔镜消融的方法。

【适应证】

1. 单个肿瘤直径≤5cm。

2. 肿瘤结节不超过 3 个,最大肿瘤直径≤3cm。

3. 无血管、胆管和邻近器官侵犯以及远处转移。

4. 对于不能手术切除的、直径 3~7cm 的单发肿瘤或多发肿瘤,可联合 TACE。

【基本技术要点】

1. 序贯消融　先行 TACE 治疗,术后 1~4 周内加用射频消融或微波消融。

2. 同步消融　在 TACE 治疗时,同时给予射频消融或微波消融,可以明显提高临床疗效,并减轻肝功能损伤。

3. 操作医师必须注意肿瘤与邻近器官的关系,制订合理的穿刺路径及消融范围,在保证安全的前提下,达到足够的安全范围。

4. 根据肿瘤的大小、位置,强调选择适合的影像引导技术(超声或 CT)和消融手段(RFA、MWA 或 PEI)。

5. 消融范围应力求包括 5mm 的癌旁组织,以获得"安全边缘",彻底杀灭肿瘤。对于边界不清晰、形状不规则的浸润型癌或转移癌灶,在邻近肝组织及结构条件许可的情况下,建议适当扩大消融范围。

【评估和随访】

常规在消融后一般 1 个月左右,复查肝动态增强 CT、MR 或超声造影,以评价消融效果。肝功能分级为 Child-Pugh A 级或 B 级的肝癌患者,可获得根治性的治疗效果。消融效果可分为:

1. 全消融(complete response,CR)　经动态增强 CT、MR 或超声造影随访,肿瘤所在区域为低密度(超声表现为高回声),动脉期未见强化。完全消融后应定期随访复查,通常情况下每隔 2~3 个月复查肿瘤标志物、彩超、MR 或 CT,以便及时发现可能的局部复发病灶和肝内新发病灶,利用经皮消融微创安全和简便易于反复施行的优点可有效地控制肿瘤进展。

2. 不完全消融(in-complete response,ICR) 经动态增强 CT、MR 或超声造影随访,肿瘤病灶内局部动脉期有强化,提示有肿瘤残留。对治疗后有肿瘤残留者,可以进行再次消融治疗。若两次消融后仍有肿瘤残留,视为消融治疗失败,应放弃消融疗法,改用其他疗法。

二、^{125}I 粒子植入术

选择性内放射治疗(selective internal radiotherapy,SIRT)是局部治疗肝癌的一种有效方法,包括^{90}Y 微球、^{125}I 粒子植入、^{131}I 单克隆抗体、放射性碘油等。目前我国常用的方法是^{125}I 粒子植入术。放射性粒子可持续产生低能 X 线、γ 射线或 β 射线,在肿瘤组织内或在受侵犯的门静脉、下腔静脉或胆道内植入放射性粒子。通过持续低剂量辐射,最大程度杀伤肿瘤细胞。粒子植入技术包括组织间植入、门静脉植入、下腔静脉植入和胆道内植入,分别治疗肝内病灶、门静脉癌栓、下腔静脉癌栓和胆管癌栓。我国在肝癌^{125}I 粒子植入,特别是在门静脉癌栓、下腔静脉癌栓患者的治疗中取得了显著疗效。

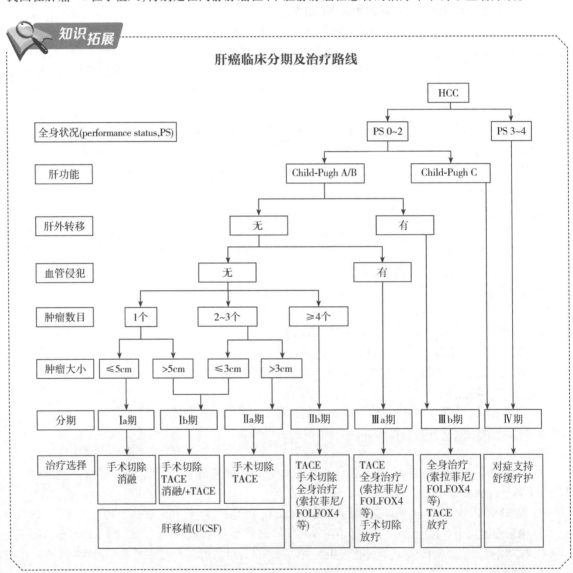

知识拓展

肝癌临床分期及治疗路线

第四节 输液港置入术

输液港(port),也称作完全植入式静脉给药装置(totally implantablevenous access devices,TIVAD),是一种长期中心静脉输液通路。输液港主要用于癌症患者细胞毒性或刺激性抗肿瘤药物静脉输注和

静脉营养等治疗。输液港的使用明显提高了静脉通路的安全性,减少了重复穿刺带来的疼痛。输液港完全置于皮下且可长期保留,体外无裸露任何部件,导管维护频率低,局部和全身感染率低。此外,输液港携带方便、美观,显著提高了患者的生活质量。输液港的临床应用日益广泛,明显优于其他长期静脉输液通路,是肿瘤患者的最佳选择。

【适应证】

1. 肿瘤患者需要输注刺激性、细胞毒性药物,如化疗药物、靶向药物等。

2. 需要长期输注肠外营养等高渗性药物,如短肠综合征等。

3. 需要长期或间断静脉输液治疗。

4. 需要反复输注血液制品。

5. 需要频繁血液采样监测。

【禁忌证】

1. 拟置港部位局部感染未控制或合并急性感染而未能有效控制者。

2. 已知对输液港材料过敏,如硅胶、聚氨酯或钛。

【相对禁忌证】

1. 静脉回流障碍,如上腔静脉综合征或穿刺路径有血栓形成。

2. 严重的凝血功能障碍。

【术前评估】

静脉输液港置入术前需要进行详细的术前评估,包括病史、体格检查、实验室检查和影像学检查。病史方面主要是家族和个人的出血倾向及既往有无中心静脉插管、血栓形成病史。此外,还需询问近期患者是否服用过抗血小板药、抗凝药和抗血管生成靶向药。体格检查包括患者的拟置港部位皮下脂肪的厚度、局部穿刺点和囊袋位置的皮肤情况,评估输液港穿刺通道的可行性。

【术前准备】

1. 术前进行血管评估。

2. 完善术前常规检查,包括血常规、凝血功能、超声学检查等。

3. 有气胸、大量胸腔积液的患者尽量避免对侧穿刺,有上腔静脉阻塞或明显狭窄者可考虑行下腔静脉途径置入输液港。

4. 与患者或家属沟通并告知手术相关风险(包括患者病情、手术目的和方式),术中/术后注意事项,可能出现的并发症及治疗费用等,以及签署知情同意书。

【常用器材】

输液港套件,内含穿刺针、导丝、扩张管、可撕脱鞘、导管、港体(图6-7)、手术包等。

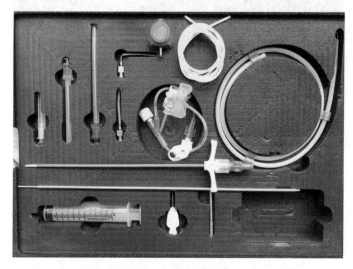

图 6-7　输液港套件

【置管部位选择】

1. 颈内静脉、锁骨下静脉、腋静脉、贵要静脉、肱静脉、股静脉等。胸壁港置入首选右侧颈内静脉、右侧锁骨下静脉或腋静脉；上臂港首选贵要静脉或肱静脉；股静脉途径适合于上腔静脉阻塞患者。

2. 需避开的肢侧　动静脉瘘/移植的肢侧，拟行放疗或已放疗肢侧，脑血管意外后患肢侧，起搏器放置肢侧，透析导管放置肢侧，肿瘤侵犯置港相关区域侧，乳腺手术清扫腋窝淋巴结肢侧，淋巴水肿肢侧等应考虑患者对血管通路装置部位选择的意愿。

3. 置港方式　包括经皮穿刺和手术切开，具体情况依据术者习惯、经验及患者情况决定。

4. 手术方式　包括影像引导经皮穿刺胸壁输液港置入术和影像引导下经皮穿刺上臂输液港置入术。

【手术条件】

在达到无菌要求的手术室内完成静脉输液港手术，注意最大化无菌原则；术中心电监测；超声术前评估血管条件、术中引导穿刺；X线透视观察导丝和导管的走向、术中导管头端定位；手术器械和静脉输液港套件。

【操作步骤】

（一）影像引导下经皮穿刺胸壁输液港置入术

1. 常规消毒和局部麻醉　术前准备和清点手术器械。检查输液港的通畅性和完整性，冲洗导管和港体。手术切口15cm范围内常规消毒铺无菌巾。穿刺位置和港体置入部位局部麻醉。依据术前评估情况选择静脉穿刺点和港体置入部位，胸壁港港体置入部位选择前胸壁平坦处。

2. 静脉穿刺　颈内静脉入路在超声引导下，穿刺颈内静脉（图6-8）。静脉穿刺成功后置入导丝，透视下明确导丝进入上腔静脉，穿刺处做约5mm切口。

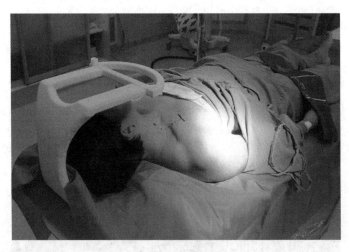

图6-8　颈内静脉穿刺点

3. 制作囊袋　同侧锁骨下2~3横指处切开皮肤，钝性分离皮下组织，制作合适大小的囊袋，囊袋深度0.5~1cm，深度不宜超过胸大肌浅筋膜（图6-9）。

4. 做皮下隧道　用皮下隧道针做皮下隧道，连通港体皮囊处切口与颈内静脉穿刺切口，牵引导管通过皮下隧道（图6-10）。

5. 置入导管　经导丝引入可撕脱鞘（图6-11），经鞘引入导管（图6-12）；或者先置入导管，后制作囊袋，即经皮穿刺静脉，进入导丝，沿导丝引入可撕脱鞘，经可撕脱鞘留置导管成功后，再制作囊袋（同前）。利用皮下隧道针将导管从穿刺处经皮下引入皮肤切口处。

6. 确定导管末端位置　透视下确定导管末端位于上腔静脉下段，不超过上腔静脉与右心房连接点（图6-13），依据透视后准确判断预留的导管长度后用剪刀垂直剪断，根据装置产品说明书，仔细轻柔连接导管和港体。

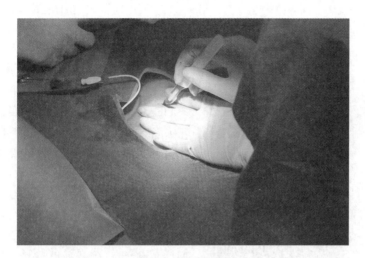

图 6-9　制作囊袋

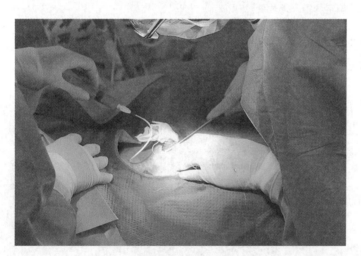

图 6-10　做皮下隧道

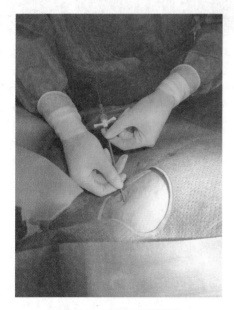

图 6-11　引入可撕脱鞘

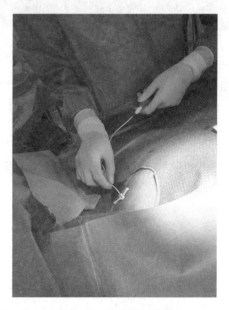

图 6-12　经鞘引入导管

输液港导管末端的位置与血栓的形成和导管的功能障碍密切相关,导管位于上腔静脉下 1/3 者,血栓的发生率和导管功能障碍的发生率明显减低。因此,输液港导管末端应该位于上腔静脉下段,不超过上腔静脉与右心房交界点;X 线片上大致位于 $T_{6\sim8}$ 之间,超出右侧主支气管 2.9cm±1.3cm,青少年和成年人隆突下方 5~6cm,约两个椎体范围以内,儿童为隆突下 1.5 个椎体。这是输液港置入成功的一个重要标准。

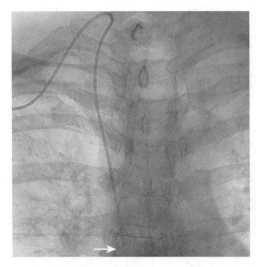

图 6-13　确定导管末端位置

7. 固定港体　无损伤针刺入港体,回抽血液通畅,注入对比剂后造影或摄片。将港体放置于皮囊内,妥善固定。避免导管成角,无损伤针试穿港体,回抽血液通畅,确认通路通畅,肝素水正压脉冲式封管。

8. 缝合切口　局部止血后依次缝合切口,再次消毒后无菌纱布覆盖,妥善固定蝶形无损伤针和敷料(图 6-14)。留存输液港整体 X 线图像,确保导管无锐性折角(图 6-15)。

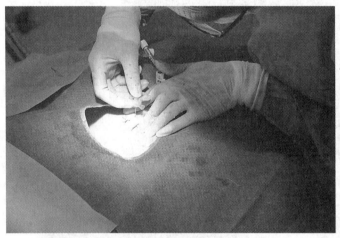

图 6-14　无损伤针穿刺固定

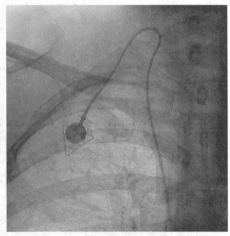

图 6-15　X 线图像证实导管无锐性折角

视频:输液港置入过程

如果是选择腋静脉或锁骨下静脉作为穿刺入路,术前准备相同。在同侧前胸壁,锁骨下 2~3 横指(图 6-16),拟做输液港皮囊处,局部麻醉。向头侧穿刺锁骨下静脉或腋静脉。静脉穿刺成功后,置入导丝,透视下将导丝送入上腔静脉,沿导丝引入扩张导管和可撕脱销,经鞘引入导管。穿刺点下方切开皮肤,向足侧分离皮下脂肪,制作大小合适的皮囊,利用隧道针将导管引入囊袋。

（二）影像引导下经皮穿刺上臂输液港置入

相对于锁骨下静脉或颈内静脉液港置入,经上臂静脉输液港置入具有无血胸、气胸风险及胸部无瘢痕等优势。

1. 置入手臂及部位选择　根据患者手臂局部皮肤状态及临床状况决定,一般以右侧上臂为首选。置入上臂采用肥皂水清洁皮肤。范围至少肘关节下方,直至整个肩关节。患者平卧于手术台上,暴露上臂,取外展外旋位。整个上臂消毒铺巾,全身铺手术大单。

2. 穿刺静脉　超声导向下 0.76mm(22G)穿刺针穿刺目标静脉,0.46mm(0.018in)导丝交换微穿刺鞘,交换 0.89mm(0.035in)导丝进入微穿刺鞘,交换 2.145mm(6.5F)可撕脱鞘,经鞘透视下推送导管到达上腔静脉下 1/3 段。

3. 制作囊袋　在穿刺点下方 3~5cm 处做一横切口,1.5~2cm 长,钝性分离皮下脂肪制作合适的

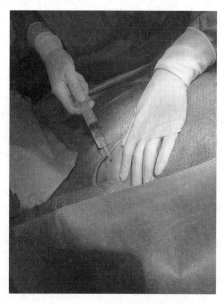

图 6-16　穿刺锁骨下静脉

囊袋。截断导管至合适长度并连接港体,无损伤针穿刺港体隔膜,注入对比剂造影或摄片,证实无渗液。

4. 固定输液港　将输液港纳入囊袋,局部止血后依次缝合切口,再次消毒后无菌纱布覆盖,妥善固定蝶形无损伤针和敷料。

【术后处理】

一般不需预防性使用抗生素,但对有免疫低下、骨髓功能不全等感染风险的患者,需根据患者情况酌情使用抗生素。操作完成后,需告知患者如何预防相关感染、血栓及港体移位等并发症,一旦发生局部红肿热痛及其他不适,需及时与医师或护士联系,以便及早处理。

【并发症及处理】

1. 出血　排除出血体质患者,防止穿刺时损伤动脉,术后适当药物止血,如局部血肿给予沙袋压迫。

2. 感染　可分为局部感染和系统性感染[导管相关性血行感染(CRBI)],多为革兰氏阳性菌(G^+)感染。严格的无菌操作和规范的维护可减少感染发生概率。一旦出现感染,根据血培养结果使用敏感抗生素,症状有恶化趋势考虑拔管。

3. 气胸　穿刺前胸部透视,观察穿刺区是否存在肺大疱,如果穿刺时出现气胸,应当继续在同侧操作,而不应改为对侧穿刺,以免出现双侧气胸引起严重的呼吸系统症状。术后吸氧、观察,必要时引流。

4. 气栓　如果患者出现明显呼吸急促、发绀、低血压和心前区涡轮样杂音,需要考虑静脉气体栓塞,应当立刻让患者左侧卧位,通过导管吸出气体,同时给予高浓度氧气吸入。

5. 导管夹闭综合征　少见。一般发生于锁骨下静脉入路的患者,源于锁骨和第一肋骨间骨性或肌性钳夹作用。可通过选取靠外侧点穿刺避免,如导管发生损伤或断裂需拔除导管。

6. 术后导管使用障碍　包括导管堵塞、扭曲、移位、破裂、脱落等,定期维护,及时发现,及时处理,做好宣教。

【使用和维护】

输液港使用和维护必须由经过培训合格的护士进行,主要注意点:

1. 操作过程注意严格无菌观念。

2. 使用输液港前需评估局部有无并发症,触摸 TIVAD 轮廓,注意有无港体翻转的情况发生,检查同侧胸部和颈部静脉是否有血栓、红斑、渗液或漏液等现象。

3. 局部皮肤使用高效碘消毒,按照外科消毒要求局部消毒。

4. 选择合适型号的无损伤针,常规选择 0.76mm(22G)至 0.91mm(20G)均可;冲管、封管时使用>10ml 的注射器。

5. 无损伤针穿刺后,调整针斜面背对注射座导管锁接口,冲管时应有效地冲刷注射座储液槽残余药液及血液,以免导管阻塞及相关感染发生。

6. 抽回血确认通畅,弃血 5ml;如无回血,采取措施明确 TIVAD 不通畅的原因并予以对应处理。

7. 采用生理盐水脉冲冲管,稀释肝素液正压封管;含安全阀或前端闭合式设计导管用生理盐水冲洗;每次使用后均需冲洗,每个管腔均要冲洗,封管液为 100IU/ml 浓度的肝素盐水,其使用量应掌握在导管容积加延长管容积的 2 倍。

8. 如果连续使用输液港,无芯针和透明敷料应每周更换或松脱时随时更换。纱布敷料每隔 1d 更换或敷料变湿、变脏、松脱时随时更换;输液接头每周更换,遇接头脱落、污染、受损、经接头采集血标本后随时更换。

9. 观察液体输注情况,出现输液速度减慢或需变换体位方可顺利输注等现象时,应作 X 线检查,确定有无导管夹闭综合征发生,以便及早处理。

10. 不可使用高压注射泵注射对比剂或强行冲洗导管(耐高压输液港除外)。治疗间歇期连续 1 个月未使用输液港,应进行常规维护。

病例讨论

病例讨论

患者,男,56 岁,因"大肝癌不能手术"行 TACE 治疗。经过四次 TACE 治疗后,患者肿瘤的大小减小至直径约 5cm。AFP 稍微增高,增强 CT 显示肿瘤部分强化。

讨论:

1. 下一步是选择手术治疗还是继续介入治疗?

2. 如果患者不愿手术切除,或者患者情况不允许手术切除,应该考虑何种治疗?

3. 选择消融术还是粒子植入?

4. 如果采用消融治疗,应选择何种消融术?

章后小结

1. 综合介入诊疗技术包括非血管疾病介入诊疗技术和肿瘤介入诊疗技术。

2. 肿瘤介入诊疗技术包括血管介入(TACE)和非血管介入技术(消融术和放射性粒子植入)。

3. 临床实践中应该根据肿瘤患者的不同情况选择合适的介入治疗方法,必要时要多种疗法联合应用。

4. 需要长期静脉输液的患者,可以考虑输液港置入。

扫一扫,测一测

(卢川 赵振华)

思考题

1. 简述肝癌 TACE 的适应证。

2. 简述肝癌的 DSA 表现。

3. 简述肝癌综合介入治疗的方法。

4. 简述输液港置入术的适应证。

第七章　在呼吸系统疾病中的应用

学习目标

1. 掌握介入放射学在呼吸系统疾病中的应用。
2. 熟悉大咯血的支气管栓塞术的适应证。
3. 了解肺动脉经导管溶栓术的适应证及禁忌证。
4. 具有终身学习的敬业精神。

介入放射学在呼吸系统疾病中的应用包括非血管介入和血管内介入。非血管介入主要包括气管支架植入术、肺癌的消融术、肺和纵隔活检术等。其中气管支架植入术已经在第二章进行了介绍。血管内介入主要包括大咯血的支气管动脉栓塞术、肺动脉经导管溶栓术、肺癌的经导管支气管动脉化疗栓塞术、肺动静脉畸形的经导管栓塞治疗等。本节主要介绍大咯血的支气管动脉栓塞术和肺动脉经导管溶栓术。

第一节　大咯血的支气管动脉栓塞术

病例导学

患者,女,70 岁,双下肺支气管扩张症 5 年,高血压 2 年。患者无明显诱因突发咯血 300ml 入院,内科给予药物止血治疗,仍然再发咯血。

请问:

1. 下一步应该如何处理? 继续内科保守治疗? 还是介入治疗?
2. 如果行介入治疗,术前应该做哪种影像学检查?

大咯血通常指的是一次咯血量超过 100ml,或 24h 内咯血量超过 600ml 以上者,是呼吸系统常见急症。大咯血常见于呼吸系统疾病,如支气管扩张症、肺结核、支气管肺癌等;有时还可见于循环系统疾病(如主动脉夹层、大血管损伤等)、血液系统疾病及先天发育异常等。

呼吸系统疾病常导致通气功能下降,为维持正常通气血流比例,支气管动脉及肺外周体循环动脉与肺动脉间分流通道开放,体肺分流导致肺循环灌注压力过高,发生漏出性出血,此为大咯血最常见的病理生理基础。

肺动脉源性大咯血最常见于肺内空洞性病变,如肺结核空洞、肺癌空洞、肺脓肿、侵袭性真菌感染等,偶见于医源性损伤,主要表现形式为肺动脉假性动脉瘤。Rasmussen 瘤特指发生在肺结核空洞内的肺动脉假性动脉瘤。多层螺旋 CT 血管成像(MSCTA)是诊断肺动脉假性动脉瘤的首选无创检查方法(图 7-1)。

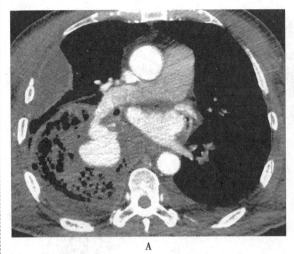
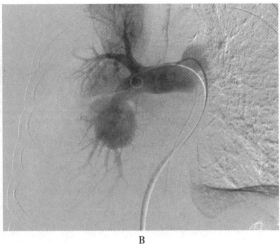

图 7-1　肺脓肿合并肺动脉假性动脉瘤形成
A. CTA 表现；B. DSA 表现为巨大肺动脉假性动脉瘤形成。

支气管动脉分支直接破裂出血比较少见，多由吸烟等有害气体长期损伤气道或放疗等导致的肺部损伤引起（图 7-2）。

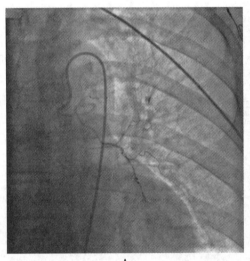
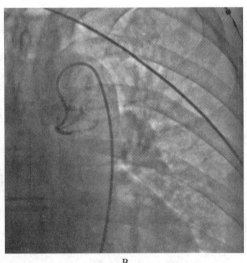

图 7-2　支气管动脉分支破裂出血栓塞前后 DSA 表现
A. 栓塞前 DSA 可见对比剂外溢，涂抹于支气管壁；B. 栓塞后未见对比剂外溢。

大咯血可因大量失血导致低血容量休克或血块堵塞气道而发生窒息死亡。肺结核大咯血尚可造成结核菌气道播散。大咯血临床治疗甚为棘手，以往多采用内科保守治疗。内科治疗无效者可紧急手术切除病变肺叶。但手术死亡率高，而且多数大咯血患者来不及手术或因不能耐受手术而失去治疗机会。

法国人 Remy 在 1973 年首先报道了支气管动脉栓塞术治疗大咯血，后于 1984 年报道了肺动脉栓塞术治疗肺动脉源性大咯血。我国在 20 世纪 80 年代中期开展支气管动脉栓塞术，但肺动脉栓塞术治疗肺动脉源性大咯血报道较晚，数量也少。大咯血的介入治疗不仅要栓塞支气管动脉和肺动脉，有时还需栓塞双肺周围体循环动脉分支。该手术创伤小、见效快，已成为内科治疗无效、无外科手术指征和急救的大咯血患者的首选有效方法。

【解剖学特点】

肺动脉是肺内功能血管，支气管动脉是肺内营养血管。支气管动脉通常于第 5~6 胸椎水平，自胸主动脉发出，于双侧肺门入肺，伴行支气管呈放射状分布，沿途发出分支至气管、支气管、纵隔淋巴结、食管及肺内组织,远端供血至脏层胸膜。

　　支气管动脉最常见的解剖类型为左右各 2 支:右上支气管动脉与右侧第 3 肋间动脉共干起源于胸主动脉右侧壁;左上支气管动脉与右下支气管动脉共干起源于胸主动脉前壁;左下支气管动脉独立起源于胸主动脉前壁(图 7-3)。

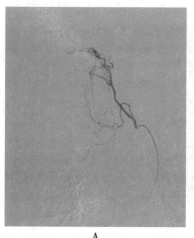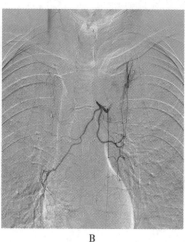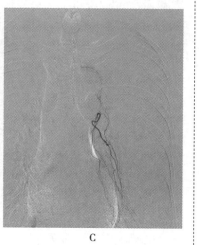

视频:支气管动脉最常见的解剖类型

图 7-3　支气管动脉最常见的解剖类型

A.右上支气管动脉与右侧第 3 肋间动脉共干起源于胸主动脉右侧壁;B.左上支气管动脉与右下支气管动脉共干起源于胸主动脉前壁;C.左下支气管动脉独立起源于胸主动脉前壁。

(一)支气管动脉的起源变异

　　少数情况下,支气管动脉起源存在变异,称为异位支气管动脉或迷走支气管动脉。异位支气管动脉常见起源部位有主动脉弓底、锁骨下动脉近段及锁骨下动脉分支(甲状颈干、肋颈干、胸廓内动脉、椎动脉等)(图 7-4)。因此,如果造影未发现正常起源的支气管动脉,应该寻找变异起源的支气管动脉,并行栓塞术。

(二)咯血时可能发生的体-肺循环分流

　　肺内感染累及脏壁层胸膜,肺外周体循环动脉也可能与肺动脉之间形成体-肺循环分流,成为咯血的责任血管。肺外周体循环动脉成为咯血责任血管,主要取决于感染累及部位与范围。后胸壁供血动脉主要来自肋间动脉;前胸壁供血动脉主要来自胸廓内动脉;甲状颈干、肋颈干分支可供血至肺尖;锁骨下动脉远段分支供血至侧胸壁;肺底部供血来自膈肌下动脉;食管固有动脉可通过下肺韧带供血至下肺内侧基底段(图 7-5)。因此,在大咯血患者行支气管动脉栓塞时,还要考虑到是否有体-肺循环分流,如果存在分流,要同时栓塞分流的血管。

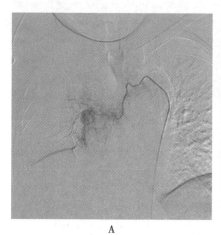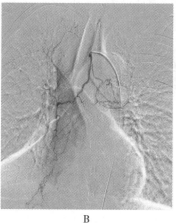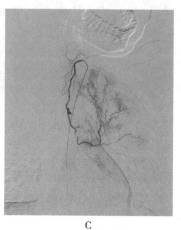

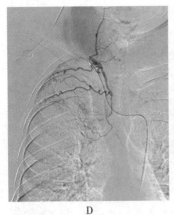
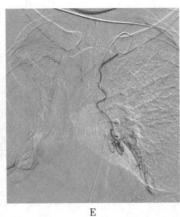
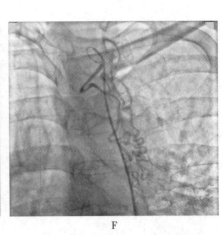

D   E   F

图 7-4 异位支气管动脉

A. 主动脉弓底异位起源的右下支气管动脉；B. 左上与右下支气管动脉共干起源于左锁骨下动脉；C. 左甲状颈干开口异位起源的左上支气管动脉；D. 右肋颈干异位起源的右上支气管动脉；E. 左胸廓内动脉异位起源的左支气管动脉；F. 左椎动脉异位起源的左支气管动脉。

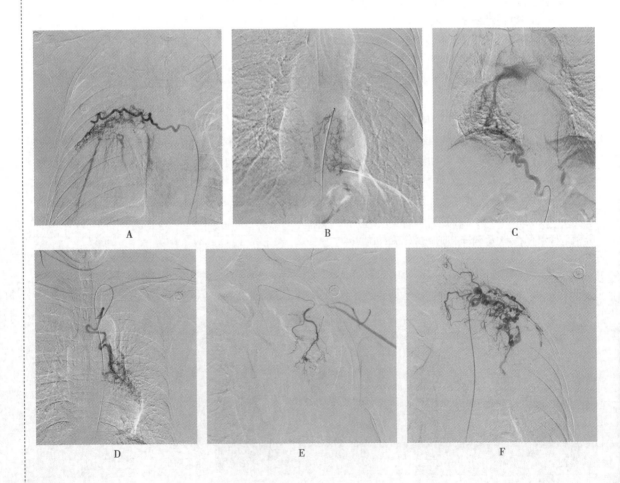

A   B   C

D   E   F

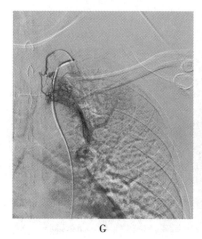
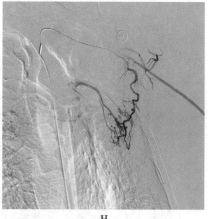

G　　　　　　　　　　　　　H

图 7-5　肺外周体循环动脉参与肺内供血

A.肋间动脉参与肺内供血;B.食管固有动脉参与肺内供血;C.膈肌下动脉参与肺内供血;D.胸廓内动脉参与肺内供血;E.胸外侧动脉参与肺内供血;F.肋颈干参与肺内供血;G.甲状颈干参与肺内供血;H.胸背动脉参与肺内供血。

【适应证】

1. 内科治疗无效,需进行急救的大咯血患者。

2. 内科治疗复发,不宜或拒绝外科手术的大咯血患者。

3. 咯血经手术治疗后复发者,外科治疗无效或复发的大咯血患者。

4. 隐源性大咯血为明确诊断和治疗者。

【禁忌证】

1. 血管插管禁忌　严重凝血功能障碍、穿刺部位感染、患者不能平卧等。

2. 血管造影禁忌　对比剂过敏、严重肾功能不全等。

3. 血管栓塞禁忌　避开危险交通支或脊髓动脉的超选择性插管失败、肺动脉源性咯血合并心功能不全等。

【术前准备】

1. 完善检查　血常规、血生化、凝血指标、CTA、支气管镜检查等。

2. 患者准备　备皮,建立静脉通道,吸氧,心电、血压监护等。

3. 危重患者行气管插管和呼吸机辅助通气,保持呼吸道通畅。

4. 药品及器械准备　准备必要的抢救药品及设备。根据临床、影像、支气管镜检查资料,评估患者情况,准备适宜的造影导管、微导管、栓塞材料。

5. 做好医患沟通,向患者及家属解释栓塞治疗的目的、过程及可能出现的并发症,签署手术知情同意书。

【常用器材】

胸主动脉及腹主动脉分支造影常用 cobra2(C2)、cobra3(C3)、MIK、RLG、SIM1、TIG 等造影导管(图 7-6),锁骨下动脉分支造影常用 VER、MPA、SIM、H1、cobra2 等造影导管。微导管宜选择头端柔软,跟进能力强,扭控性能好的类型。支气管动脉等体循环动脉首选 $300 \sim 500 \mu m$ PVA 颗粒栓塞剂。肺癌合并大咯血可同步行化疗栓塞治疗,无明显体肺循环分流者,栓塞剂可选用普通微球或载药微球。肺动脉分支栓塞首选金属弹簧圈。

【计算机体层血管成像】

CTA 显示支气管动脉有着安全、无损伤、简便有效的优势。随着 CT 设备的发展,CTA 的图像更加清晰、细致,支气管动脉 CTA 的三维图像更加直观,对于疾病的诊断和介入治疗有重大的指导意义(图 7-7)。CTA 可以同时清晰观察体循环动脉、肺动脉和胸部基础疾病情况。条件具备时,大咯血行支气管动脉栓塞术前必须行 CTA。

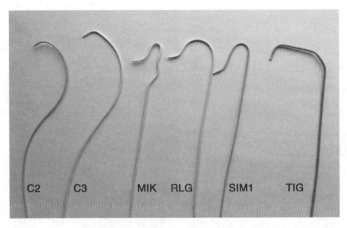

图 7-6　支气管动脉造影常用的导管

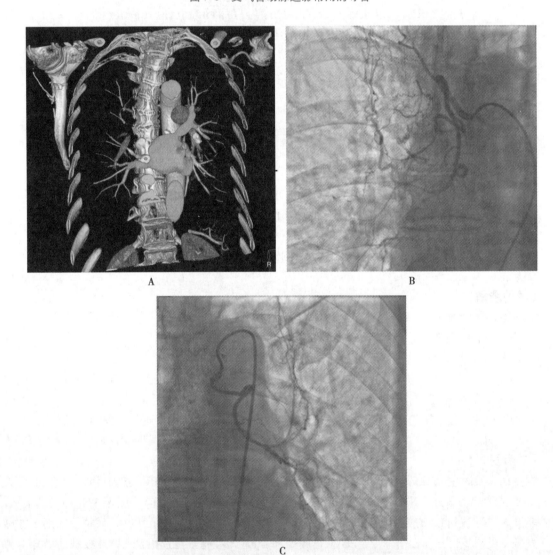

图 7-7　支气管动脉 CTA 与 DSA 图像对照
A. CTA 图像;B. 右支气管动脉 DSA 造影图像;C. 左支气管动脉 DSA 造影图像。

　　建议检查在 64 层及以上螺旋 CT 进行。首先行胸部 CT 平扫,然后经肘静脉以 4~5ml/s 的流速注入非离子型碘对比剂 100~120ml,注射后约 18s 进行扫描;也可应用 CT 峰值触发模式进行扫描,阈值点定于隆突水平胸主动脉,触发值为 100~120HU,触发后延迟 6s 进行扫描,扫描范围上至颈根部,下

至第 2 腰椎。

【操作步骤】

1. 建立血管通道 采用 Seldinger 技术穿刺右侧股动脉成功后,送入穿刺鞘。锁骨下动脉分支有病理性改变且超选择性插管困难时,可选择上肢动脉入路。CTA 和/或体循环动脉造影发现肺动脉假性动脉瘤者,需经股静脉穿刺插管,行肺动脉选择性及超选择性造影。

2. 造影 经穿刺鞘送入导丝,在导丝引导下,送入导管做支气管动脉造影。结合 CT 影像资料,将造影导管分别送至胸、腹主动脉及双侧锁骨下动脉行选择性体循环动脉造影。

3. 分析和判断出血的部位和原因 出血的直接征象是对比剂外溢,涂抹于肺组织或支气管腔内。肺动脉假性动脉瘤显影亦为出血直接征象。间接征象包括支气管动脉等体循环动脉不同程度的扩张、扭曲,以及分支血管增多紊乱、瘤样扩张、体肺循环分流等。

4. 选择性插管至靶血管后行血管栓塞

(1) 支气管动脉等体循环动脉栓塞:将导管固定于靶血管开口,送入微导管进行超选择性插管。微导管头端越过脊髓动脉等危险分支,复查造影确认无危险分支血管显影,将配制好的混悬 PVA 颗粒缓慢注入,行靶血管末梢栓塞。栓塞剂注入速度以对比剂无反流为准,栓塞剂注入过程必须全程透视。栓塞终点为靶血管主干内对比剂滞留,对管径较粗大的靶血管栓塞,可自远及近,逐渐增大栓塞剂颗粒直径。

(2) 肺动脉分支栓塞:肺动脉分支栓塞材料主要为金属弹簧圈,特殊情况下需 n-BCA、覆膜支架等辅助栓塞。栓塞肺动脉假性动脉瘤所在肺动脉分支时,为减少心脏搏动对导管稳定性的影响,同时避免导管反复进出右心房、室诱发心律失常,可先置入血管长鞘或导引导管至肺动脉干。由于病变区域肺动脉造影存在低灌注现象,载瘤肺动脉分支超选择性插管需在 CTA 图像及体循环动脉造影影像引导下进行。载瘤肺动脉超选择性成功后,经导管推入弹簧圈,必要时以 n-BCA 栓塞瘤体。

5. 复查造影 确认靶血管全面栓塞成功,拔管后穿刺点加压包扎。

视频:支气管动脉栓塞前后 DSA 表现

【注意事项】

1. 支气管动脉等体循环动脉栓塞应用 PVA 颗粒直径应大于 $300\mu m$,过小直径的栓塞剂可造成组织缺血坏死或容易导致异位栓塞。非肿瘤病变不推荐应用微球栓塞。不推荐应用弹簧圈及液体胶栓塞支气管动脉主干。

2. 栓塞与肋间动脉共干的支气管动脉、肋间动脉、肋颈干、甲状颈干等血管病理性分支时,要尽量超选择性插管,避免误栓脊髓动脉。

3. 要避免末梢栓塞同侧胸廓内动脉和膈下动脉,防止膈肌麻痹导致呼吸衰竭。食管固有动脉勿过度栓塞,防止食管缺血坏死。

4. 需栓塞肺动脉分支时,术中操作要轻柔,避免器械刺激右心室诱发严重心律失常。

5. 发现肺动脉假性动脉瘤,应先行肺动脉分支栓塞,后行体循环动脉分支栓塞。

【并发症及处理】

1. 脊髓损伤为最严重的并发症,予以扩血管、营养神经和高压氧舱治疗,并加强功能锻炼。提高认识和超选择性插管以避开脊髓动脉是防止这类并发症最重要的措施。

2. 皮肤坏死和支气管食管瘘。

3. 部分患者可有低热、胸闷、胸痛、肋间痛、胸骨后烧灼感及吞咽困难、呃逆等,这些为常规栓塞后综合征及相应体循环动脉栓塞后缺血表现,一般无须特殊处理,严重者给予对症处理。

4. 支气管动脉栓塞后急性缺血可发生牵涉痛,表现为眼眶、前额、颞侧、上颌疼痛或牙痛,一般无须特殊处理,疼痛持续无缓解或较重者可给予镇痛治疗。

5. 经肺动脉操作时可致各种心律失常,术中应及时调整器械,严重者应撤出器械并行药物治疗,无效者行电复律。

6. 术后呼吸衰竭。肺功能较差者,术中应尽量避免同时末梢栓塞数量众多的体循环动脉分支,特别是膈肌等呼吸肌供血动脉,病理性体循环动脉分支数量较多时应适度增大所选栓塞颗粒直径。

【疗效】

支气管动脉栓塞止血效果确切,一般 90% 病例可短期内控制出血,复发率 15%~20%。复发原因有栓塞不全,侧支血管形成,栓塞后血管再通,病变进展等。肺曲菌球、非结核分枝杆菌肺病和特发性肺动脉高压导致的咯血,体循环动脉栓塞往往效果不佳,且易复发。此类疾病可能导致末梢肺动脉出血,但并不形成明显的肺动脉假性动脉瘤,出血的靶血管极难判断。对复发者可行再次栓塞治疗,如复发系原有病变进展所致,还应对原有病变进行积极治疗。

第二节　肺动脉经导管溶栓术

肺栓塞是以各种栓子阻塞肺动脉或其分支为其发病原因的一组疾病或临床综合征的总称,包括肺血栓栓塞症(pulmonary thromboembolism,PTE)、脂肪栓塞综合征、羊水栓塞、空气栓塞、肿瘤栓塞等,其中 PTE 为肺栓塞的最常见类型。肺栓塞的病理生理变化包括肺血管阻力增加和心功能不全、呼吸功能不全、慢性血栓栓塞性肺动脉高压等。

对于急性高危 PTE 如果存在溶栓禁忌证,可行介入治疗。急性 PTE 介入治疗的目的是尽快清除阻塞肺动脉的栓子,以利于恢复右心功能并改善症状和生存率。介入治疗包括经导管碎栓、溶栓和血栓抽吸等。本节重点介绍肺动脉经导管溶栓术。

大面积肺栓塞的主要致死机制为右心功能衰竭,早期使肺动脉血管再通、降低右心后负荷成为经导管溶栓的主要目的。溶栓治疗可迅速溶解部分或全部血栓,恢复肺组织再灌注,减小肺动脉阻力,降低肺动脉压,改善右心室功能,减少严重 PTE 患者的病死率和复发率。经导管肺动脉溶栓增加了溶栓药物与血栓接触面积,提高了药物浓度,溶栓剂量减少,从而降低了出血风险。

【适应证】

1. 不能接受全身溶栓或全身溶栓失败的大面积肺栓塞患者。

2. 有全身抗凝禁忌证的患者,如新近的外科手术、抗凝血药物严重过敏或特异性反应。

3. 全身溶栓无效或有显著出血风险的血流动力学不稳定的大面积肺栓塞患者的急救。

【禁忌证】

1. 绝对禁忌证

(1) 活动性内出血。

(2) 近期自发性颅内出血。

(3) 近期脑或脊髓手术。

(4) 近期头颅骨折性外伤。

2. 相对禁忌证

(1) 10d 内外科大手术、不能用压迫止血部位的血管穿刺、器官活检。

(2) 15d 内严重创伤。

(3) 有活动性颅内病变,如动脉瘤、血管畸形等。

(4) 难以控制的高血压(收缩压≥180mmHg,舒张压≥110mmHg)。

(5) 创伤性心肺复苏。

【术前准备】

行血常规、血凝常规、肝功能、CTPA、心电图、心脏及下肢静脉彩超、超声等检查,以确定肺动脉栓塞部位、范围,了解有无下肢深静脉血栓,以便选择穿刺部位,以及是否置入滤器。

【常用器材】

1. 器材　穿刺针、标准导丝、猪尾巴造影导管等。如准备行下腔静脉滤器置入术和下肢静脉溶栓术还要准备相应的器材。

2. 药物　尿激酶或 rtPA 等溶栓药物。

【操作步骤】

1. 建立血管通道　采用 Seldinger 技术穿刺右侧股静脉成功后,送入血管鞘。

2. 造影　导丝引导下,引入猪尾巴造影导管,先行下腔静脉造影,排除下腔静脉血栓。如有下肢静脉血栓或准备行下肢静脉溶栓时,应该先行下腔静脉滤器置入术。

将导丝经下腔静脉→右心房→右心室送入肺动脉,经导丝引导将猪尾巴造影导管至肺动脉干、左肺动脉和右肺动脉,分别行肺动脉造影,以观察血管走行及进一步证实肺栓塞的范围和程度。导丝导管通过心房心室时,操作要轻柔快速,注意观察心电监护仪,发现心律失常时,及时调整器械。

选择性肺动脉造影为 PTE 诊断的"金标准"。其敏感度约为 98%,特异度为 95%~98%。PTE 的直接征象为肺动脉内对比剂充盈缺损,伴或不伴轨道征的血流阻断。间接征象为肺动脉内对比剂流动缓慢,局部低灌注,静脉回流延迟等。

3. 导管机械碎栓 明确血栓部位后尽可能将导管穿过血栓,然后边撤导管边轻轻旋转,达到机械碎栓疏通血管的目的。

4. 溶栓 将猪尾管侧孔段或溶栓导管留置于血栓部位,经导管注射溶栓药物溶栓。常用方法:①200 000~400 000IU 尿激酶,静脉团注,②50mg rtPA,静脉团注。

5. 保留导管 术后患者保留导管回病房,经导管连接微量泵持续泵入尿激酶,剂量为 200 000IU,q12h。并检测凝血酶原时间,保持凝血酶原时间为正常高限的 1.5~2.5 倍。同时需每 4~6h 监测纤维蛋白原,如果纤维蛋白原水平低于初始值的 30%~40%,则需停止或减少溶栓药物。

6. 24h 后复查造影,观察溶栓效果(图 7-8)。如果效果满意,拔管穿刺点加压包扎。

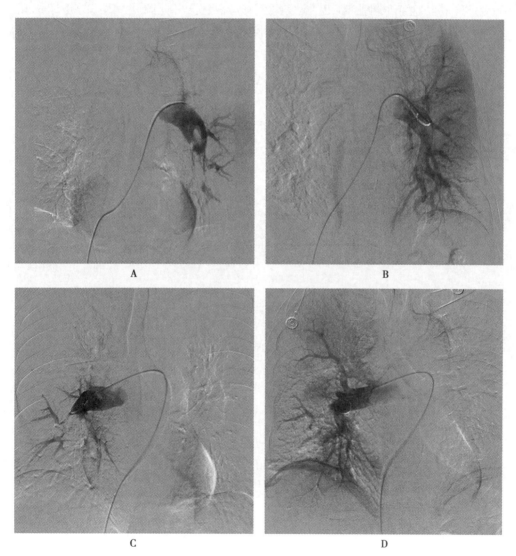

图 7-8 肺动脉栓塞溶栓术前术后 DSA

A. 肺动脉栓塞溶栓前左肺动脉造影显示左肺动脉充盈缺损;B. 溶栓后左肺动脉造影显示左肺动脉充盈缺损消失,肺动脉开放;C. 溶栓前右肺动脉造影显示右肺动脉充盈缺损和血流阻断;D. 溶栓后右肺动脉造影显示右肺动脉部分开放。

视频:肺动脉栓塞溶栓前后肺动脉造影

【术后处理】

密切注意观察呼吸、心率、氧分压改变,对于保留导管进行溶栓治疗者,需要监测凝血功能,注意观察穿刺点是否有出血及血肿形成,应及时处理。针对原发疾患长期治疗,改善心肺微循环,口服抗凝药物。

【并发症】

出血是肺动脉经导管溶栓术的潜在并发症,包括心律失常、颅内出血、咯血、鼻出血、牙龈出血、消化道出血、皮下出血等。

【疗效】

发病时间越早,治疗效果越好。导管接触性溶栓起效迅速,并发症少,具有较高的安全性和可操作性。慢性肺动脉血栓患者,由于血栓纤维化和侧支形成,治疗多以改善临床症状为主。

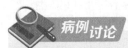

病例讨论

患者,男,56 岁,左下肢肿胀 3d,因"突发胸疼,咳嗽、咯血 3h"入院。查体:BP 90/60mmHg,HR 110 次/min,呼吸急促,双肺未闻及啰音;左下肢肿胀,青紫,小腿肌肉压疼。

讨论:

1. 根据临床表现初步诊断是?

2. 为了明确诊断应该做何检查?

章后小结

1. 内科保守治疗无效的大咯血患者首选支气管动脉栓塞术。

2. 急性肺栓塞患者可以行肺动脉经导管溶栓术,把肺动脉形成的血栓用导管捣碎,再用溶栓药融开。

(汪立明)

扫一扫,测一测

思考题

1. 简述介入放射学在呼吸系统疾病中的应用。

2. 简述大咯血的支气管动脉栓塞术的适应证及禁忌证。

3. 简述肺动脉经导管溶栓术的适应证。

<table>
<tr><td>第八章</td><td>在消化系统疾病中的应用</td></tr>
</table>

学习目标

1. 掌握肝囊肿穿刺引流术、经皮经肝胆道引流术和经颈静脉肝内门体分流术的适应证与禁忌证。

2. 熟悉经皮经肝胆道引流术、巴德-基亚里综合征介入治疗、经颈静脉肝内门体分流术主要操作步骤。

3. 了解部分性脾动脉栓塞术后并发症、消化道出血的 DSA 表现。

4. 具有团结协作的团队精神。

介入放射学在消化系统疾病中应用非常广泛。消化系统的介入治疗技术可以分为非血管内介入治疗和血管内介入治疗。非血管内介入治疗主要包括肝活检术,肝脓肿和肝囊肿穿刺引流术,肝癌消融术,粒子植入术,经皮经肝胆道引流术,食管、胃十二指肠、结肠支架植入术等。血管内介入治疗主要包括胃癌、胰腺癌动脉化疗灌注术,消化道出血的栓塞术,肝癌、肝海绵状血管瘤的动脉栓塞术,部分性脾动脉栓塞术,巴德-基亚里综合征介入治疗术,经颈静脉门静脉分流术等。其中肝癌的介入治疗已经在相关章节中进行了介绍,本章介绍其中部分常用技术。

第一节　超声引导下肝囊肿穿刺引流术

肝囊肿是临床常见病,较小囊肿多无症状,无须治疗,较大者可压迫周围组织产生相应临床症状。以往肝囊肿的治疗采用外科开窗引流术,存在创伤大、恢复慢、并发症较多、易复发等问题,目前基本被影像引导穿刺引流术取代。超声引导下肝囊肿穿刺引流硬化治疗具有操作安全、简便、治愈率高、并发症少、创伤小、术后恢复快的优点,现已成为肝囊肿的首选治疗方法。

【适应证】

1. 直径大于 3~5cm 的单发或多发的单纯性有临床症状的肝囊肿。

2. 肝囊肿合并囊内出血或感染。

3. 肝囊肿患者不适合手术。

4. 多囊肝压迫周围脏器导致腹痛、腹胀等症状,以及压迫胆道和胃肠道致梗阻。

5. 巨大肝囊肿或多房肝囊肿常需置管引流并硬化治疗。

6. 单纯囊肿型包虫囊肿。

【禁忌证】

1. 有严重心、肝、肾功能不全,有明显凝血功能障碍、出血倾向。

2. 酒精过敏,不宜行无水酒精或含酒精硬化剂治疗。

3. 囊肿与胆道有交通或先天性肝内胆管囊状扩张(Caroli 病)。

4. 疑为囊性肿瘤者或囊肿性质不明。

5. 肝包虫囊肿破入胆道、囊腔已塌陷,包虫囊肿囊内有显著钙化。

【术前准备】

1. 术前检查血小板计数、凝血功能。

2. 向患者及家属充分告知穿刺目的及可能出现的并发症,并签署手术知情同意书。

3. 精神紧张的患者除做必要的解释工作外,在穿刺前 20min 可肌内注射地西泮 10mg。必要时建立静脉通道,以便穿刺术中用药。

4. 硬化剂　种类繁多,主要有无水酒精、聚桂醇、冰醋酸、四环素、50% 葡萄糖溶液等。因无水酒精易获得、价格低廉、副作用少、硬化效果好,临床应用最多。

5. 药品　生理盐水、利多卡因。

【常用器材】

无菌穿刺包、探头无菌保护套、0.91mm(20G)至 1.21mm(18G)经皮经肝胆管造影(PTC)穿刺针、延长管、5ml/50ml 注射器、引流袋、一步法穿刺引流导管[2.70~3.30mm(8~10F)]等。

【操作步骤】

1. 选择合适体位,确定穿刺点　位于肝左叶及部分右前叶的囊肿,取仰卧位;位于肝右后叶及部分右前叶的囊肿,取左侧卧位。确定囊肿的部位、大小,以及邻近血管、脏器关系。选择离体表最近、又能避开血管和胆囊、有利于操作的部位为穿刺点,并测定进针的深度与角度。

2. 麻醉与穿刺　手术区域皮肤常规消毒、铺无菌巾,探头套(无菌探头保护套),再定位明确穿刺路径。局部麻醉后,超声引导下将穿刺套管针或 PTC 穿刺针穿刺至囊肿内部,穿刺深度以达到囊肿的 1/3~1/2 深度为宜,拔出针芯,见囊液流出,接三通或延长管及引流袋。在抽液过程中,尽量保持针尖在囊肿的中心部位,以免针尖紧贴囊肿壁,造成抽液不尽或划伤囊壁。

3. 无水酒精注射　抽尽囊液并计量,确定囊腔不与胆囊、胆管相通后,生理盐水冲洗囊腔,避免疼痛可先注入适量利多卡因,抽净,向囊内注入无水酒精或其他硬化剂。无水酒精注入量为抽出囊液的 25%~50%。囊腔容量过大时,注入无水酒精量不宜超过 200ml,避免一次注射量过多引起酒精中毒。留置酒精于囊内 3min 后再尽量抽净,重复此操作 3 次。

视频:肝囊肿超声引导硬化治疗

【术后处理】

术后卧床观察,测量血压、脉搏。部分患者因无水酒精刺激及吸收入血后可有局部疼痛、头晕、恶心、颜面烧灼感等。硬化治疗 1 个月后影像学复查评估治疗效果(图 8-1)。

【并发症及处理】

1. 囊内出血　此为常见并发症,若用穿刺套管针,多发生于囊液接近抽净时针尖划伤囊壁,出血量不大时可继续行硬化治疗,多数注入无水酒精后可止血。

2. 酒精吸收反应　轻者不需处理,重者应对症治疗。

3. 感染　绝大多数与消毒不严有关,应给予抗生素治疗。

4. 发热　少数患者治疗后数日内出现,可能与囊壁细胞坏死吸收及囊内残留酒精吸收等有关。

5. 腹部疼痛　与少量酒精沿针道渗到肝表面或腹腔内有关,大部分疼痛可自行缓解,无须处理。如有剧烈疼痛应停止酒精注入,改用其他药物。

6. 胆管损伤　罕见。

【注意事项】

1. 必须严格无菌操作,避免将无菌囊肿变成感染脓肿。

2. 疑囊肿与胆系相通时,应行造影观察,确定不与胆系相通方可注入无水酒精。

3. 注入囊内的无水酒精量必须小于抽出量,以防囊内压力过高,引起酒精外溢或进入体循环;若抽出的无水酒精量明显多于注入无水酒精量,说明治疗前囊液未被抽尽,无水酒精被稀释,此次应视为无效硬化治疗。

4. 肝多发囊肿治疗时,应先治疗较大的囊腔;或者尽量争取一针能同时通过几个囊腔,先抽吸离皮肤穿刺点最远的,最后抽吸距皮肤近的囊腔。

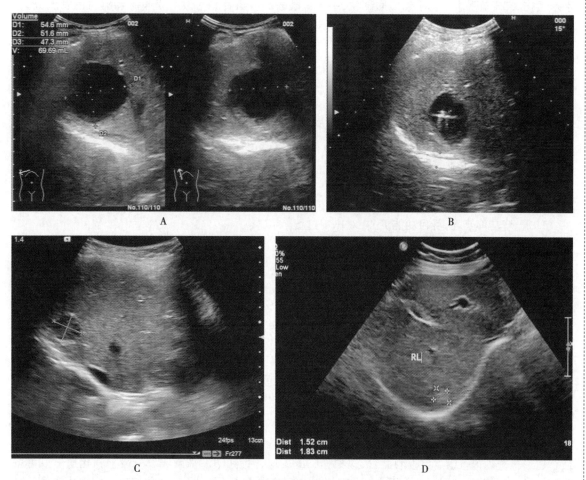

图 8-1 肝囊肿硬化治疗

A. 肝囊肿硬化术前;B. 穿刺囊腔;C. 硬化治疗后 1 个月;D. 硬化治疗后 1 年。

5. 良性单纯性囊液为透明、淡黄色或浅棕色;恶性或感染性囊液可能呈血性或浑浊。应将开始的 20~50ml 囊液作常规、细胞学及细菌学检查。

6. 在穿刺路径中,肝包膜至囊肿壁要有 5mm 以上正常肝组织,避免酒精沿穿刺针道渗到肝表面刺激包膜或者腹膜。

7. 整个治疗过程中,应注意避免气体进入囊腔而致囊腔显示不清,以及无水酒精无法完全接触囊壁而影响疗效。

8. 留置引流管与再治疗。留置引流管每日观察引流情况,一般 7~10d 拔管,如果每日囊液排出量在 50ml 以上,应再次行硬化治疗并延长拔管时间。

第二节 消化道出血的动脉栓塞术

消化道出血是临床常见急症之一,病因有各种炎症、憩室、溃疡、肿瘤、血管性病变(如血管畸形、血管发育不良、动脉瘤等)、医源性病变(如假性动脉瘤)、胆道出血、全身性疾病(如血液病)等。

消化道出血的常用检查方法有内镜检查、增强 CT、放射性核素扫描等,但这些方法的诊断敏感性与特异性均不高。DSA 检查是诊断消化道出血的"金标准",其检查阳性率与检查当时是否出血、出血量、出血速度有关。一般认为当出血速度>0.5ml/min 时,DSA 检查的阳性率可达 50%~80%。血管造影可显示肿瘤血管、肿瘤染色、血管畸形、动静脉瘘等。通过血管造影了解病灶的部位、性质、供血动脉后,可进一步行介入治疗。

消化道出血的传统治疗方法为内科保守治疗和手术治疗。保守治疗往往效果欠佳,而外科开腹手术损伤大,甚至手术中找不到出血部位,手术风险较高。随着介入放射学技术和器材的发展,近年来血管造影和经导管栓塞治疗不但实现了快速查明出血原因、诊断出血部位的目的,而且达到了即刻止血的效果,已广泛应用于临床出血的诊疗。

【适应证】

1. 内科保守治疗无效。

2. 慢性、间歇性出血。

3. 急性出血,无休克表现,临床上允许暂不行外科手术。

4. 肿瘤性出血,不能或不愿接受手术治疗。

5. 需先行栓塞止血,为手术治疗准备。

【禁忌证】

1. 出现休克的危重患者,需要急诊手术,抢救生命。

2. 肝、肾功能衰竭,凝血功能障碍,对比剂过敏。

3. 导管通路有血管瘤存在。

【术前准备】

1. 造影时机的选择 血管造影对消化道出血有重要诊断价值,但一般在活动性出血期具有更高阳性检出率。为提高阳性率,应根据临床表现、实验室检查及内镜检查等资料,确定造影时间。

2. 详细了解患者病史、实验室检查及其他相关检查,术前内镜、CTA 有助于判断责任血管,在拟定检查及治疗方案上具有重要意义。

【常用器材】

造影导管,如眼镜蛇导管、RH 导管、猪尾巴造影导管等;微导管、微导丝、超滑导丝等;栓塞材料,如弹簧圈、栓塞微球、PVA 颗粒、明胶海绵等。

【操作步骤】

1. 采用 Seldinger 技术经股动脉穿刺,根据拟行检查治疗的动脉血管,选择性或超选择性插管到位后行造影检查。拟行重点检查的血管,应根据临床表现、内镜、CTA 来确定。一般上消化道出血可按腹腔动脉、胃左动脉、肝总动脉、胃十二指肠动脉的顺序来检查出血点;下消化道出血常规检查肠系膜上、下动脉(图 8-2),以及髂内动脉。其中,十二指肠出血为胃十二指肠动脉,胆道出血为肝动脉,小肠出血为腹腔动脉或肠系膜上动脉,右半结肠出血为肠系膜上动脉,左半结肠出血为肠系膜下动脉。选择性动脉造影可以发现 0.5ml/min 及以上速度的出血。

视频:正常肠系膜上、下动脉 DSA 造影表现

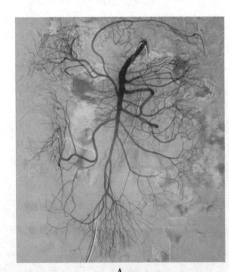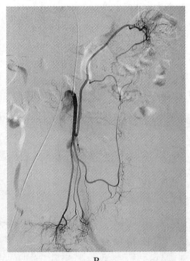

A   B

图 8-2 正常肠系膜上、下动脉造影

A. 正常肠系膜上动脉造影;B. 正常肠系膜下动脉造影。

2. 造影　出血的典型 DSA 表现为对比剂从动脉内溢出和聚集。外渗对比剂的形态大小与出血速度、出血动脉大小及渗出血液所在的组织间隙有关。动静脉瘘表现为动脉期静脉显影,肿瘤性出血可发现肿瘤染色及肿瘤血管。

3. 靶血管栓塞　确定出血部位后,超选择性插管至靶血管行栓塞治疗。根据病变部位、范围、供血血管血供特点、侧支循环情况选择栓塞材料。

4. 栓塞后再次行血管造影检查,证实出血是否停止,如出血已得到控制,可拔管并加压止血包扎(图 8-3)。

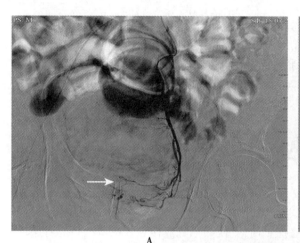
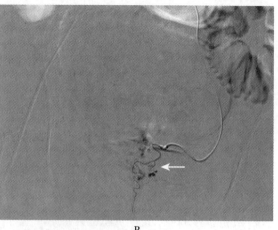
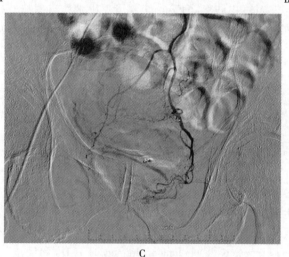

0804
视频:肝动脉假性动脉瘤栓塞治疗

图 8-3　直肠上动脉分支栓塞
A. 直肠上动脉小分支破裂、假性动脉瘤形成并肠道出血,DSA 显示局部对比剂外渗聚集;B. 微导管超选择性插管至直肠上动脉破裂小分支;C. 明胶海绵颗粒+弹簧圈栓塞治疗后对比剂外渗聚集消失,出血停止。

【注意事项】

1. 各部位出血的栓塞材料首选明胶海绵。根据拟行栓塞血管的大小,选择合适大小的明胶海绵颗粒,装入注射器中,加对比剂推注。

2. 对于动脉瘤、动静脉畸形、静脉曲张及肿瘤引起的大出血,可选用永久性栓塞材料,如栓塞微球、PVA 颗粒、弹簧圈等。

3. 溃疡、糜烂、憩室、特发性出血和外伤性撕裂所致出血应选用暂时性栓塞材料。

4. 十二指肠溃疡出血栓塞,导管应置于胃十二指肠动脉内。

5. 肠系膜上动脉栓塞应超选择性插管,使用微导管超选择性插管至出血动脉或接近出血动脉的分支血管。

6. 小肠水平栓塞要控制在肠动脉主干分支的远端和近端的动脉弓,不应损害远端的交通动脉及壁内血管网。

7. 结肠动脉栓塞时,避免损害边缘动脉。

【并发症及处理】

1. 穿刺插管及对比剂引起的一般并发症。

2. 由于局部缺血引起发热、疼痛和感染。

3. 肠道缺血坏死 为较严重并发症,需要外科手术治疗。

4. 异位栓塞 为最严重并发症,常见有下肢动脉、肠系膜动脉、肾动脉和脊髓动脉栓塞等。

【疗效】

栓塞治疗的疗效主要与出血部位、血管解剖变异、栓塞剂的选择和操作者的临床经验有关。胃十二指肠动脉及其分支的栓塞止血率为79%~92%。小肠出血栓塞治疗的止血有效率可达88%以上,但因小肠动脉为终末动脉,存在肠壁坏死的风险。胃肠道肿瘤性出血经导管栓塞的止血有效率在50%~75%,但其复发率亦较高,栓塞后3周复发出血率可达50%,如诊断胃肠道肿瘤建议进一步行手术切除。

第三节 经皮经肝胆道引流术

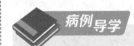

患者,男,60岁,皮肤巩膜黄染并尿黄、皮肤瘙痒1周,大便颜色变成白色。患者既往有胃癌,行毕氏Ⅱ型手术后2年。查体:皮肤巩膜黄染,腹部可见手术切口瘢痕。超声和磁共振示肝内外胆管扩张、肝门部淋巴结肿大。实验室检查:转氨酶和胆红素明显升高。临床诊断:阻塞性黄疸,肝门部淋巴结肿大。经外科医师会诊后认为该患者不能手术治疗。

问题:

1. 如果不处理黄疸,该患者会有何后果?

2. 为了减轻黄疸,该患者应该采用何种治疗方法?

阻塞性黄疸是因各种原因导致的胆汁排泄受阻,并由此引发以直接胆红素升高为主的黄疸。阻塞性黄疸包括恶性和良性。恶性阻塞性黄疸是由恶性肿瘤造成的胆道梗阻,包括胆管癌、胰腺癌、壶腹癌、肝癌、胆囊癌以及各种转移性肿瘤等。良性阻塞性黄疸常继发于胆总管结石、手术损伤、慢性胰腺炎,以及胆道出血、寄生虫等。

目前介入治疗已经成为梗阻性黄疸首选的治疗方法。经皮经肝胆道介入治疗主要技术有经皮经肝胆管引流术(percutaneous transhepatic cholangial drainage,PTCD)和经皮经肝胆道支架植入术(expandable metallic biliary endoprosthesis,EMBE)。

经皮经肝胆道引流术包括外引流、内外引流和内引流。外引流是经皮经肝穿刺,将引流管置入梗阻部位以上的胆管内,把淤积胆汁引流至体外,从而使胆道内压力降低,减轻黄疸。它适用于胆道完全梗阻,引流管无法通过阻塞段的患者。外引流的缺点:胆汁大量丢失,易致感染、水电解质平衡紊乱及消化功能障碍,长期带管也使患者生活质量下降。

内外引流是在外引流的基础上,将多侧孔导管头端通过胆道狭窄段进入十二指肠,同时仍有部分导管侧孔段位于狭窄段近端扩张的胆管内,既作体外引流又可将胆汁引入十二指肠。此手术适用于生存期较短或者经济情况不允许支架植入的患者。其优点:减少因胆汁的过多流失造成的消化不良和电解质紊乱,并可作为下一步行球囊扩张或胆道支架植入的通道。外引流和内外引流共同的缺点是:患者都必须长期携带引流管,生活不方便,还有可能不小心导致引流管脱出。

胆道内支架植入术在降低黄疸的同时解除了胆道梗阻,实现胆汁内引流,使胆汁恢复生理性流向。目前,对于恶性胆道梗阻,新型胆道放射性粒子支架已开始应用于临床,在解除黄疸的同时对肿瘤进行内放疗,较单纯支架具有更好的疗效。但支架植入术的缺点是有支架再狭窄和闭塞的可能。临床上具体采用何种技术主要根据患者胆道狭窄的情况和整体情况以及患者的意愿。

胆道引流术和支架植入术主要目的是减轻黄疸,不治疗导致黄疸的病因,通俗地讲是"只治标不治本"。由于经皮经肝胆道支架植入术是在经皮经肝胆道引流术基础上进行的,所以本节以经皮经肝胆道支架植入术为例介绍。

【适应证】

1. 恶性闭塞　各种胆管恶性狭窄闭塞,如手术不能切除的胆管癌、胰头癌,肝门部淋巴结肿大压迫胆管等,只要能够进行内引流术的大多数病例均适合。

2. 良性狭窄　球囊扩张术无效或难以成功时,以及复发的病例。

【禁忌证】

1. 不可纠正的严重凝血功能障碍。

2. 同时合并胃十二指肠梗阻者。

3. 大量腹水为相对禁忌证。

【术前准备】

1. 术前行血常规、凝血功能、肝肾功能、腹部影像学等检查,评估病情,签署知情同意书。

2. 药品准备　生理盐水、局部麻醉药物、对比剂、止痛药物。

3. 导向设备　DSA、超声。

【常用器械】

经皮经肝穿刺套件、单弯导管、超滑导丝、扩张导管、PTCD 引流导管、球囊导管(直径 8~10mm)、胆道支架(图 8-4)。

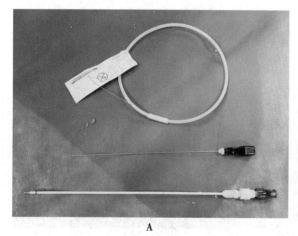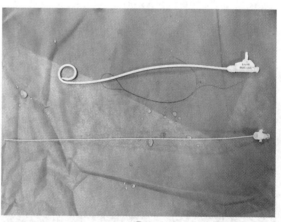

图 8-4　PTCD 穿刺套件及引流导管
A. 经皮经肝穿刺套件;B. PTCD 引流导管。

【操作步骤】

1. 穿刺点选择　X 线导向:常采用右侧腋中线入路,穿刺点应在肋骨上缘。穿刺前呼吸训练。

2. 局部麻醉　皮肤穿刺点常规消毒、铺巾,2% 利多卡因溶液局部麻醉。

3. 经皮胆道穿刺　穿刺点处切开皮肤 3~5mm。

常采用分步法:用 0.84mm(21G)肝穿刺针在超声或 X 线导向下穿刺;嘱患者呼气末屏气,或者在平静呼吸状态下,快速向胸 11~12 椎体方向进针至脊柱旁 2cm 处停止进针;拔出针芯,连接注射器,边缓慢退针边抽吸;当抽吸到胆汁后,可见胆汁流出;注射稀释的对比剂,当对比剂进入胆管时可见胆管显影。

4. 超声导向　尽量选择较为平直,接近梗阻段胆管走行方向,直径>5mm 的外周胆管行穿刺。穿刺到位后退出针芯,用注射器经套管抽吸出胆汁,则说明穿刺成功。穿刺成功后先抽出 5~10ml 胆汁,再注入等量经稀释的对比剂。注意胆道内不可注入过多对比剂,以免胆道内压突然增高,使感染的胆汁逆行入血造成菌血症。

5. 经皮经肝胆道造影术　引入微导丝,撤出穿刺针,用扩张套管沿微导丝插入扩张胆管;拔去内芯及微导丝,用注射器缓慢地回抽套管;见胆汁外流后,再次注射对比剂行胆道造影,明确梗阻部位、程度和范围。

6. 放置引流导管　穿刺道扩张后,经扩张管送入超滑导丝;根据胆管走行,控制导丝方向并尝试使其通过狭窄段。如无法通过,则循导丝交换入 PTCD 外引流导管;如果导丝可以通过狭窄部位,则在导丝引导下将内外引流管送入十二指肠;内外引流导管近端侧孔放置于梗阻胆管近端的胆管内,远端侧孔置于十二指肠内;再次造影确保引流管侧孔均位于胆管内及十二指肠内;拉紧引流导管尾端丝线使引流导管头端卷曲,引流管体外固定妥善,连接引流袋,手术结束(图 8-5)。

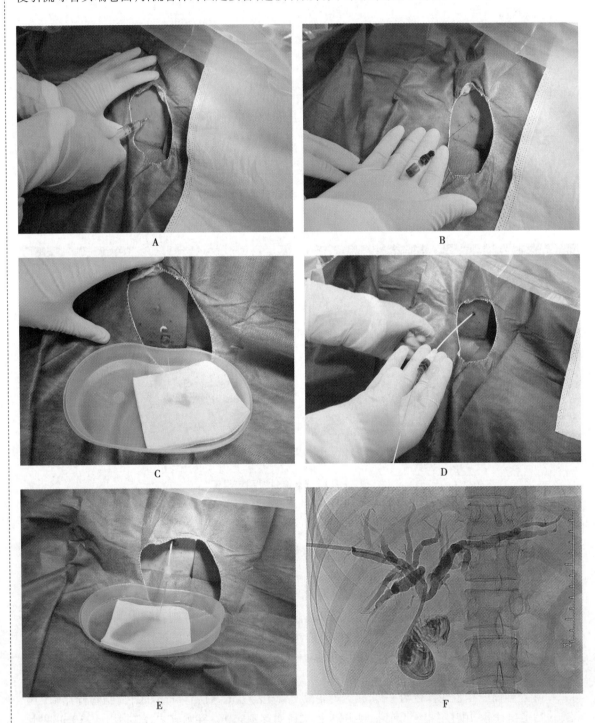

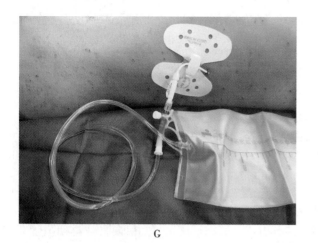

视频：PTCD
引流术操作

图 8-5　PTCD 操作过程
A. 穿刺点局部麻醉；B. 0.84mm（21G）肝穿
针穿刺；C. 退出针芯见胆汁流出；D. 进入扩
张管；E. 拔除扩张管内芯见胆汁流出；F. 造
影确认引流导管侧孔位置；G. PTCD 引流导
管固定及连接。

G

7. 胆道支架植入　超滑导丝通过狭窄段后如选择支架植入，则先要进行狭窄段长度及相邻正常
胆管宽度测量，支架两端须超越狭窄段两端 1cm 以上。根据测量结果选择合适型号支架，必要时也可
用球囊在支架释放前进行预扩张。将超硬导丝送入十二指肠足够长度以保持支撑力，循导丝送入支
架输送器，到达预定位置后在透视下小心释放，使支架充分膨胀并覆盖狭窄段两端。退出输送器后送
入 PTCD 引流管，经引流管注入对比剂，了解支架通畅情况（图 8-6）。

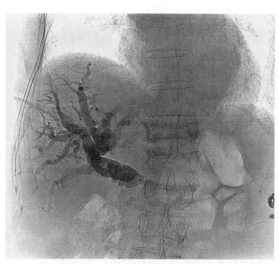

A

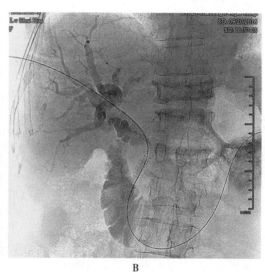

B

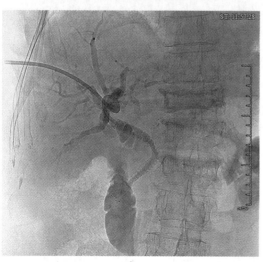

C

图 8-6　胆道狭窄支架植入
A. 造影示胆总管下段狭窄，胆总管、肝内胆管扩张；
B. 超硬导丝通过狭窄段，导丝进入十二指肠后植入
金属胆道支架；C. 植入胆道支架并放置 PTCD 外引
流导管，狭窄解除。

笔记

8. 支架植入后处理 应定期通过留置的内外引流管造影观察。若2周后黄疸明显消退,各部位胆管及支架内腔通畅,可拔除引流导管。

【术后处理】

术后给予止血药及抗生素,胆汁引流不畅时开放引流导管。若患者病情好转,在术后1个月内可施行针对病因的治疗。

PTCD术后引流管需定期冲洗,防止引流孔被胆泥、血块等堵塞致引流不畅。支架植入术后定期复查,观察支架位置及通畅情况。对于内外引流的患者,术后黄疸持续减轻,外引流胆汁少于100ml/24h时,则可关闭外引流导管,行单独内引流。如果外引流胆汁24h超过500ml,则需要补充水和电解质,防止电解质紊乱。

PTCD管拔除的方法:解开引流导管体外尾端的丝线锁扣,剪断任意一条丝线,将引流导管缓慢拔除。如遇到阻力切忌使用暴力,防止丝线对肝组织切割,应该在透视下将导丝送入引流导管,使引流管卷曲部分回复后再连同导丝一起缓慢拔除,穿刺引流导管窦道压迫、包扎即可,如早期拔管穿刺道可用明胶海绵或弹簧圈封闭。

【并发症及处理】

1. 胆道感染 术中造影时避免注射量过多、压力过大造成医源性胆道高压;术后定期用抗生素冲洗引流管,常规给予抗生素治疗。

2. 胆道出血、腹腔出血 少量出血可自行停止,若出血较多,可静脉滴注或引流管灌注止血药物,如出血量大,应行肝动脉造影,明确责任血管,行肝动脉栓塞治疗。当无法采用介入方法止血时要及时进行外科干预。

3. 胆心反射 介入治疗中,胆管系统受到牵拉刺激时迷走神经兴奋,表现为盗汗、心率减慢、血压下降甚至心搏骤停等现象。穿刺时应尽量操作轻柔,避免对胆管过度刺激。必要时给予阿托品0.5mg~1mg皮下或肌内注射。

4. 胆瘘、腹膜炎 分析查找造成胆瘘的原因,作出相应的处理,另外积极抗感染对症治疗。

5. 胆汁渗出 胆汁从窦道漏出体表,常在术后1个月左右出现。处理措施为更换一条更粗的引流管及保持引流管通畅。

6. 引流导管阻塞、移位 处理措施:①定期用抗生素生理盐水冲洗引流导管;②加强对患者的护理,掌握引流导管开关的原则,避免食物反流;③如果引流导管放置时间较长,或者移位严重甚至脱落,需置换新的引流导管。

7. 支架再狭窄 胆道支架植入术后平均再梗阻时间为6~8个月。处理措施:①重新植入支架;②覆膜支架应用;③近年来放射性粒子支架在胆道梗阻治疗中显示了较好的远期疗效。

第四节 部分性脾动脉栓塞术

部分性脾动脉栓塞术是经导管将栓塞物质注入脾动脉,栓塞脾的终末动脉或毛细血管,使之出现部分脾梗死,从而达到消除脾功能亢进,同时保留部分脾功能的方法,又称内科性脾切除。

【适应证】

1. 各种原因所致的脾功能亢进。

2. 门静脉高压所致的食管静脉曲张破裂出血。

3. 某些血液病如地中海贫血、特发性血小板减少性紫癜。

4. 戈谢病、霍奇金病。

5. 脾肿瘤。

6. 外伤后脾破裂出血。

【禁忌证】

1. 严重肝功能不全并黄疸、大量腹水为相对禁忌证。

2. 全身衰竭、严重凝血功能障碍者。

3. 全身感染、脓毒血症为绝对禁忌证。

【术前准备】

1. 术前行血常规、凝血功能、肝肾功能检查。如血小板计数小于$5×10^9$/L,术前可输注血小板。

2. 药品准备　生理盐水、局部麻醉药物、对比剂、止痛药物、地塞米松、抗生素。

【常用器材】

血管鞘、导管、超滑导丝、微导管、微导丝、明胶海绵、PVA 颗粒或栓塞微球。

【操作步骤】

1. 栓塞前根据脾大小或脾功能亢进的病因确定预期栓塞的程度　如门静脉高压合并脾功能亢进时预期栓塞程度为 50%~60%，特发性血小板减少性紫癜、地中海贫血时为 70%~75%。

2. 选择性脾动脉造影　了解脾动脉及其分支情况和脾大小，超选择性插管至脾下极动脉。

3. 选择合适的栓塞材料　通常选用明胶海绵颗粒、PVA 颗粒、栓塞微球等，颗粒直径以 300~500μm 为宜。

4. 透视下，缓慢推注加入对比剂的栓塞颗粒　为了预防左侧胸腔积液的发生，尽可能栓塞脾下极动脉，同时注入抗生素预防感染。

5. 造影复查评估栓塞范围　栓塞后立即行脾动脉造影，了解栓塞的范围。如果栓塞的范围不足，可再适当栓塞，直至满意为止。用于控制脾栓塞范围的方法不尽相同，常常在静脉推注中观察栓塞前后对比剂在血管内的流动情况断定，脾动脉的血流略有减慢则栓塞范围在 30%~40%，如明显减慢则达到 50%~60%，短暂停顿时约 70%。需根据不同疾病确定栓塞面积，以取得满意效果。栓塞范围过大，并发症多；如栓塞面积过小，疗效不佳(图 8-7)。

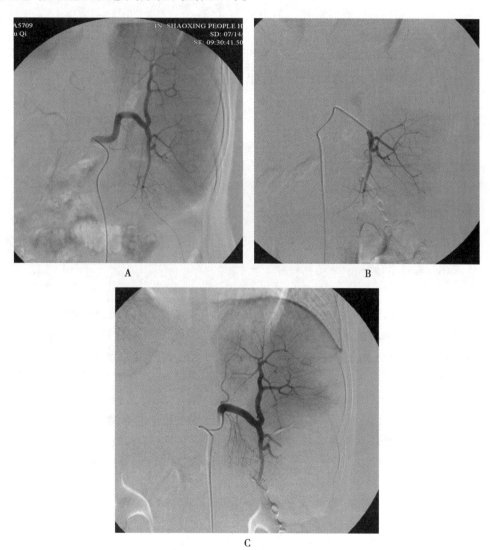

视频：部分性脾动脉栓塞术前术后 DSA 表现

图 8-7　部分性脾动脉栓塞术

A. 部分性脾动脉栓塞术前造影示脾染色面积增大；B. 术中造影，超选择性插管至脾下极动脉；
C. 栓塞后造影复查示脾栓塞面积约 70%。

【术后处理】

1. 股动脉穿刺部位要彻底压迫止血、加压包扎,由于脾功能亢进者血小板可明显减少,凝血功能较差,要注意观察穿刺点出血情况。

2. 术后卧床 24h,穿刺侧下肢制动。

3. 应用广谱抗生素 3d 以上,以预防感染和减轻栓塞术后反应;疼痛者对症处理;连续观察血象变化。

【并发症】

1. 栓塞后综合征　发生率几乎达100%。可有不同程度的发热、左上腹疼痛不适、腹胀、恶心、呕吐及食欲不振等。对症处理后多可自行缓解。

2. 脾脓肿　可由消毒不严引起,体内其他感染灶的带菌血液逆流入脾静脉也是其中一个原因。脾脓肿为最严重并发症,一旦发生,可行脓肿穿刺引流,留置引流管等措施,严重者可行外科手术治疗。

3. 左下胸腔积液和肺炎　部分性脾动脉栓塞后局部反应可刺激左下胸膜引起炎症及疼痛,从而使左下肺呼吸受限,易诱发肺炎和胸腔积液。应用抗生素、呼吸锻炼等措施多能恢复。

4. 误栓　注射压力过大时,栓塞剂反流可误栓胰腺的动脉,严重者可导致胰腺炎。因此要在透视下缓慢注射栓塞剂,密切观察栓塞剂流向。

5. 门静脉血栓形成。

第五节　巴德-基亚里综合征介入治疗

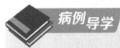

患者,男性,26 岁,腹胀 1 年,既往无乙肝、肝硬化史。查体:皮肤巩膜无明显黄染;腹壁静脉充盈,腹膨隆,肝脾未触及;移动性浊音(+),双下肢浮肿。超声和磁共振显示下腔静脉狭窄。临床诊断:巴德-基亚里综合征。

问题:

1. 该患者可否行外科手术治疗?

2. 如果不适合手术治疗,应该选择何种治疗方法?

巴德-基亚里综合征(Budd-Chiari syndrome,BCS)是指肝静脉和/或其开口以上的下腔静脉阻塞,所导致的门静脉和/或下腔静脉高压临床症候群。常见病因为肝段下腔静脉或肝静脉的先天发育异常,也可以由肿瘤压迫、静脉炎、血栓或瘤栓等引起。目前介入治疗已成为 BCS 的首选治疗手段。

【主要分型】

BCS 可分为 3 大型,10 亚型。

1. 肝静脉阻塞型　包括 4 种亚型:①肝静脉/副肝静脉膜性阻塞;②肝静脉节段性阻塞;③肝静脉广泛性阻塞;④肝静脉阻塞伴血栓形成。

2. 下腔静脉阻塞型　包括 4 种亚型:①下腔静脉膜性带孔阻塞;②下腔静脉膜性阻塞;③下腔静脉节段性阻塞;④下腔静脉阻塞伴血栓形成。

3. 混合型　包括 2 种亚型:①肝静脉和下腔静脉阻塞;②肝静脉和下腔静脉阻塞伴血栓形成。

【适应证】

1. 肝静脉开口处膜性或节段性阻塞。

2. 下腔静脉膜性或节段性阻塞。

3. 肝静脉和下腔静脉成形术后再狭窄。

4. 下腔静脉和门静脉肝外分流术后分流道阻塞。

5. 下腔静脉和肝静脉阻塞远端合并陈旧性附壁血栓。

【禁忌证】

1. 绝对禁忌证　严重心、肝、肾功能不全,凝血机制障碍,大量腹水为经皮经肝穿刺禁忌证。

2. 相对禁忌证　肝静脉和下腔静脉阻塞远端存在新鲜、无附壁血栓为相对禁忌证,待血栓清除后仍然可以行介入治疗。

【介入治疗方案】

各亚型介入治疗方案选择:

1. 肝静脉/副肝静脉膜性阻塞　首选球囊扩张治疗。

2. 肝静脉节段性阻塞　球囊扩张后植入血管内支架。

3. 肝静脉广泛性阻塞　TIPS 和肝静脉再造、肝移植。

4. 肝静脉阻塞伴血栓形成　首先给予溶栓治疗,待血栓清除后再予球囊扩张或血管内支架植入。

5. 下腔静脉膜性带孔阻塞　导丝通过后,直接送入球囊扩张。

6. 下腔静脉膜性阻塞　首先给予破膜穿刺,成功后予球囊扩张。

7. 下腔静脉节段性阻塞　只需要对下腔静脉给予治疗而不需要处理闭塞的肝静脉。

8. 下腔静脉阻塞伴血栓形成　首先处理血栓,待血栓清除(溶栓、抽吸)后,再给予球囊扩张或植入血管内支架。

9. 肝静脉和下腔静脉阻塞　对栓塞的肝静脉和下腔静脉同时行介入治疗。

10. 肝静脉和下腔静脉阻塞伴血栓形成　先清除肝静脉和下腔静脉内血栓再行肝静脉和下腔静脉开通。

【术前准备】

患者准备:术前完善实验室检查与影像学检查,术前 3d 服用肠溶阿司匹林,300mg 顿服或 100mg 每日 3 次;双嘧达莫 50mg 每日 3 次。对于血小板计数小于 $5×10^9$/L 的患者,应在介入治疗前补充血小板。

【常用器材】

1. 多种造影导管、导丝、经皮血管穿刺针(破膜针)、血管内支架及其输送器、异物抓捕器、压力测量装置、球囊扩张导管(直径 10~25mm,长度 30~60mm)。

2. 下腔静脉支架　直径 20~30mm,长度 40~80mm。

3. 肝静脉支架　直径 10~12mm,长度 50~60mm。

【操作步骤】

1. 麻醉与经皮穿刺　一般采用局部麻醉,穿刺部位首选右侧股静脉,下腔静脉完全闭塞时,推荐右侧颈静脉为穿刺部位。

2. 诊断性血管造影　行下腔静脉单向或双向造影,行肝静脉造影,明确病变部位、类型和狭窄程度,测定跨狭窄阻塞段压力差。

3. "开通"穿刺　是 BCS 介入治疗中的关键性操作步骤,下腔静脉隔膜有孔者无须"开通"穿刺,"开通"穿刺时应于对侧放置标记物(如猪尾管),在正侧位透视或超声引导下进行,穿刺点和通道应位于阻塞段中心,下腔静脉"开通"穿刺方向首选由上向下穿刺,次选由下向上穿刺。穿刺针和导管通过阻塞部位后,通过导管注入对比剂,确认导管头端位于下腔静脉或右心房内后引入加强导管通过狭窄闭塞段,在隔膜较厚或节段性闭塞患者,合并下腔静脉血栓需要放置血管内支架时强烈推荐使用导丝贯穿技术,即由上向下"开通穿刺",将导丝从股静脉引出,形成导丝贯穿。

4. 球囊扩张　沿导丝将球囊置于狭窄段,球囊长度应稍长于狭窄段,下腔静脉肝后段使用球囊直径应在 20~30mm 之间;以稀释对比剂充盈球囊,每次扩张持续时间 1~3min,反复 2~3 次;球囊狭窄切迹由深变浅,进而消失,说明狭窄段已扩张。球囊扩张不满意者,标记球囊切迹部位,作为支架植入中点。若肝静脉狭窄,可经颈静脉途径采用直径 12~20mm 球囊扩张,球囊扩张后行腔静脉造影和阻塞两端腔静脉测压(图 8-8)。

视频:巴德-基亚里综合征下腔静脉球囊扩张

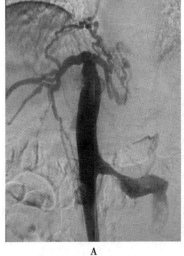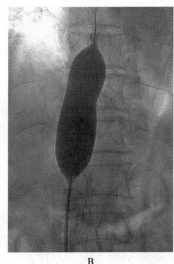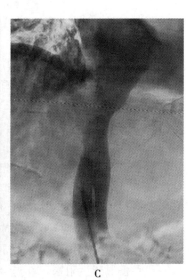

| A | B | C |

图 8-8 巴德-基亚里综合征球囊扩张治疗
A.下腔静脉造影示:下腔静脉肝段节段性闭塞,对比剂经曲张侧支静脉回流;B.大球囊扩张下腔静脉;
C.球囊扩张后再造影见闭塞段开通,对比剂经下腔静脉顺利回流,静脉压力降低,曲张静脉未显影。

5. 必要时可行血管内支架植入

(1) 支架选择:根据血管造影显示球囊扩张后狭窄部位和范围确定支架的长度和类型。选用支架长度应大于狭窄段长度,支架跨越肝静脉或副肝静脉开口时应使用 Z 形支架,Z 形支架的直径应大于下腔静脉狭窄部位血管直径的 40%。

(2) 支架释放:沿导丝可将支架推送器送至下腔静脉病变段,在 X 线透视监视下,嘱患者保持屏气状态下,将支架中心准确定位于病变段中段,缓慢释放支架。如支架释放后部分节段弹开不良,可使用球囊对其进行扩张。

(3) 复查造影后测压:支架植入后再次进行对照性血管造影和下腔静脉远心段测压。

6. 下腔静脉阻塞合并血栓的处理 血栓处理以溶栓为主,支架压迫固定为辅。新鲜血栓可采用溶栓导管溶栓和大腔导管抽吸进行清除。陈旧性血栓采用下腔静脉支架压迫固定。

【术后处理】

1. 穿刺点压迫止血后加压包扎 4~6h,卧床休息 24h。

2. 术后回心血量增多,应注意观察呼吸、心率、血压变化,适当限制活动,以免心衰发生。

3. 应用抗生素 3d 预防感染。

4. 抗凝治疗,静脉或皮下应用肝素 3d,3d 后改为口服华法林等抗凝药物,连续应用 1 年以上,这期间密切监测血凝常规指标,建议凝血酶原时间保持在 18~28s,国际标准化比值 1.5~3.0。

5. 超声检查观察肝静脉和下腔静脉血流通畅情况,定期复查时间为:术后 1 月、3 月、6 月、12 月,术后 2~5 年无症状者,每 6 个月复查 1 次超声;5 年后无症状者,每年复查 1 次超声。

【并发症及处理】

1. 心脏压塞 由于破膜时误穿心包腔所致,应立即行心包穿刺引流。

2. 血管破裂 穿刺通道经过细小交通支而使用较大球囊扩张或穿刺通过下腔静脉管壁,球囊扩张导致下腔静脉破裂,一旦发生立即使用球囊封堵破裂口,再行覆膜支架植入或外科手术处理。

3. 肺动脉栓塞 见于合并血栓患者,应及时行溶栓治疗。

4. 支架移位和脱入右房 下腔静脉内支架向下移位一般无须处理,若向上移位小部分进入右心房,允许进行密切观察,观察 3d 后如果无心包腔内出血则无须处理,若脱入右心房内,需要外科手术取出。

5. 支架弹开不良与断裂 支架弹开不良可用球囊进行扩张。

6. 肝包膜破裂出血 临床表现为腹腔出血,如出现应立即停止使用抗凝溶栓药物,及时行下腔静脉、肝静脉造影,寻找出血源,并对出血部位进行栓塞治疗。

7. 再狭窄 发生率约 10%,目前认为预防术后再狭窄的有效方法是抗凝治疗。再狭窄的处理方法是抗凝、溶栓、球囊扩张与再次支架植入。

第六节　经颈静脉肝内门体分流术

经颈静脉肝内门体分流术(transjugular intrahepatic portal-systemic shunt,TIPS)是指经颈静脉入路从肝静脉穿刺肝内门静脉,在肝静脉与门静脉之间建立门体分流道,以达到降低门静脉压力、治疗食管胃静脉曲张破裂出血和顽固性腹腔积液等一系列门静脉高压并发症的微创介入治疗技术。

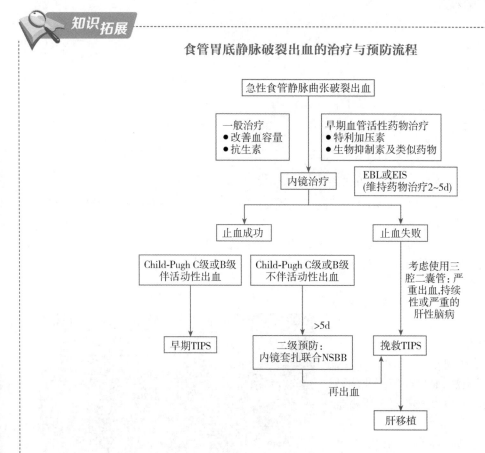

知识拓展

食管胃底静脉破裂出血的治疗与预防流程

EBL 为食管胃底静脉曲张内镜下套扎术;EIS 为食管胃底静脉曲张硬化治疗术;NSBB 为非选择性 β 受体阻滞剂。

【适应证】

1. 急性食管静脉曲张出血。

2. 预防食管静脉曲张再出血。

3. 胃静脉曲张出血。

4. 顽固性腹腔积液、肝性胸腔积液和肝肾综合征。

5. 巴德-基亚里综合征。

6. 门静脉血栓。

【禁忌证】

（一）绝对禁忌证

1. 充血性心力衰竭或重度瓣膜性心功能不全。

2. 难以控制的全身感染或炎症。

3. Child-Pugh 评分>13 分或终末期肝病评分>18 分。

4. 重度肺动脉高压。

5. 严重肾功能不全。

6. 快速进展的肝衰竭。

7. 肝弥漫性恶性肿瘤。

8. 对比剂过敏。

（二）相对禁忌证

1. Caroli 病、胆道阻塞性扩张。

2. 肝体积明显缩小。

3. 多囊性肝病。

4. 门静脉海绵样变。

5. 中度肺动脉高压。

6. 重度或顽固性 HE。

7. 胆红素>3g/L。

8. 重度凝血功能障碍。

【术前准备】

1. 常规准备

（1）实验室检查：血常规、血型、凝血功能、肝肾功能等。

（2）影像检查：了解肝后段下腔静脉、肝静脉与门静脉的位置关系，门静脉血栓范围及程度等；上消化道内镜：对曲张静脉进行分类。

（3）肝硬化患者，应首先明确肝硬化病因和诊断，全面检查并发症，排除显性肝性脑病患者。顽固性胸腔积液或腹腔积液患者，术前应行胸腔穿刺术或腹腔穿刺术，建议行超声心动图检查以排除显著收缩性或舒张性心功能不全。

（4）术前 3d 使用抗生素及肠道清洁准备。

（5）做好碘过敏试验。

（6）术前 4h 禁食、水。

（7）术前予以镇静，必要时应用止痛药物，建立输液通道。急诊出血者应在积极抗休克治疗同时进行 TIPS 治疗。

2. 药物准备　①局部麻醉药，常用2%利多卡因注射剂。②注射用肝素钠盐水。③非离子对比剂。④镇静、止痛剂。

【常用器材】

常用器材主要有穿刺系统，包括 2.70 ~ 3.30mm（8 ~ 10F）血管鞘、金属鞘保护管、1.52mm（16G）金属鞘；与穿刺针相匹配的

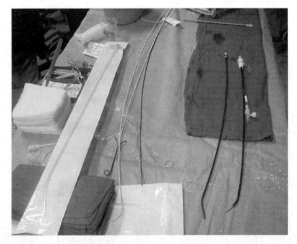

图 8-9　TIPS 穿刺系统

1.70mm（5F）导管及长度相同的穿刺针（图 8-9）；超滑导丝；加长超硬导丝；标记导管；猪尾巴造影导管；测压套件；球囊导管（球囊直径 8 ~ 10mm，长度 40 ~ 60mm）；球囊扩充压力泵；覆膜支架（直径 8 ~ 10mm）等。如需要进一步行曲张静脉栓塞，需准备弹簧圈、栓塞胶等栓塞材料。

【操作步骤】

1. 颈内静脉穿刺　颈面部消毒，局部浸润麻醉、铺巾，穿刺颈内静脉。通常选择右侧颈内静脉穿刺，如果右侧颈内静脉由于解剖等原因无法穿刺成功，可以尝试穿刺左侧颈内静脉或股静脉，鼓励采用超声引导下经颈内静脉穿刺。穿刺点多选择右下颌角下 2 ~ 2.5cm 处，颈部细长者可以适当下调，此处穿刺较为安全，较易穿中颈内静脉，且不致因穿刺点过低刺中肺尖而出现气胸。

2. 肝静脉插管　颈内静脉穿刺成功后，将导丝送入下腔静脉，调整导丝进入肝右静脉或肝中静脉，将穿刺系统选择性插入肝静脉，测量并记录游离肝静脉压。有条件者建议准确测量肝静脉压力梯度（HVPG）。如果无法进行肝静脉置管，可以进行超声引导下肝静脉穿刺；如果无可用肝静脉，可以直

接从下腔静脉穿刺门静脉。

3. 门静脉穿刺　撤出造影导管,送入 TIPS 穿刺针。当门静脉穿刺针送入肝静脉后,根据已确定的门静脉穿刺点(门静脉左干或右干),调整穿刺针方向和位置后进行穿刺。门静脉穿刺常用的定位方法包括影像资料、门静脉造影、二氧化碳逆行造影、肝动脉导丝标记和实时超声引导等。在这些方法的指导下,通常选择距离最短、弯曲角度最小的门静脉进行穿刺。

4. 建立门腔通道　从肝静脉穿刺门静脉成功后,通过注射对比剂判断所穿刺管腔是否为肝内门静脉分支。判断准确无误后,用超滑导丝调整,进入脾静脉或肠系膜上静脉,引入标记导管行直接门静脉造影,测量基线水平的门静脉压力、下腔静脉压力,计算门静脉和下腔静脉压力差,作为门静脉压力梯度(PPG)。

5. 球囊导管扩张术及血管内支架植入术　交换超硬导丝,沿导丝进入 8mm 球囊扩张分流通道,结合球囊扩张时的切迹及血管造影结果选择合适的支架,定位后释放。如果使用 TIPS 专用支架,远心端覆膜部分应开始于门静脉和肝实质的汇合处,近心端应到达肝静脉下腔静脉入口处,同时避免支架过度进入下腔静脉或右心房,以免增加今后肝移植手术的难度。对于非 TIPS 专用支架,近心端标准同上,支架下端应尽可能顺应门静脉走行。对于术中支架两端位置欠佳者,可直接叠放支架予以矫正。检查血流通过支架的顺畅性,并再次引入猪尾巴造影导管测量门静脉和脾静脉压力及下腔静脉压力,计算 PPG。一般推荐术后 PPG12mmHg(1mmHg≈0.133kPa)或较基线值下降 25%(图 8-10)。

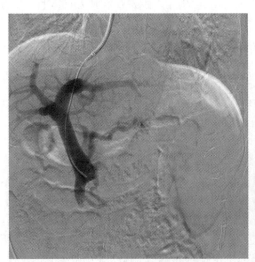
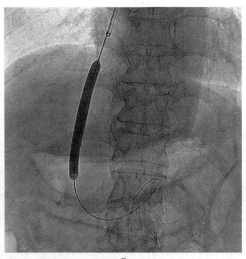

A

B

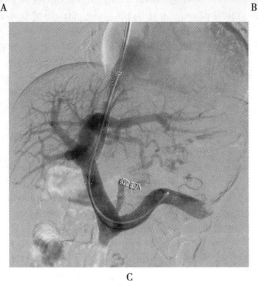

C

图 8-10　TIPS 治疗门脉高压
A. 经颈静脉、上腔静脉、肝静脉向门静脉穿刺行门静脉造影;B. 沿导丝引入球囊导管,扩张分流通道;C. 植入支架后再造影显示建立肝静脉门静脉分流。

视频:门脉高压 TIPS 手术过程

6. 门体侧支血管的栓塞 TIPS 术中联合曲张静脉栓塞,较单独 TIPS 降低了再出血发生率。伴有顽固性肝性脑病的肝硬化患者中,71%的患者存在脾肾分流道。因此,栓塞大的自发性门腔分流道可以作为顽固性肝性脑病的一个治疗靶点,从而有效降低 HE 的发生。门体侧支血管栓塞可在门腔静脉通道建立以后直接栓塞,也可以在支架植入后进行。确定成功后,拔除颈部血管鞘,局部压迫止血包扎。

【术后处理】

术后卧床 12~24h,观察患者生命体征,注意有无腹腔出血表现。静脉使用广谱抗生素 3~5d。若无出血倾向,可使用低分子肝素短期抗凝,减少分流道急性血栓发生。术后常规给予保肝、对症治疗,防止术后感染、便秘、不恰当使用药物、蛋白摄入过多和术后短期内脑灌注增加等因素,预防肝性脑病的发生。

注意观察随访,分别于术后 1 个月、2 个月复查肝肾功能、血氨等,并行多普勒彩超检查或行 CTA 检查,以后酌情间隔 3~6 个月复查以上项目,以便及时发现和处理分流道狭窄等情况。

【并发症及处理】

1. 手术相关并发症 包括腹腔内出血、肝动脉损伤、误穿胆囊、胆道出血、肝梗死、败血症等。腹腔内出血原因为误穿刺肝动脉、胆管、肝外门静脉;操作时导丝引起肠系膜血管壁撕裂伤等均可造成腹腔出血,肝被膜穿刺伤亦可造成出血;此外,部分患者的肝缩小,且伴发的张力性腹腔积液使肝上移,也将增加穿刺至肝外门静脉造成血管壁撕裂伤出血的风险。多数出血为自限性,可通过植入覆膜支架进行止血。对于大出血患者应密切观察,必要时行外科开腹修补术。其他并发症如误穿刺入胆囊、胆管致门静脉胆管瘘或胆汁性腹膜炎、穿刺后感染或脓肿形成、心律失常、支架移位等较少见。

2. 支架功能障碍 裸支架 TIPS 后 1 年分流道狭窄率高达 50%,覆膜支架 TIPS 后 1 年支架功能障碍发生率降至 12%。支架的位置与术后支架功能障碍的发生有密切联系,支架上端尽可能接近肝静脉入下腔静脉口,非 TIPS 专用支架门静脉端要顺应血管走行,以降低术后狭窄率。TIPS 术后是否进行抗凝尚缺乏循证医学证据。

3. 肝性脑病(hepatic encephalopathy,HE) TIPS 术后 1 年 HE 发生率为 15%~48%,多出现在术后 1~3 个月。治疗应首先积极寻找和祛除诱因。治疗 HE 的主要药物包括乳果糖、利福昔明、门冬氨酸鸟氨酸、支链氨基酸等。对以上药物治疗无效的顽固性 HE 患者,可以选择支架限流或封堵术改善 HE,但随着门静脉压力的升高,曲张静脉出血或腹腔积液可能复发。对于伴有粗大自发性门腔分流道的患者,可以通过栓塞或封堵粗大自发性门腔分流道来改善 HE。部分顽固性 HE 是由肝功能恶化引起而非过度分流导致,即使给予限流或封堵分流道也不会明显改善。因此,采用支架限流或封堵术时,应当综合考虑,权衡利弊。目前,肝移植被认为是难治性 HE 的最终治疗方法。

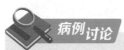

患者,男,54 岁,因"呕血黑便 17h"入院。患者有"慢性乙型病毒性肝炎、肝炎后肝硬化"病史 20 余年。患者 3 年前因再发出血,行食管曲张静脉内镜下套扎术,给予特利加压素、生长抑素治疗后仍有活动性出血,再行三腔二囊管止血治疗。查体:P 105 次/min,R 21 次/min,BP 90/58mmHg;神志清,精神软,重度贫血貌,皮肤巩膜无黄染;腹壁静脉曲张,腹膨隆;全腹无明显压痛、反跳痛;双下肢浮肿。实验室检查:红细胞 $2.48×10^{12}$/L,血红蛋白 89g/L,血小板 $108×10^9$/L,门冬氨酸转移酶 61.2μmol/L,总胆红素 32.3μmol/L,白蛋白 23.8g/L。增强 CT 示肝硬化并食管胃底静脉曲张、脾大。临床诊断:肝硬化并食管胃底静脉曲张、脾大。

讨论:

1. 下一步应选择哪种治疗方法?

2. 该治疗方法的原理?

3. 该种治疗术后可能有哪些并发症?

病例讨论

章后小结

1. 肝囊肿首选影像引导穿刺引流术治疗。
2. 阻塞性黄疸的"减黄"用 PTCD,但该手术"治标不治本"。
3. 内科保守治疗及内镜治疗无效的消化道出血可以行 DSA 造影和栓塞术止血。
4. 脾功能亢进、血小板减少性紫癜行部分性脾动脉栓塞疗效好。
5. 巴德-基亚里综合征治疗首选介入。
6. 门静脉高压引起的胃底和食管静脉曲张破裂出血内科保守治疗无效可行 TIPS 治疗。

(赵振华)

扫一扫,测一测

思考题

1. 简述肝囊肿穿刺引流术的适应证。
2. 简述 PTCD 的适应证。
3. 简述消化道出血栓塞术并发症。
4. 简述部分性脾动脉栓塞术后常见并发症。
5. 简述巴德-基亚里综合征成形术的操作步骤。
6. 简述 TIPS 基本原理。

第九章　在泌尿系统疾病中的应用

学习目标

1. 掌握肾动脉支架植入术的适应证和术后并发症。
2. 熟悉经导管肾动脉栓塞术的适应证。
3. 了解肾囊肿穿刺引流术和前列腺动脉栓塞术的步骤。
4. 具有坚韧不拔的毅力。

泌尿系统疾病特别是肾细胞癌的介入治疗是早期介入治疗的重点项目,经过40多年的发展已经非常成熟。介入放射学在泌尿系统疾病中的应用可以分为非血管介入技术和血管内介入技术。非血管介入技术包括肾活检术、囊肿穿刺引流术、肾造瘘术、输尿管成形术、尿道成形术、肾癌消融术等。血管内介入技术包括肾动脉狭窄血管成形术、肾癌动脉化疗栓塞术、肾源性血尿栓塞术、前列腺动脉栓塞术、肾移植并发症的血管内介入治疗等。本章介绍三项临床中的常用技术及近年来的重点研究技术。

第一节　超声引导下肾囊肿穿刺引流术

肾囊肿的发生可能是发育性的,也可以是后天引起的。随着影像医学设备的广泛应用,该病的发生率明显增加,据估计占成人的50%。临床常见有单纯性肾囊肿与多囊肾。超声引导下肾囊肿穿刺引流术具有创伤小、安全、有效等特点,已成为该病的首选治疗方法。

【适应证】
1. 囊肿压迫肾动脉引起高血压、胀痛。
2. 囊肿压迫尿路引起肾积水、周围肾实质萎缩或肾静脉血栓形成。
3. 囊肿感染。
4. 囊肿引起患者情绪不稳定者。
5. 疑为恶性囊性病变,需通过穿刺抽液进行细胞学检查者。

【禁忌证】
1. 有严重心、肺疾病或严重出血倾向者。
2. 囊肿与肾盂有交通。
3. 肾功能严重损害。
4. 已经明确的恶性肾囊肿。
5. 酒精过敏,不宜行无水酒精硬化治疗。

【术前准备】
1. 患者准备　检查血小板计数、凝血酶原时间。测量血压和脉搏,了解患者基础生命体征状况。

肾盂旁囊肿,术前应行增强 CT 或静脉肾盂造影明确囊肿与肾盂是否相通。

2. 签署手术同意书　向患者及家属充分告知穿刺的目的及可能出现的并发症,并签手术知情同意书。

3. 手术用品准备　无菌穿刺包、穿刺针[1.21mm(18G)至 1.52mm(16G)带芯的套管针]或一步法穿刺引流导管 2.70~3.30mm(8~10F);探头无菌保护套、引流袋、生理盐水、2%利多卡因溶液、无水酒精等。

【操作步骤】

1. 选择合适体位,确定穿刺点　超声明确囊肿的部位、大小、与邻近血管和脏器的关系。选择离体表最近,又能避开重要组织结构且有利于操作的部位为穿刺点,并测定进针的深度与角度。

2. 麻醉与穿刺　手术区域皮肤常规消毒、铺无菌巾,用无菌保护套包裹探头。再次明确穿刺路径。局部麻醉后,在超声引导下将穿刺套管针送至囊肿深部,拔出针芯,见囊液流出,接三通及引流袋。

3. 蛋白定性试验　除了通过囊肿位置、囊液颜色和气味区分囊液和尿液外,术中常规做蛋白定性试验进一步确定。在抽取的液体中注入适量无水酒精,很快变至浑浊为蛋白定性阳性,即确定为囊液,尿液通常为蛋白定性试验阴性。

4. 注入无水酒精　抽尽囊液并计量,确定囊腔不与肾盂相通后,可用生理盐水冲洗囊腔。为避免疼痛可先注入适量利多卡因,抽净后再向囊内注入无水酒精。无水酒精注入量为抽出囊液的 25%~50%;囊腔容量过大时,无水酒精单次注入量以不超过 50~60ml 为宜,总量不宜超过 200ml,避免一次注射量过多引起酒精中毒。留置酒精 3min 后尽量抽净,重复操作 3 次。

【术后处理】

术后卧床观察,测量血压、脉搏。部分患者因无水酒精刺激可有局部疼痛,无水酒精吸收入血还可引起头晕、恶心、颜面烧灼感等,一般不需处理。定期复查观察疗效(图 9-1)。

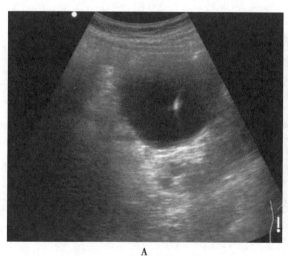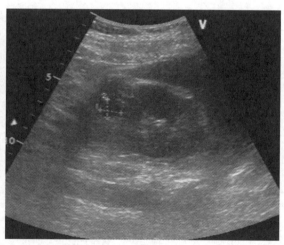

图 9-1　肾囊肿穿刺引流术
A.穿刺囊腔;B.治疗后 4 个月复查图像。

【并发症】

1. 囊内出血　常见并发症,多是由于囊液接近抽净时针尖划伤囊壁所致,出血量不大时可继续行硬化治疗,多数注入无水酒精后可以止血。

2. 酒精吸收反应　轻者不需处理,重者应对症治疗。

3. 感染　绝大多数与消毒不严有关,应给予抗生素治疗。

4. 发热　少数患者治疗后数日内出现,可能与囊壁细胞坏死吸收及囊内残留酒精吸收等有关。

5. 腹部疼痛　与少许酒精沿针道外渗到肾表面或腹腔内有关,部分疼痛多可自行缓解,无须处理。如有剧烈疼痛应停止酒精注入,改用其他药物。

6. 肾盏损伤 罕见。

【注意事项】

1. 必须无菌操作,避免将无菌囊肿变成感染囊肿。

2. 穿刺过程可以嘱咐患者呼吸配合完成,如吸气后屏气。

3. 针刺入囊腔后,将针尖推进到囊肿远端 3/4 处,可以避免抽液后囊壁塌陷而使针尖脱离囊腔或划破囊壁。

4. 良性囊液为淡黄色清澈透明,恶性或感染性囊液可能染血或浑浊。应将囊液做离心沉淀后检验。

5. 多囊肾的抽吸应选最大的囊腔,并尽量争取一针能同时通过几个囊腔,先抽吸离皮肤穿刺点最远的,最后抽吸距皮肤最近的囊液。

第二节 肾动脉支架植入术

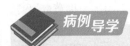

患者,女,55 岁,高血压 15 年,长期服用抗高血压药物,效果不佳。查体:肾功能逐渐变差,血肌酐经常超过 140μmol/L(正常值<140μmol/L)。腹部 B 超:左肾轻度缩小,左肾动脉明显狭窄,右肾动脉中度狭窄。

请问:

1. 该患者血压为什么难以控制?

2. 应用何种方法可以有效控制患者的血压?

肾动脉狭窄可以引起肾血流减少,造成肾组织缺血,激活肾素-血管紧张素系统,导致血压升高;进行性狭窄还可能导致肾功能衰竭,以及肾萎缩。一般来说,肾血管性高血压约占高血压人群的 2%~5%,而在肾功能不全的患者中 15% 左右合并肾动脉狭窄。对本病的早期诊断和积极治疗尤为重要。肾动脉狭窄的常见病因有三种,动脉粥样硬化、纤维肌性发育不良和大动脉炎。成人以动脉硬化为主,而在青少年中,我国以大动脉炎居多,欧美等西方国家以纤维肌结构不良居多。肾动脉造影是诊断肾动脉狭窄的"金标准"。还可以用 CTA、MRA、超声和肾动态核素成像评价肾功能状态。肾动脉狭窄的介入治疗开始于 1976 年,肾动脉支架的开展在 1990 年以后,目前已经取代传统的外科手术,成为首选治疗方法。主要包括肾动脉球囊扩张成形术和肾动脉支架植入术。

【适应证】

无论何种原因引起的肾动脉狭窄,只要临床表现为肾血流性高血压和/或缺血性肾病,都应该行介入治疗。理想的适应证是:

1. 单侧肾动脉短段、单发、无钙化的次全狭窄,程度超过 70%。

2. 肾功能降低,但肾萎缩不明显。健侧肾内小动脉未出现弥漫性硬化表现。

3. 大动脉炎静止期。

4. 由于肾移植、肾血管手术、放射治疗等引起的肾动脉狭窄。

5. 下列情形之一植入支架 肾动脉球囊扩张成形术失败,或者发生血管痉挛、内膜剥离等并发症;肾动脉成形术后再狭窄;肾动脉闭塞再通后。

【禁忌证】

1. 肾动脉狭窄程度<70%,未引起血流动力学改变,未出现相应的症状和体征。

2. 肾严重萎缩或肾功能丧失。

3. 病变广泛,累及肾动脉全长或肾内弥漫性小血管病变。

4. 严重狭窄或闭塞及肾内动脉分支狭窄,以致导丝无法通过,操作无法成功。

5. 大动脉炎活动期。

【术前准备】

患者血管造影常规准备,并在前 3d 口服阿司匹林 300mg/d 和氯吡格雷 75mg/d。

【常用器材】

器械准备包括造影导管、交换导丝、2.45~2.70mm(7~8F)血管鞘或导引导管、球囊导管及支架。

【操作步骤】

1. 建立血管通道 常规腹股沟区消毒铺巾,局部麻醉下股动脉穿刺,置入 1.40~2.00mm(4~6F)血管鞘。

2. 腹主动脉和肾动脉造影 先用猪尾巴造影导管置于 $T_{11~12}$ 行腹主动脉造影,再用眼镜蛇导管或 Simmons I 型导管选择患侧肾动脉行肾动脉造影。造影显示肾动脉狭窄的部位、程度、范围、测量肾动脉狭窄段直径及其邻近正常血管直径大小,以便选择适当的球囊导管和支架。

3. 置换长鞘 如准备行支架植入术时,首先全身肝素化,以防止操作过程中血栓形成。经导管送入交换导丝,导丝头端通过肾动脉狭窄段,至肾动脉分支远端。保留交换导丝并撤出造影导管,交换肾动脉导引导管或长鞘至肾动脉开口。

4. 球囊扩张狭窄段 经导丝输送预扩张球囊,扩张狭窄段,以扩开狭窄段为原则,经导管推注对比剂观察扩张效果。导管和导丝,特别是球囊导管和支架推送系统能否通过狭窄段或闭塞段是技术成功的关键。通常选择球囊直径应大于动脉正常段直径 1mm。

5. 释放支架 当需要放置支架时,应选择与肾动脉直径相等或稍大 1mm,长度应能完全覆盖狭窄段及其两端 5mm。对肾动脉开口部位狭窄,支架进入腹主动脉不超过 2mm。目前临床多选用球囊扩张式支架,造影定位,保证支架释放到位。

6. 再次造影 证实手术效果,满意后撤除导丝和导引导管(图 9-2)。

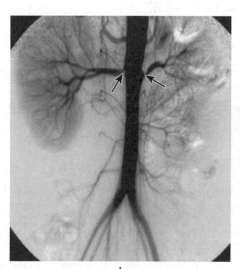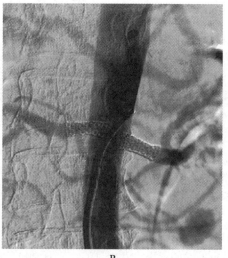

A   B

图 9-2 肾动脉支架植入术前后 DSA
A. 造影显示双侧肾动脉狭窄;B. 支架植入后狭窄消失。

视频:肾动脉支架植入术

【术后处理】

1. 拔管后压迫股动脉穿刺点 15min 以上,确定无活动性出血,加压包扎穿刺部位。

2. 术后 48h 内密切观察血压变化,注意补充液体避免发生低血压;观察穿刺部位有无渗血和足背动脉搏动。

3. 依据每千克体重 100IU 计算,皮下注射低分子肝素钙 2 次/d,持续 3~7d;也可以用静脉滴注低分子右旋糖酐 500ml;口服阿司匹林 100mg/d 和氯吡格雷 75mg/d,每日 1 次,至少 6 个月。

【并发症】

介入治疗肾动脉狭窄并发症发生率在 10% 左右,主要包括肾动脉痉挛、肾动脉血栓形成、对比剂肾病、肾动脉内膜剥脱、肾动脉急性闭塞、胆固醇栓塞、肾动脉再狭窄及血管造影常见并发症。

笔记

1. 肾动脉痉挛　导丝引入过深,反复多次刺激肾内动脉管壁导致。避免粗暴操作,提高插管熟练程度可降低发生率。发生后可以在肾动脉内注入血管扩张剂或 Ca^{2+} 通道阻滞剂。

2. 肾动脉血栓形成　发生率2%～5%。加强围手术期抗凝、抗血小板治疗,有助于降低术后血栓形成的概率。

3. 对比剂肾病　是导致患者肾功能恶化的重要原因。基础肾功能不全是引起对比剂肾病的最强的危险因素,其他还包括糖尿病、脱水、大量使用对比剂、高龄和使用某些药物等。介入治疗前充分评价并积极纠正危险因素。

4. 肾动脉内膜剥脱　发生率极低,与球囊过度扩张和粗暴操作有关,有血流动力学意义的患者植入支架纠正。

5. 肾动脉急性闭塞　球囊成形术后管壁弹性回缩所致,需立即植入支架开通。

6. 胆固醇栓塞　发生率大约3%,胆固醇粥样斑块脱落引起肾栓塞。其临床主要表现为进行性肾功能减退。

【疗效评价】

介入治疗肾动脉狭窄后,可以控制患者的恶性高血压,由高血压引起的脑出血、心绞痛、左心衰竭、肾小动脉进行性硬化等并发症也会相应控制。临床评价肾动脉狭窄介入治疗临床疗效为:

1. 治愈　血压恢复到140/90mmHg以下,不再需用降压药物。

2. 显效　仅用少量降压药物,血压可以维持正常水平。

3. 好转　血压有所下降,服药量减少,但未降到正常。

4. 无效　未到达上述标准。

第三节　肾动脉栓塞术

在泌尿外科的临床实践中经常遇到肾癌、肾盂癌、肾外伤导致的肾破裂和血尿,肾活检或经皮肾镜导致的血尿,以及肾血管平滑肌脂肪瘤破裂出血,肾动脉瘤、肾动静脉瘘、肾动静脉畸形等疾病。特别是肾外伤和肾活检或经皮肾镜导致的血尿,手术治疗往往是切除肾。这无疑是对患者的一大损失。此外,肾出血的患者往往处于休克状态,手术风险太大,不能手术治疗。经导管肾动脉栓塞术不但可以达到止血的目的,更重要的可以保留肾。

【适应证】

1. 肾癌手术前栓塞　术前行肿瘤动脉栓塞可使术中出血减少,肾周围水肿易于肿瘤分离切除;还可以减少经静脉转移的可能。体积大的肾癌,特别是血供丰富肿瘤表面和肾门有大量迂曲扩张的静脉,术中极易出血。肾动脉栓塞后,血流停止,静脉瘪缩,手术失血大为减少。肾癌的肾静脉和下腔静脉中多有瘤栓,手术的挤压易造成瘤细胞经血运转移,术前栓塞后可减少经静脉转移的可能。栓塞后24～72h被栓塞肿瘤和肾发生水肿,与肾床的界面显示清楚,利于术中切除剥离。

2. 不能手术的肾癌患者姑息治疗　肾动脉化疗栓塞术后可使肿瘤缩小,控制血尿,缓解疼痛。

3. 肾血管平滑肌脂肪瘤破裂出血。

4. 肾动脉瘤、肾动静脉瘘、肾动静脉畸形。

5. 失去手术时机的肾盂癌。

6. 肾破裂。

7. 肾活检或经皮肾镜导致的血尿。

【禁忌证】

1. 碘剂过敏患者。

2. 严重心、肝、肾功能不全患者。

3. 严重凝血功能障碍。

4. 双侧肾均有病变,为肾动脉主干栓塞绝对禁忌证。

【常用器材】

器械和药物准备主要包括造影导管和导丝等。肾癌、肾盂癌栓塞材料:碘化油、明胶海绵、栓塞微球、不锈钢圈等。常用的动脉化疗灌注药物有氟尿嘧啶 500~1 000mg、顺铂 60~100mg、卡铂 400~500mg、多柔比星 60~80mg、表柔比星 60~80mg、丝裂霉素 16~20mg、紫杉醇 30~60mg 等。肾外伤导致的肾破裂和血尿、肾活检或经皮肾镜导致的血尿、肾血管平滑肌脂肪瘤破裂出血一般用明胶海绵或弹簧圈栓塞。肾动脉瘤、肾动静脉瘘、肾动静脉畸形可以采用弹簧圈或 n-BCA。

【操作步骤】

1. 建立血管通道　常规腹股沟区消毒铺巾,局部麻醉下股动脉穿刺,置入 1.40~2.00mm(4~6F)血管鞘。

2. 血管造影　选用猪尾巴造影导管先行腹主动脉造影,再用眼镜蛇或 Simmons Ⅰ 型导管行肾动脉造影,以了解肿瘤的大小、范围、形态、瘤内血管以及有无动静脉瘘等。如果是肾外伤要了解破裂的程度、是否有外伤性假性动脉瘤的发生等。

3. 释放栓塞物质　造影确诊后,将导管头端插入肿瘤供血血管,推注对比剂证实后固定,缓慢推注栓塞材料。肾癌对化疗药物不敏感,所以动脉栓塞为主要手段。

4. 再次造影　栓塞结束后再行血管造影观察治疗效果,满意后拔管,穿刺点加压包扎(图 9-3)。

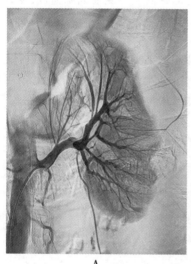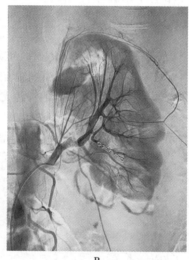

A B

图 9-3　肾动脉栓塞术前后 DSA
A.肾动脉栓塞前对比剂外溢;B.肾动脉栓塞术后对比剂外溢消失。

【并发症】

1. 栓塞后综合征　表现为腹痛、腰痛、发热、恶心、呕吐,是肾缺血、机体对栓塞剂的异物反应和肿瘤变性坏死所致。术后前几日疼痛较重,可予镇痛剂。发热常于术后 2~3d 出现,如低热可不予处理,高热或患者感到不适时可予解热剂或激素,如吲哚美辛和地塞米松。对恶心、呕吐可予止吐药对症处理。

2. 非靶器官栓塞　栓塞剂反流至肾外可引起极严重的并发症,如肠系膜上动脉、肠系膜下动脉、下肢动脉等,应尽量避免。如肿瘤内有动静脉瘘,碘化油可通过瘘口进入肺部,引起肺栓塞。

3. 肾脓肿和败血症　多因操作中消毒不严、栓塞材料有菌或肾原有感染所致,严格无菌操作和术前术后预防性使用抗生素可降低感染的发生率。如果形成脓肿,可考虑经皮穿刺进行引流。

【疗效评价】

肾癌动脉化疗栓塞术用于不能切除的肾癌作为姑息治疗时,可使肾癌的进展延缓、解除或缓解症状。已有转移的患者,动脉栓塞术后,转移灶也可能缩小消失。可能是由于肿瘤在栓塞后发生梗死坏死,刺激增加机体对肿瘤细胞的自身免疫反应所致。

第四节 前列腺动脉栓塞术

前列腺动脉栓塞术(prostatic artery embolization,PAE)治疗有症状的良性前列腺增生是近年来泌尿外科和介入放射学的重要进展和研究热点之一。良性前列腺增生是中老年男性的常见疾病,50岁以上发病率>50%,80岁以上发病率高达90%。常导致膀胱出口梗阻、排尿困难等下尿路阻塞症状,最终引起膀胱和肾损害。目前治疗良性前列腺增生的方法有药物治疗、外科治疗和微创治疗。药物治疗是一线治疗措施,适用于中等程度症状患者,但治疗费时,影响性功能;外科治疗有开放手术和经尿道切除术,虽疗效确切,但创伤较大;经尿道激光、微波消融、射频等微创治疗目前在疗效、并发症、治疗费用和安全性等综合评估上,没有优于经尿道前列腺切除术。PAE通过阻断血液供应,可以减少前列腺体积和改善尿流率,是一种能保护控制尿液能力和射精功能的微创手术。

【前列腺动脉解剖】

前列腺动脉的起源变异较大,这不仅对PAE技术的成功率有直接影响,更可能增加误栓的风险,导致严重的并发症的发生。前列腺动脉可起源于阴部内动脉、臀阴动脉干、髂内动脉、闭孔动脉、膀胱上动脉、直肠下动脉和臀下动脉等。70%~90%单支动脉供应一侧前列腺血供,少数有2~3支动脉,22%前列腺动脉与邻近动脉有吻合。

【治疗机制】

前列腺动脉栓塞导致局部前列腺组织缺血,可以引起前列腺组织缺血坏死和体积缩小;另一方面导致前列腺内游离血浆睾酮减少,从而减少雄激素对前列腺的营养作用;再者栓塞引起前列腺基质中α1肾上腺素能受体减少,逐渐破坏前列腺的神经支配,从而使前列腺平滑肌松弛,改善膀胱出口梗阻。

【适应证】

1. 良性前列腺增生临床症状明显,内科保守治疗6个月效果不佳的患者。

2. 手术治疗后效果不好,须进一步治疗的患者。

3. 无法耐受手术治疗者。

【禁忌证】

1. 碘剂过敏患者。

2. 严重心、肝、肾功能不全患者。

3. 严重凝血功能障碍者。

【术前准备】

1. 患者准备 术前要全面评估患者,包括前列腺的影像学评估,前列腺症状评分、生活质量评分、最大尿流率和膀胱残余尿量。腹股沟区备皮,术前常规留置导尿管;做好必要的药物过敏试验。可以术前预防性使用广谱抗生素。

2. 药物准备 对比剂、抗生素、0.9%氯化钠溶液、利多卡因、盐酸哌替啶或吗啡,以及防止动脉痉挛的罂粟碱。

【常用器材】

常用器械包括猪尾巴导管、单弯导管、眼镜蛇导管、RH导管、微导管、超滑导丝、血管鞘等。常用的栓塞剂是栓塞微球或栓塞颗粒,大小100~300μm。

【操作步骤】

1. 建立血管通道 常规腹股沟区消毒铺巾,局部麻醉下经右侧股动脉穿刺,置入4~6F血管鞘。在导丝的引导下将1.40~1.70mm(4~5F)眼镜蛇导管送入左髂内动脉,造影观察左侧前列腺动脉起始端及走行。

2. 选插前列腺动脉 插入微导管,在路径图引导下选插左侧前列腺动脉。右侧前列腺动脉插管则利用成袢技术,先将导管头端拉入右髂内动脉,造影观察右侧前列腺动脉起始端及走行,同样使用微导管在路径图引导下选插右侧前列腺动脉。采用成袢技术应防止导管打折,应用柔软和有网衬的导管,不过度牵拉导管可减少打折的发生。

3. 行前列腺动脉栓塞术　前列腺动脉分别起源于双侧髂内动脉,将微导管头端插入前列腺动脉,手推对比剂确认前列腺染色,无其他侧支显影,对比剂无反流后实施栓塞治疗(图9-4)。

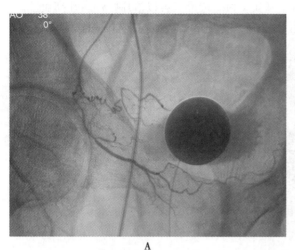
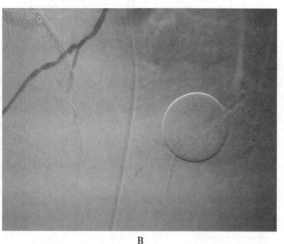

视频:前列腺
动脉栓塞术

图9-4　前列腺动脉栓塞术前术后 DSA
A. 前列腺动脉造影;B. 前列腺动脉栓塞术后造影。

4. 再次造影　栓塞后即行造影观察栓塞效果,满意后拔管,穿刺点加压包扎。

【并发症】

1. 与介入操作相关的并发症　如导丝断裂、血管穿孔、血管内膜撕脱等,多是由于操作不当引起。

2. 轻度栓塞并发症　包括血尿、血精、尿路感染、会阴疼痛、膀胱炎和前列腺炎等,多数都是自限性不良事件,随时间可自愈。

3. 非靶向栓塞引起的膀胱缺血和缺血性直肠炎　是前列腺动脉栓塞术最严重的并发症,发生率一般极低。

【注意事项】

1. 前列腺动脉栓塞关键技术是辨别前列腺动脉,以避免误栓前列腺动脉周围正常血管。

2. 栓塞材料的选择非常重要,直径较小的栓塞物质可以更容易进入前列腺动脉远端分支,达到更好的栓塞缺血效果,但要考虑前列腺动脉较高的变异以及与邻近血管的吻合,会增加误栓周围组织的风险。

3. 前列腺动脉内径约 1mm,插管过程中操作手法要轻柔,一旦血管痉挛或内皮损伤,可能导致手术失败或降低手术有效率。

4. 可以利用导尿管定位,也可以使用 3D 旋转技术进行前列腺的定位,提高前列腺动脉插管成功率。

随着对前列腺动脉栓塞术相关研究的进一步深入,尤其是与其他治疗方式在疗效和并发症对比研究,以及前列腺供血动脉的解剖、临床标准操作规范、长期临床疗效随访等多方面的深入研究,前列腺动脉栓塞术有望被发展成一种高效、安全的微创技术,更好地在临床治疗中发挥作用。

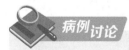

患者,男,71 岁,尿频、尿急、夜尿增多 12 年,2 次排尿间隔约 1h,经穿刺活检确诊为良性前列腺增生,内科治疗 6 个月效果不佳。MRI 示前列腺体积 137cm³。

讨论:

1. 患者可以选择的治疗方式有哪些?

2. 如果选择前列腺动脉栓塞治疗需要做哪些准备?

3. 可能出现的并发症有哪些?

病例讨论

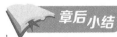

章后小结

　　肾穿刺引流术是肾囊肿治疗的首选方法。肾动脉狭窄血管成形术可以治疗肾性恶性高血压。肾癌动脉化疗栓塞术可用于术前辅助治疗和姑息性治疗。前列腺动脉栓塞是为有症状的良性前列腺增生提供新的微创治疗手段。

（潘小平）

扫一扫,测一测

思考题

　　1. 简述介入放射学在泌尿系统疾病中的应用范围。

　　2. 简述肾动脉支架植入术的适应证和禁忌证。

　　3. 简述经导管肾动脉栓塞术的适应证。

　　4. 简述前列腺动脉栓塞术的适应证。

在妇产科疾病中的应用

1. 掌握介入技术在妇产科疾病中的应用范围和正常子宫动脉的 DSA 表现。
2. 熟悉子宫动脉栓塞术适应证和并发症。
3. 了解子宫肌瘤的 DSA 表现。
4. 具有良好的沟通能力。

传统妇产科疾病的治疗主要以药物和外科手术为主。不论开腹手术或腹腔镜手术等方法均采用手术切除的办法,伴有不可逆的组织器官损伤。而介入技术的治疗理念是通过微创处理,达到保留器官、保留组织功能的目的,已经在妇产科疾病中广泛应用。

妇产科疾病中的非血管介入技术主要包括卵巢囊肿穿刺引流术、输卵管再通术等。血管内介入技术主要包括经导管动脉化疗药物灌注术、经导管血管栓塞术等。动脉化疗药物灌注术可以治疗子宫颈癌、滋养细胞肿瘤、子宫内膜癌、宫体癌、卵巢癌、盆腔复发肿瘤及肝肾等转移瘤。对于妇产科的恶性肿瘤也可以联合使用经导管动脉化疗药物灌注术和动脉栓塞术。子宫动脉栓塞术主要用于子宫肌瘤、产后出血、子宫腺肌病、剖宫产子宫切口瘢痕妊娠(CSP)的治疗和止血。此外还有凶险的前置胎盘的术中使用腹主动脉与髂内动脉球囊阻断术,以防大出血。静脉栓塞术还可以治疗子宫动静脉畸形、盆腔淤血综合征等。本章介绍卵巢囊肿穿刺引流术和子宫动脉栓塞术。

第一节 超声引导下卵巢囊肿穿刺引流术

卵巢囊肿主要包括卵泡囊肿、黄体囊肿、单纯性囊肿、子宫内膜异位囊肿等。当囊肿体积较大时,容易发生卵巢扭转、破裂、出血、感染等,少数甚至有恶变的可能;子宫内膜异位囊肿还可以继发不孕、腹痛等。因此部分卵巢囊肿仍然需要及时治疗。超声引导下对囊肿进行穿刺引流并硬化,已成为治疗卵巢囊肿的重要手段。

【适应证】

囊肿直径在 3.0cm 以上,有安全穿刺路径,无硬化剂过敏者,均适宜在超声引导下穿刺引流并硬化治疗。

【禁忌证】

1. 有严重出血倾向或凝血障碍者。
2. 未婚者、有严重生殖道畸形或瘢痕者,不宜经阴道途径穿刺引流。
3. 患有外阴和/或阴道炎者,应在炎症治愈后再经阴道途径穿刺治疗。
4. 酒精过敏者,不宜行无水酒精硬化治疗。

【术前准备】

1. 检查血小板计数、凝血酶原时间。

2. 测量血压和脉搏,了解患者基础生命体征状况。

3. 向患者及家属充分告知穿刺目的及可能出现的并发症,并签订手术协议书。

4. 手术用品准备 无菌穿刺包、穿刺针[1.21mm(18G)至1.52mm(16G)带芯的套管针]、穿刺架、探头无菌保护套、注射器、2%利多卡因溶液、无水酒精等。

【操作技术】

1. 体位 取仰卧位,靠近前腹壁的囊肿适宜选择经腹壁途径,盆腔后下方靠近阴道穹窿的囊肿适宜选择经阴道途径,若两途径均可,建议选择经阴道途径,图像显示较清晰。

2. 麻醉与穿刺 手术区域消毒、铺巾,用无菌保护套包裹探头,再次定位明确穿刺路径。局部麻醉后,超声引导下穿刺至囊腔,拔出针芯,抽净囊液。

3. 注入无水酒精 为避免疼痛可先行注入适量利多卡因,抽净,向囊内注入无水酒精。无水酒精注入量为抽出囊液的25%~50%,单次注入量以不超过50~60ml为宜,总量不宜超过200ml。留置无水酒精3min后尽量抽净,重复此操作3次。

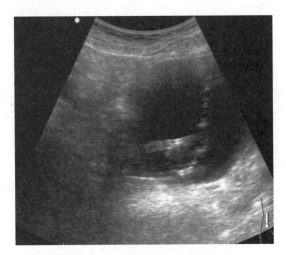

图10-1 囊腔内置入引流管

4. 置入引流管 囊腔容量过大时,可以置入引流管,充分引流并分次注入无水酒精硬化(图10-1)。当引流液小于10ml/d时,可以拔除引流管。

【并发症】

1. 出血 大多为操作中误划伤阴道壁所致,若有活动性出血,及时用碘伏纱布加压填塞,并卧床休息,出血多能自行停止。

2. 酒精吸收反应 轻者不需处理,重者对症治疗。

3. 感染 绝大多数与消毒不严有关,应及时穿刺引流及抗生素冲洗治疗。

4. 发热 少数患者治疗后数日内出现,可能与囊壁细胞坏死吸收及囊内残留酒精吸收等有关。大多数不需处理。

第二节 子宫动脉栓塞术

 病例导学

患者,女,29岁,妊娠8周,有剖宫产史。经超声和磁共振检查,患者被诊断为瘢痕妊娠。准备终止妊娠。

请问:

为了防止清宫导致的大出血,应该提前作何种处理?

子宫动脉栓塞术(uterine artery embolization,UAE)是经导管栓塞子宫动脉的介入技术。其主要操作是选择性的栓塞子宫动脉,从而达到止血、防止大出血、治疗肿瘤等目的。该手术的特点是可以保留子宫,操作简便,患者术后恢复快,术后并发症少。即在保留子宫的同时,不用外科手术就能达到治疗效果。

该手术的主要临床应用是子宫肌瘤、CSP、产后大出血、子宫恶性肿瘤和子宫腺肌病。

子宫肌瘤是育龄期妇女最常见的生殖系统肿瘤。子宫腺肌病是由于子宫内膜及间质侵入子宫肌

 笔记

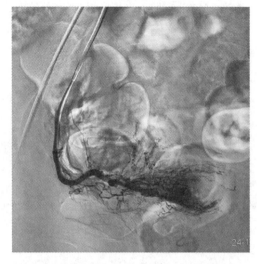

层引起的良性病变。两种疾病均好发于 30~50 岁育龄期妇女,疾病的病灶都具有较为丰富的新生血管网且对缺血缺氧的耐受力差。双侧子宫动脉栓塞阻断了病灶的血供,导致病灶缺血性坏死,继而溶解、吸收,最后病灶缩小甚至消失,使得子宫体积和宫腔面积缩小,从而达到缓解症状的目的。

CSP 清宫前 UAE 的栓塞也可以大大减少清宫手术时的出血风险。

对于产后大出血的患者,选择使用 UAE,可以保留子宫。对于失去手术机会的晚期子宫体癌、子宫颈癌的患者,UAE 可以作为姑息性的治疗手段,起到减少出血、延长生命、缓解症状的作用。

【解剖学特点】

子宫动脉起源于髂内动脉前干,在腹膜后沿骨盆侧壁向下向前走行,经阔韧带基底部、宫旁组织到

图 10-2 正常子宫动脉的 DSA 表现

达子宫外侧约 2cm 处横跨输尿管至子宫侧缘,此后分为上、下两支。上行支较粗,沿子宫侧缘迂曲上行称宫体支,至宫角处又分为宫底支、卵巢支及输卵管支;下行支较细,分布于宫颈及阴道上段称宫颈-阴道支。正常子宫动脉在 DSA 下表现为一个 U 字形(图 10-2)。

知识拓展

子宫动脉的解剖变异类型

根据子宫动脉在髂内动脉起源上的不同,将其分为 4 型。

Ⅰ型:子宫动脉是臀下动脉的第一个分支,最常见,占 45%。

Ⅱ型:子宫动脉是臀下动脉的第二个或第三个分支,占 6%。

Ⅲ型:子宫动脉、臀下动脉和臀上动脉以三叉的形式从髂内动脉同时发出,占 43%。

Ⅳ型:子宫动脉是髂内动脉的第一个分支(在臀下动脉和臀上动脉之前发出)或无法分型,占 6%。

此外,子宫动脉也可直接起源于腹主动脉、卵巢动脉、髂外动脉等,有时甚至缺如。

【适应证】

1. 子宫肌瘤

(1)无生育要求的症状性子宫肌瘤,包括月经量多,疼痛,压迫周围器官继发尿频、便秘和腹胀等。有生育要求的症状性子宫肌瘤患者慎用 UAE,可能因卵巢坏死或子宫内膜坏死而继发不孕。

(2)非手术治疗失败或拒绝手术或有多次手术史,而再次手术治疗难度大的子宫肌瘤患者。

(3)体弱或合并严重内科疾病不能耐受手术者。

(4)UAE 术后的并发症与肌瘤大小无明确关系,以下情况须充分评估:①黏膜下子宫肌瘤的直径>5cm;②直径>10cm 的肌壁间肌瘤;③外突>50% 的浆膜下肌瘤;④子宫颈肌瘤。

(5)UAE 术后复发患者,经 CT 血管成像数字化三维重建提示子宫动脉已复通,无卵巢动脉参与病灶供血的患者可行二次 UAE 治疗。

2. 产后出血

(1)产妇生产后各种原因引起大出血保守治疗无效,或者保守治疗有效但仍有出血倾向的患者。

(2)产妇产后大出血要求保留子宫或拒绝外科手术,还有再次生育要求的患者。

(3)产前诊断前置胎盘或胎盘嵌入子宫体内,考虑生产会引起大量出血者。

(4)CSP 出血,或刮宫前栓塞子宫动脉减少术中和术后出血。

（5）子宫前置胎盘终止妊娠，刮宫前栓塞子宫动脉减少术中和术后出血。

严重的失血性休克患者，先以抢救生命体征为主，但只要不妨碍股动脉穿刺造影的均可行介入栓塞止血。

3. CSP

（1）Ⅱ型和Ⅲ型 CSP。

（2）部分瘢痕处血流丰富的Ⅰ型 CSP。

（3）发生大出血需要紧急止血。

（4）其他情况，如保留子宫愿望强烈、稀有血型等。

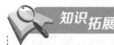

CSP 分型

常用 CSP 分型是在超声下依据妊娠囊生长方向及妊娠囊与膀胱后壁间子宫肌层厚度作出的，对临床有指导意义。

Ⅰ型 CSP 声像图表现：①妊娠囊仅少部分着床于剖宫产瘢痕处，其余部分或大部分位于宫腔；②妊娠囊拉长、变形，下端呈锐角改变；③妊娠囊与膀胱后壁之间子宫肌层厚度>3mm；④剖宫产瘢痕处可探及点状滋养层低阻血流信号。

Ⅱ型 CSP 声像图表现：①妊娠囊仅部分着床于剖宫产瘢痕处，其余部分或大部分位于宫腔；②妊娠囊拉长、变形明显，下端呈锐角改变；③妊娠囊与膀胱后壁之间子宫肌层厚度≤3mm；④剖宫产瘢痕处可探及滋养层低阻血流信号。

Ⅲ型 CSP 声像图表现：①宫颈管和宫腔内未探及妊娠囊；②妊娠囊完全着床于剖宫产瘢痕处并突向膀胱；③妊娠囊与膀胱后壁间子宫肌层厚度≤3mm，甚至可出现肌层连续性中断；④剖宫产瘢痕处可探及滋养层低阻富血流信号。

4. 恶性肿瘤

（1）失去手术机会的卵巢癌、子宫体癌、子宫颈癌，或者子宫内膜癌的姑息治疗。

（2）子宫的恶性肿瘤引起的妇科大出血，或放疗后引起出血，内科保守治疗无效患者。

（3）子宫恶性肿瘤压迫周围脏器引起腹痛、腹胀、尿频等，为缓解症状者。

5. 子宫腺肌病

（1）症状性子宫腺肌病，典型的痛经和/或月经量多，影像学明确诊断的患者。

（2）年龄<50 岁的已婚已育经药物等保守治疗无效且不愿切除子宫者。

（3）有多次盆腔手术史，或因盆腔黏连估计子宫切除手术困难的患者。

（4）体弱或合并有严重内科疾病不能耐受手术，但经期腹痛和经量过多等临床症状严重，影响身体健康的患者。

（5）接受药物治疗但不良反应大，无法继续药物治疗的患者。

【禁忌证】

1. 子宫肌瘤

（1）妊娠期子宫肌瘤。

（2）合并泌尿生殖系统感染。

（3）有肌瘤恶变可能或高度怀疑子宫肉瘤。

（4）已知或可疑的妇科恶性肿瘤并存。

（5）介入栓塞治疗的一般禁忌证，如对比剂过敏、穿刺点皮肤感染、肾功能不全或机体严重的免疫抑制。

（6）带蒂的浆膜下肌瘤。

（7）CT 血管成像数字化三维重建提示病灶主要由卵巢动脉供血的子宫肌瘤患者。

（8）绝经后妇女患子宫肌瘤也应当避免行 UAE。

2. 产后出血

（1）合并其他脏器出血的弥散性血管内凝血（DIC）患者。

（2）生命体征极度不平稳，不适合搬动者。

（3）介入栓塞治疗的一般禁忌证，如对比剂过敏、肾功能不全或机体严重的免疫抑制。

3. CSP 不存在明确绝对禁忌，相对禁忌证主要有对比剂过敏、穿刺点皮肤感染、盆腔活动性炎症、严重凝血功能障碍及多器官衰竭等。

4. 恶性肿瘤

（1）凝血功能严重减退，且无法纠正。

（2）肿瘤远处广泛转移，估计生存期<3个月者。

（3）恶病质或多器官功能衰竭者。

（4）肾功能障碍：肌酐>2mg/dl或肌酐清除率<30ml/min。

（5）外周血白细胞和血小板显著减少，白细胞<$3.0×10^9$/L，血小板<$50×10^9$/L患者。

5. 子宫腺肌病

（1）合并妊娠或可疑妊娠的患者。

（2）急性炎症期或体温超过37.5℃的患者。

（3）合并可疑或已经确诊癌性病变；以及子宫短期内快速增大，可疑子宫肉瘤的患者。

（4）介入栓塞治疗的一般禁忌证，如对比剂过敏、穿刺点皮肤感染、肾功能不全或机体严重的免疫抑制。

（5）合并有严重内科疾病，病情未控制，生命体征不稳定，不能搬动的患者。

（6）合并严重的凝血功能障碍的患者。

【术前准备】

1. 患者准备 术前全面评估患者，包括子宫肌瘤的影像学评估，痛经程度和月经量，并且评估卵巢功能。术前3d禁性生活，并开始用碘伏擦洗阴道2次；腹股沟区备皮，作必要的清洗；术前常规留置导尿管；做好必要的药物过敏试验。

2. 药物准备 对比剂、抗生素、0.9%氯化钠、利多卡因、盐酸哌替啶或吗啡，以及防止动脉痉挛的罂粟碱。常用的动脉化疗灌注药物有氟尿嘧啶500~1 000mg、顺铂60~100mg、卡铂400~500mg、多柔比星60~80mg、表柔比星60~80mg、丝裂霉素16~20mg、紫杉醇30~60mg等。

【常用器材】

穿刺针、血管鞘、猪尾巴造影导管、子宫动脉导管、单弯导管、眼镜蛇导管、RH导管、微导管、超滑导丝等。产后大出血、CSP常用的栓塞剂是明胶海绵颗粒或弹簧圈。子宫肌瘤、子宫腺肌病、子宫恶性肿瘤常用的栓塞剂有栓塞微球，大小以500~700μm为主；也可以用PVA，大小500~700μm。

【操作步骤】

1. 建立血管通道 常规腹股沟区消毒铺巾，局部麻醉下经右侧股动脉穿刺，置入4~6F血管鞘。

2. 髂动脉和子宫动脉造影 一般用1.40~1.70mm（4~5F）眼镜蛇导管行双侧髂总动脉和髂内动脉造影，髂总动脉造影，对比剂用量为25~30ml，8~10ml/s；选择性髂内动脉造影，对比剂15~20ml，5~6ml/s，压力300PSI。再选插子宫动脉行子宫动脉造影。多数情况在超滑导丝的导引下，容易将导管插入左侧的子宫动脉。也可应用路径图技术指导插管。右侧子宫动脉插管则利用成袢技术，先将导管头端拉入右髂内动脉，造影观察右侧子宫动脉起始端及走行，调整导管头端方向，反复试插，间断注射对比剂，一般容易成功。部分术者喜欢穿刺左侧股动脉行子宫动脉造影。采用成袢技术应防止导管打折，应用柔软有网衬的导管，不过度牵拉导管可减少打折的发生。导管进入子宫动脉后再次造影，观察子宫动脉的分支的供血情况。子宫动脉插管时，应用微导管对插管帮助更大，微导管头端有一定的弯度，同时具有导丝的功能，是否进入子宫动脉可以直接经微导管造影。

子宫肌瘤血管造影表现：子宫动脉起源于双侧臀下动脉，主干呈L形，沿盆侧壁向前内下方走行，于子宫颈侧上行，进入子宫之前一段呈螺旋状。子宫肌瘤血管丰富，肌瘤动脉形成环状血管网，瘤内细小血管增多、迂曲、聚集成毛线团状结构。动脉期血管粗细不均呈螺旋状分布，实质期肌瘤大部分染色浓密，栓塞后可见子宫动脉远端闭塞，瘤体染色消失（图10-3）。

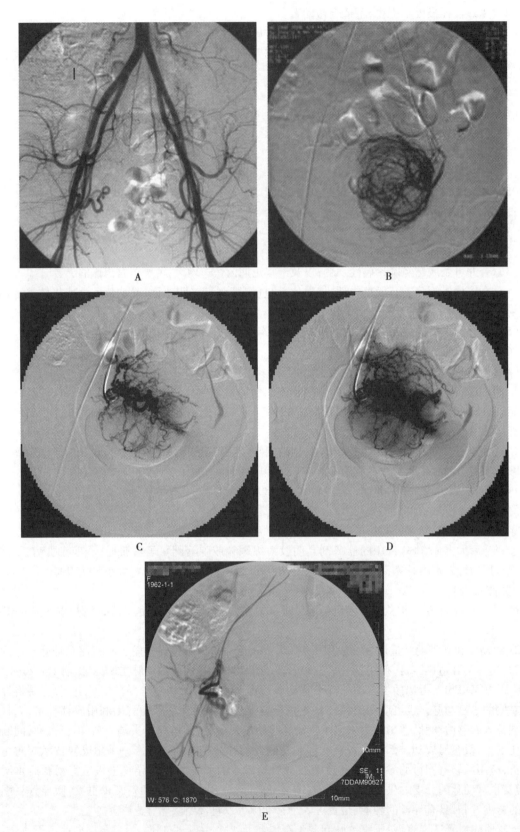

图 10-3　子宫肌瘤血管造影表现

A.子宫动脉主干呈 L 形;B.血管增多、迂曲、毛线团状结构;C.瘤体血管粗细不均、螺旋状改变;
D.肌瘤染色浓密;E.栓塞后动脉远端闭塞,瘤体染色消失。

3. 释放栓塞材料　根据不同疾病选用不同栓塞材料进行栓塞,化疗药物的灌注在栓塞前完成。在造影证实导管头端在子宫动脉的位置合适即可进行栓塞治疗。注入栓塞剂前可注入适量利多卡因,防止血管痉挛和疼痛。子宫肌瘤的栓塞要求完全阻断子宫动脉供应瘤体的分支。术中可以使用抗生素预防感染。

4. 栓塞后即行造影观察栓塞效果,满意后拔管,穿刺点加压包扎。

【并发症】

1. 术后疼痛　为最主要的并发症,发生率90%～100%。为子宫急性缺血及继发性痉挛引起,表现为下腹部、腰骶部或臀部阵发性疼痛。一般持续 2～5d。术后止痛剂常选用吗啡或盐酸哌替啶。

2. 发热　发生率30%左右。一般为低热,不超过 38.5℃。一般不需处理,也可给予一般解热镇痛药。

3. 恶心、呕吐　发生率 10%～50%。一般在术中至术后 2～3d 内出现,给予对症处理,能自行消失。

4. 不规则阴道出血　术后 15d 内可出现少量出血,持续 3～20d。可能与子宫动脉栓塞术后子宫内膜缺血、脱落造成内膜创面出血,有部分病例可能为正常月经。

5. 阴道少量排出物　术后 3～21d 出现,为脱落的子宫内膜或部分肌瘤组织。

6. 异位栓塞　栓塞剂进入阴道、膀胱、臀部血管引起相应部位缺血、溃烂,是该手术较严重并发症之一。术中仔细辨认血管,在严密影像监视下进行栓塞材料注入,手法轻柔及低压缓慢注射可避免出现。

7. 子宫内膜炎和子宫脓肿形成　为少见并发症,发生率1%以下。与栓塞剂消毒不严、无菌操作不严格、原有盆腔炎或子宫内膜炎相关,严重者可引起子宫坏死而必须行子宫切除术。术前预防应用抗生素,阴道擦洗,术中严格无菌操作可减少此并发症。

8. 闭经　发生率2%以下。主要与栓塞剂过多进入卵巢动脉造成卵巢功能减退或临近绝经期卵巢功能进一步下降有关。

【随访和疗效】

1. 子宫肌瘤和子宫腺肌病随访时间　一般是术后 1 个月、3 个月、6 个月,此后每年 1 次复查评估。

2. 疗效评估标准　子宫动脉栓塞后一般行 MRI 评估疗效。子宫肌瘤患者的瘤体会缩小。据统计,肌瘤缩小有三种不同的方式:①术后立即呈进行性缩小,多见;②术后 1 个月子宫和肌瘤体积均示有增大,然后再呈进行性缩小;③术后 3 个月内无变化,3 个月后再呈进行性缩小。肌瘤的压迫症状得到控制。

子宫腺肌病的患者栓塞术后痛经得到改善。月经量有明显的减少,经期规则,贫血有明显的改善甚至恢复正常状态。

产后大出血的子宫动脉栓塞术后阴道流血明显减少。CSP 的患者在清宫术后阴道出血也会明显减少。子宫恶性肿瘤患者栓塞术后阴道流血会减少,肿瘤缩小。

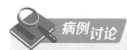

患者,女,45 岁,月经周期延长、不规律,经量大,有淤血块,持续有 1 年。查体:血常规正常;子宫及附件超声示子宫切面内径 83mm×72mm×62mm,体积增大,形态失常,内膜线居中,内膜厚约 10mm,子宫左前壁肌层可探及大小约 51mm×50mm 低回声团,轮廓清;宫颈处可探及数个大小不等的液性暗区,双侧附件显示不清。综上提示:子宫肌瘤。磁共振检查:符合子宫肌瘤 MRI 表现。

讨论:

1. 子宫肌瘤的有哪些 DSA 表现?

2. 用何种栓塞物质栓塞子宫动脉?

3. 栓塞后有哪些并发症?

视频:子宫肌瘤栓塞前后 DSA 表现

视频:CSP 栓塞前后 DSA 表现

病例讨论

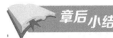

章后小结

　　1. 穿刺引流术是治疗卵巢囊肿首选的微创治疗方法。

　　2. 子宫动脉栓塞术在产后大出血抢救、CSP 患者清宫术前,可以为产科医师起到有力支持的作用;还可以让患者保留子宫。

　　3. 子宫肌瘤、子宫腺肌病、子宫体癌可以行子宫动脉栓塞术,可以不用开刀使患者瘤子减小、缓解临床症状。

（潘小平）

扫一扫,测一测

思考题

　　1. 简述介入放射学在妇产科疾病的临床应用范围。

　　2. 简述超声引导下卵巢囊肿穿刺引流术的适应证。

　　3. 简述子宫肌瘤 DSA 表现。

　　4. 简述子宫动脉栓塞术的并发症。

学习目标

1. 掌握腰椎间盘突出症介入治疗的适应证。
2. 熟悉经皮椎体成形术的适应证。
3. 了解腰椎间盘突出症介入治疗及经皮椎体成形术的操作方法。
4. 具有吃苦耐劳的精神。

第一节　腰椎间盘突出症的介入治疗

病例导学

患者,男,52 岁。腰腿痛 2 年余,急性加重 1 周。患者有青霉素类抗生素过敏史;吸烟史 20 余年,1 包/d。行腰椎 MRI 示 L_4/L_5、L_5/S_1 椎间盘突出。

请问:

1. 患者采用手术治疗还是经皮腰椎间盘摘除术治疗?
2. 需要哪些术前检查?

腰椎间盘突出症是指纤维环断裂及髓核突出使腰椎间盘组织局限性移位而压迫邻近的韧带和神经根导致腰痛及下肢疼痛,是严重影响患者劳动力和生活质量的常见病。60%~80% 成人在一生中的某一时期发生过腰腿痛,复发率为 60%~85%,其中 35% 的患者发展为椎间盘突出症,如果既有腰痛又有坐骨神经痛,则多为腰椎间盘突出症。腰椎间盘突出以 L_4~L_5 及 L_5~S_1 常见。

知识拓展

椎间盘突出症分期与分型

根据其病理变化过程,大致可以分为三个阶段:①突出前期;②椎间盘突出期;③突出晚期。

根据美国矫形外科学会形态分类:Ⅰ型,变性;Ⅱ型,膨出;Ⅲ型,突出(纤维环断裂);Ⅳ型,脱出;Ⅴ型,骨化。

1. **临床表现**　下腰痛及背痛、坐骨神经痛、马尾神经受压症状、肌肉萎缩和/或瘫痪、间歇性跛行、肢体麻木或发凉等,其中坐骨神经痛为常见的症状。

临床体征:特殊步态、脊柱侧凸畸形、压痛点、腰部活动受限、下肢肌肉萎缩及肌力下降、感觉改变。一些特殊查体可以鉴别诊断,如直腿抬高试验及加强试验、屈颈试验、股神经牵拉试验、仰卧挺腹试验、趾伸屈试验阳性等,直腿抬高试验阳性和感觉改变最有价值。必备的影像检查方法包括 CT 和MRI,备选检查有腰椎 X 线片、椎间盘造影及骨盆 X 线片;术前电生理检查包括肌电图和躯体感觉诱发电位,有助于腰椎间盘突出症的鉴别诊断和术后疗效评价,但不作为常规检查。

2. 腰椎间盘突出症治疗方法　有保守治疗。保守治疗包括牵引治疗、手法治疗、针灸治疗、药物治疗等方式等。若保守治疗无效或效果明显欠佳,并且临床症状较重,才考虑实施开放手术和介入治疗。椎间盘介入治疗是一种新兴的微创干预手段,其适应证相对较广,尤其术中风险及并发症相对较少、术后康复时间缩短。目前椎间盘突出症最主要的介入治疗方式是经皮腰椎间盘摘除术(percutaneous lumbar diskectomy,PLD)、经皮椎间盘化学溶解术(chemonucleolysis,CN)、经皮椎间盘激光消融术(perecutaneous laser disk decompression,PLDD)、经皮椎间盘臭氧消融术及射频消融髓核成形术等。

【治疗机制】

各种手术方式的治疗机制:

PLD 是通过摘除椎间盘中央的未突出的髓核组织,使压迫脊神经根的髓核组织"回纳",从而达到缓解和消除症状的目的。

CN 应用化学药物溶解髓核组织,从而降低突出髓核的压力,但盘内注射胶原酶可导致纤维环的溶解,使椎间盘形成"发面馒头"样改变,增加压迫症状,故目前已禁止行包容性椎间盘突出的盘内注射。

PLDD 采用激光物理气化椎间盘内髓核组织,达到椎间盘内减压。

臭氧(O_3)具有强氧化作用,使髓核体积缩小、固缩,达到椎间盘内减压、解除对神经根的压迫,同时具有局部消炎和止痛作用。

射频消融髓核成形术则通过产热致椎间盘髓核变性、固缩,达到椎间盘内减压,且局部加热毁损病变区域的窦椎神经末梢,从而达到止痛的作用。

【适应证】

1. 有神经根受压症状和体征阳性,主要包括腰腿痛、下肢神经感觉障碍及直腿抬高试验阳性。

2. CT 和 MRI 检查证实腰椎间盘为包容性突出,且其病变平面与临床症状与体征相一致,并排除了禁忌证。

3. 保守治疗(卧床休息、牵引、理疗等)4~6 周无效,其中腰椎间盘突出疼痛剧烈者在诊断明确并排除禁忌证后,则可不经过保守治疗而直接行介入和微创治疗。

4. 突出的髓核组织过多,压迫硬膜囊约 50%。

5. 椎间盘广泛退行性变,及椎间隙明显狭窄。

6. 有介入和微创治疗史,疗效不佳者。

7. 外科椎间盘切除术后复发者。

8. 黄韧带钙化。

9. 有马尾神经压迫症状。

【禁忌证】

1. 后纵韧带破裂,突出的髓核组织游离于椎管内。

2. 椎间盘钙化,且钙化量超过突出椎间盘的 50%。

3. 合并严重椎管骨性狭窄或黄韧带肥厚。

4. 椎体滑脱 Ⅱ 度以上。

5. 穿刺通路周围感染或椎体结核。

6. 严重出血倾向。

7. 精神病或神经官能症患者。

8. 严重心脑血管疾病。

【术前准备】

术前检查包括血常规、血生化、红细胞沉降率、出凝血时间、心电图、胸部 X 线等。术前预防使用抗生素不作为常规措施,值得重视的是尽管椎间盘介入手术为清洁手术,术后发生感染不常见。但常规备皮消毒有时不能完全消除表皮下的微生物,一旦术后出现椎间盘感染则较难处理。常见致病菌为金黄色葡萄球菌、凝固酶阴性葡萄球菌等。故美国介入放射学会和欧洲介入放射学会都认为需要积极预防性使用抗生素。

术前 1h 可使用镇静剂。术前应向患者与家属详细解释治疗机制、目的及可能出现的并发症,并签署知情同意书。知情同意书内容主要包括术中神经、血管损伤;术后疗效不佳或无效,甚至加重,必要时外科手术;术后椎间盘感染;术中心脑血管意外;手术操作失败。

【常用器材】

1. 2mm(18G)穿刺针、激光消融设备、射频或低温等离子消融针、椎间盘旋切套装、臭氧发生器(图 11-1)等。

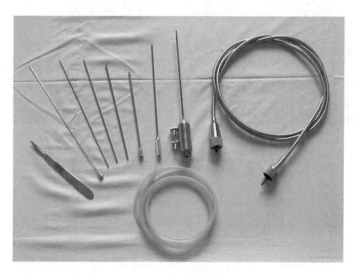

图 11-1　PLD 常用器械

【操作步骤】

(一)PLD

1. 穿刺点定位　术前在 CT 或 MRI 上测量穿刺参数而确定皮肤穿刺点是安全、快捷地进行 PLD 的重要措施,这对 $L_5 \sim S_1$ 椎间盘穿刺尤为重要。

2. 手术体位　可采用侧卧位或俯卧位,俯卧位患者较舒适,且 X 线曝光量较小;侧卧位则可保证避免大血管的损伤并可沿椎间盘倾斜角度进入椎间盘中央。行 $L_5 \sim S_1$ 椎间盘 PLD 时,为了避开髂翼和骶骨横突的阻挡,可采用特殊体位法、弧形穿刺系统或髂翼钻孔法。

3. 麻醉　在 X 线透视监视下用 1%~2% 利多卡因溶液行穿刺途径局部浸润麻醉,麻醉深度至上关节突后缘为止,这是避免损伤神经根的最有效手段。

4. 穿刺针进入椎间盘　将穿刺针穿刺进入椎间盘,但必须正侧位双向透视予以证实穿刺针进入椎间盘(图 11-2),随后逐级交换置入扩张套管。

5. "开窗"　用环钻行纤维环"开窗",可能改变髓核的突出方向,并在 PLD 后持续减压。

6. 切割抽吸髓核　经扩张套管送入椎间盘摘除器摘除髓核,并抽吸髓核。若使用自动椎间盘摘除器,应最大范围进行扇形切割抽吸(图 11-3)。PLD 结束前评估髓核摘除量,髓核组织常规送病理检查。

7. 退出扩张套管　局部包扎,术毕。

(二)CN

化学溶解术多用胶原酶,按注射部位不同分为盘内注射和盘外注射。盘内注射用于非包容性突出,穿刺方法同 PLD,穿刺针应穿入椎间盘中心或靠近突出的椎间盘内,注射胶原酶,胶原酶常用剂量 400~600U,注射速度应缓慢。盘外注射术采用 0.84mm(21G)至 0.91mm(20G)穿刺针,可采用侧后方入路或小关节内侧缘入路,针尖应位于硬膜外腔间隙。沿穿刺针内注入 2~3ml 空气,如无阻力,即为硬膜外腔;可用硬膜外腔造影证实针头是否位于硬膜外腔而排除将胶原酶注入蛛网膜下腔内的可能;推荐应用硬膜外麻醉试验确定是否有硬膜囊损伤。证实穿刺针位置准确无误,缓慢注射生理盐水 3~5ml 和胶原酶 1 200U。

笔记

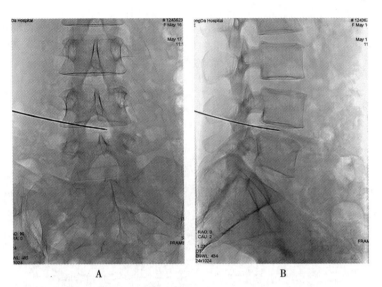

图 11-2　正侧位证实穿刺针进入椎间盘
A. 正位；B. 侧位。

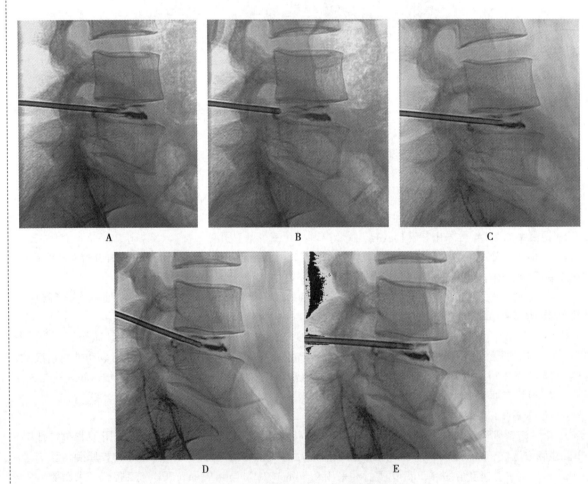

图 11-3　椎间盘摘除器扇形切割抽吸
A. 切割器位于椎间盘中后部；B. 切割器位于椎间盘后缘；C. 切割器位于椎间盘中央；D. 切割器位于椎间盘
中下部；E. 切割器位于椎间盘中上部。

盘内注射+盘外注射术：即联合应用上述 2 种方法。

（三）PLDD

腰椎间盘穿刺方法同 PLD。穿刺成功后，拔出针芯，插入 400nm 光导纤维，并保持光导纤维超出穿刺针顶端 0.5cm，应小于 1.0cm。用三通管将光纤固定在穿刺针上后，实施激光消融。在治疗过程中可看到轻微烟雾冒出针管并闻及焦味。建议 $L_{1~2}$、$L_{2~3}$、$L_{3~4}$、$L_5~S_1$ 椎间盘用 1 500J，$L_{4~5}$ 用 2 000J。

（四）臭氧消融术

按注射部位不同分为盘内注射和盘外注射。盘内注射臭氧的穿刺方法同 CN，采用 0.76mm（22G）至 0.91mm（20G）穿刺针，腰椎间盘穿刺成功后，向盘内注入常用浓度为 30~40μg/ml 的 O_3 气体 10ml。退针至椎间孔后缘，再注射浓度为 25μg/ml 的 O_3 气体 10~15ml。盘外注射臭氧的穿刺多在 CT 导向下经关节突内侧入路。当穿刺针头端进入突出物内，并排除累及硬膜囊，则可向突出物内注入浓度为 30~40μg/ml 的 O_3 气体 10ml。CT 复查显示臭氧在突出物内及椎管内扩散后即可拔针，必要时可联合盘内注射。

【术后处理】

术后 6h 内监测血压、脉搏等生命体征，平稳后可停监测。术后建议相对卧床休息 2~4 周。术后症状较重者可使用地塞米松和甘露醇，但不是常规措施。

【并发症的预防及处理】

1. 血管损伤　小血管损伤或静脉损伤无须特殊处理，大血管损伤则需急诊外科处理或行动脉栓塞止血。术中大血管损伤为非正常并发症，应完全避免。椎间盘软骨板损伤出血相对多见，发生率为 1%~2%，一般无须特殊处理。

2. 神经根损伤　罕见，应用全身麻醉或腰麻时可发生，用局部麻醉可避免，一旦发生应请神经科医师处置。

3. 椎间盘感染　发生率为 0.02%~0.60%，一般低于 0.05%，高于这一数值应严格检查无菌措施是否合乎要求。治疗常规包括绝对卧床休息，使用抗生素，再次经皮穿刺抗生素冲洗或放置引流管，椎间盘感染严重。上述处理难以控制者应考虑外科手术治疗。

4. 马尾神经压迫综合征　少见，可能为术中椎管内出血压迫所致，表现为大小便功能障碍。可采取保守治疗，必要时行外科处理。

5. 异位输尿管或结肠穿孔　罕见，术前仔细阅读 CT 和/或 MRI 可避免，一旦发生应立即请外科会诊，根据情况及时处理。

第二节　经皮椎体成形术

椎体转移性肿瘤、椎体血管瘤及椎体骨髓瘤等多引起局部骨质破坏，造成患者出现不同程度的局部疼痛和神经功能缺失，严重影响患者生活质量及生存期。老年性骨质疏松症是引起胸腰背痛的一个主要原因，患者易发生骨折，椎体为其最易发生骨折的部位。传统的治疗手段是卧床休息 3~6 个月、口服止痛药和钙剂等保守治疗方法。部分患者疼痛症状可得到缓解，但长期卧床又可导致骨质疏松程度加重及压疮等并发症出现。

经皮椎体成形术（percutaneous vertebroplasty，PVP）是在医学影像设备监视下，经皮穿刺向骨内注射骨水泥治疗脊柱溶骨性破坏及钙缺失病变的一种技术。该技术主要应用于椎体转移性肿瘤、椎体骨髓瘤及骨质疏松性椎体压缩骨折患者。在 PVP 基础上发展而来的经皮椎体后凸成形术（percutaneous kyphoplasty，PKP）是融合经皮椎体球囊扩张和椎体成形的技术。其基本操作方法同 PVP，只是在穿刺成功后需扩张穿刺通道，最终置入 8G 工作套管，然后将专用球囊置入病变椎体内扩张恢复其一定高度，并于椎体内形成一腔隙，再注入骨水泥。故 PKP 操作多需在全身麻醉下经两侧椎弓根穿刺。PKP 主要用于骨质疏松性椎体压缩骨折，在椎体良恶性肿瘤方面则应用较少。

【适应证】

1. 骨质疏松症椎体压缩骨折

（1）一旦明确诊断为骨质疏松性椎体新鲜压缩骨折，无须等待保守治疗，可尽早行 PVP 术。

（2）骨质疏松椎体压缩骨折经保守治疗6周以上腰背痛仍明显者,经MRI及CT证实椎体骨折仍未愈合。

（3）Schmorl结节椎体上下终板局限性塌陷导致椎间盘髓核脱入椎体内,边缘形成硬化,是慢性腰痛的常见原因,排除其他原因引起的胸腰背部疼痛。

2. 椎体转移瘤

（1）椎体转移性肿瘤引起局部难以忍受的疼痛、需以止痛剂维持者,或并有椎体病理性压缩骨折者。

（2）无症状溶骨型椎体转移肿瘤者,可行PVP治疗。

3. 椎体骨髓瘤　适应证选择原则同椎体转移性肿瘤。

4. 椎体血管瘤　适用于进展性椎体血管瘤,适应证选择原则同椎体转移性肿瘤。

【禁忌证】

1. 绝对禁忌证

（1）椎体结核、细菌感染。

（2）出凝血功能严重障碍,且无法纠正。

2. 相对禁忌证

（1）椎体后缘骨质破坏广泛、较大范围不完整。

（2）椎体压缩程度超过75%,预计无穿刺入路。

（3）椎体转移肿瘤为成骨型且合并椎弓根明显成骨硬化,预计穿刺困难。

（4）出凝血功能障碍,有出血倾向。

【术前准备】

术前谈话应详细,必须获得患者本人及家属的理解,并签署知情同意书。完善各项实验室检查,包括术前血常规、出凝血时间、肝肾功能、电解质、红细胞沉降率及超敏C反应蛋白等。

拍摄脊椎MRI、CT及正侧位X线片、胸部X线片等。MRI可准确鉴别骨质疏松椎体新旧骨折,显示椎体骨折的部位和压缩程度,可全面、清晰地显示肿瘤转移椎体的数目、部位、压缩程度和硬膜囊是否受压。CT检查可了解压缩椎体边缘骨皮质是否完整,椎管内是否有游离骨碎片,可判断椎体转移肿瘤的类型（溶骨、成骨或混合）,可判断椎弓根是否完整,椎体后缘骨皮质破坏程度,并可观察穿刺途径的解剖结构等。X线片可见骨质疏松椎体压缩塌陷形态,但难以鉴别新鲜和陈旧压缩,故难以准确确定骨质疏松多发椎体压缩的疼痛椎体和部位,易造成漏诊和漏治。对于椎体肿瘤,只有在椎体破坏、压缩塌陷很明显时X线片才能显示病变。因此,MRI和CT是PVP前必须进行的影像检查方法,而脊柱正侧位X线片只能做定位参考。

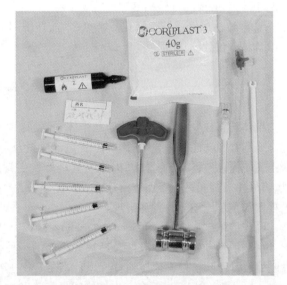

图11-4　常用器材

建立静脉通路,术前0.5h可用镇静剂。对疼痛剧烈、难以翻身俯卧的患者,术前10~20min可用镇痛治疗或联系麻醉科医师帮助术中止痛以便于安全完成PVP手术。全程需行心电及指脉血氧监护。

【常用器械】

带芯骨穿针:胸椎、腰椎用2.20mm（13G）,颈椎用1.80mm（15G）至2.0mm（14G）;外科不锈钢锤;低黏稠度骨水泥;骨水泥注射器等（图11-4）。

【操作步骤】

（一）胸椎、腰椎PVP操作步骤

有2种定位及穿刺监视方法可供选择,本节介绍目前采用较多的一种方法。

1. 导向手段　目前多数医师在 C 形臂 X 线机监视下操作。

2. 患者取俯卧位(图 11-5),常规消毒铺巾。

3. 穿刺点选择　在后前位透视下使两侧椎弓根对称显示,选择椎弓根外缘的体表投影外侧 1~2cm 为穿刺点(图 11-6)。

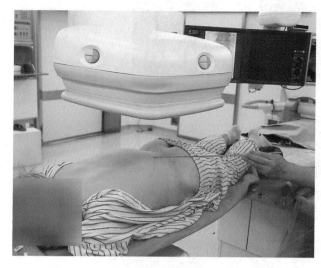

图 11-5　俯卧位

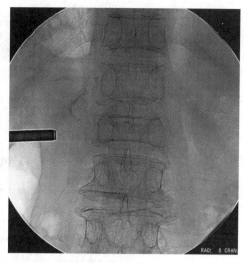

图 11-6　穿刺点

4. 局部麻醉　用2%利多卡因溶液在穿刺点皮肤,向椎弓根方向做穿刺通道软组织全层浸润麻醉。

5. 穿刺入路　胸、腰椎穿刺常采用俯卧位,经椎弓根进针(图 11-7)。

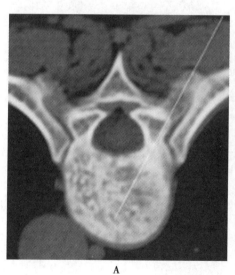

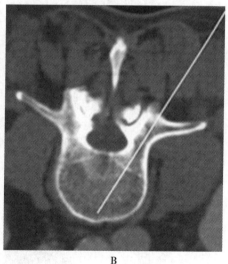

A

B

图 11-7　胸腰椎穿刺
A.胸椎规划路径;B.腰椎规划路径。

6. 椎体穿刺　穿刺针至椎弓根后缘骨皮质,然后做双向透视,在侧位透视下将穿刺针方向尽量调整至与病变椎体中线一致,侧位透视下用外科锤敲击穿刺针进入椎弓根(图 11-8),反复多次双向定位。当穿刺针头端抵达椎体后缘时,正位透视显示穿刺针正好越过椎弓根内缘,此为较理想的穿刺状态。在侧位透视下将穿刺针敲击推进至椎体前 1/3 交界处,此时正位可见穿刺针头端位于椎体中央(图 11-9)。

7. 调制骨水泥　调制骨水泥呈黏稠状,并抽入骨水泥注射器内(图 11-10)。

8. 注射骨水泥　在侧位透视下缓慢向椎体内注入(图 11-11)。如发现明显渗漏则停止注射。

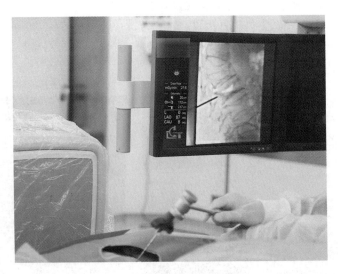

图 11-8　穿刺针进入椎弓根

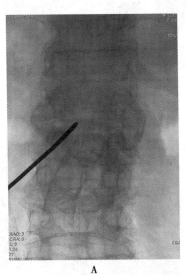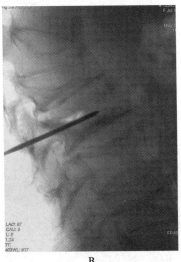

A　　　　　　　　　　　　　　B

图 11-9　穿刺针位于椎体中央
A. 正位；B. 侧位。

视频：调 制
骨水泥

视频：注 射
骨水泥

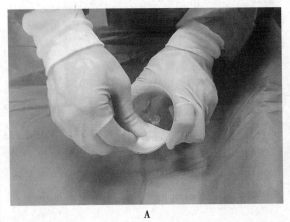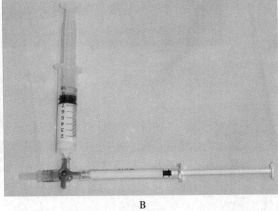

A　　　　　　　　　　　　　　B

图 11-10　骨水泥
A. 调制骨水泥；B. 骨水泥抽入注射器备用。

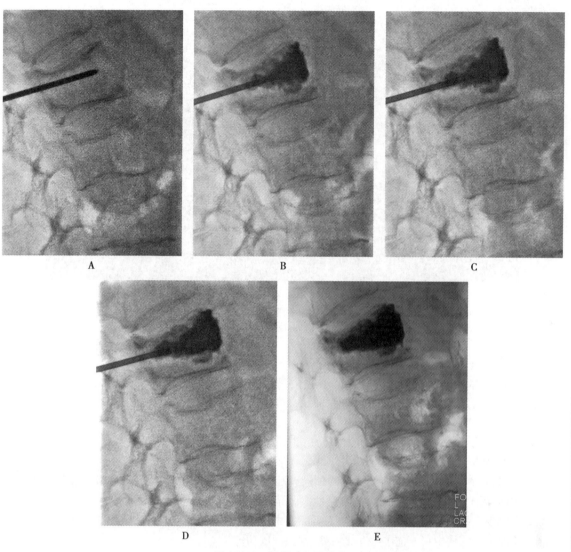

图 11-11 缓慢注入骨水泥
A~E 表示骨水泥在椎体内由少到多的缓慢充填过程。

9. 退出穿刺针 拔出穿刺针时,先置入针芯将残留在穿刺针套管内的骨水泥推入椎体内,旋转穿刺针向后退出,穿刺点局部压迫 3~5min 后包扎,术毕。术后再行 CT,观察疗效(图 11-12)。

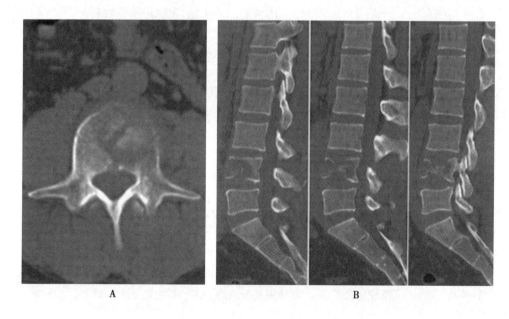

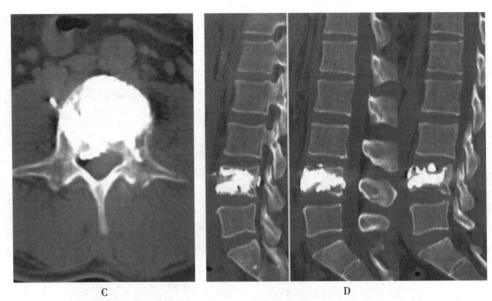

图 11-12　PVP 术前及术后 CT 对比

A. B. 术前 CT 发现 L₄ 溶骨破坏伴病理骨折;C. D. CT 复查示 L₄ 溶骨破坏骨水泥充填满意。

（二）颈椎 PVP 操作步骤

1. 入路　由于椎弓根短而细,横突起自椎体侧后方与椎弓根连接处,中央的横突孔有椎动脉与椎静脉通过,故颈部 PVP 时一般不采用经椎弓侧后方入路。C₃ 椎体以下经侧前路,C₁ 和 C₂ 椎体经口等途径进行穿刺进针。

2. 体位　患者仰卧于手术台,颈肩部垫高,头颈后伸并向对侧偏转,头部放置悬空布架。

3. 常规颈部消毒铺巾。

4. 局部麻醉　透视下确定所要穿刺的颈椎,触摸颈动脉,在其内侧与气管之间确定穿刺点平行于选定的椎体,用 1%~2% 利多卡因溶液对准椎体做穿刺路径软组织全层浸润麻醉。

5. 椎体穿刺　用穿刺针沿颈动脉与气管间隙对准靶椎体穿刺,穿入椎体,正侧位透视并摄片证实穿刺针头端位于椎体中央或前中 1/3 交界处,则穿刺成功。

6. 骨水泥调配、注射和撤出穿刺针方法同上所述。

PVP 临床疗效评价

1. 止痛　6~72h 内（平均 36h）,90% 以上患者能立即止痛,无须再使用镇痛剂。1997 年 Chari 报道 247 例 PVP,6 个月止痛率保持在 75%;

2. 防止椎体塌陷　部分患者术后可出现伤椎或临近椎体再发骨折,与术后生物力学改变及骨质疏松程度相关。

3. 恢复椎体高度　Hiwatashi 和 Teng 等证实 PVP 能使近 85% 数目的压缩椎体恢复一定高度,平均为 2.6mm,范围 1~15mm。

【并发症的预防及处理】

1. 与穿刺相关的并发症　主要包括穿刺损伤神经根、椎管内血肿、椎弓根断裂、肋骨骨折。理论上采用外科锤敲击推进穿刺针可预防这些骨折的发生。

2. 骨水泥渗漏　常见的骨水泥渗漏部位有椎管内硬膜囊外、神经根管、椎旁软组织、相邻椎间盘内及椎旁静脉丛。大多数无临床严重后果。预防骨水泥渗漏并发症的主要措施为:骨水泥必须在黏稠期注射;透视实时监视下注射,一旦发现椎旁较多渗漏,应立即停止注射;注射初期,注射速度应缓慢,随着骨水泥进一步变黏稠再加快注射速度。

3. 脊柱感染　PVP 后脊柱感染罕见。脊柱感染重在预防,主要包括:

身体健康状况差或免疫功能低下的患者,PVP 术前可预防性使用抗生素;糖尿病患者应将血糖控制在正常范围内后方可行 PVP 治疗,且术后应坚持控制血糖;免疫功能抑制者,可以在骨水泥中添加抗生素;手术器械、手术室需做充分的消毒准备,术者必须严格无菌操作。

4. 死亡　PVP 极少造成患者死亡。死亡原因主要包括腰椎旁侧穿刺损伤腰动脉导致大出血,1 次手术中行 8 节以上椎体 PVP 及骨水泥大量渗漏栓塞肺动脉等。

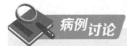 **病例讨论**

患者,男,68 岁,因"腰背部疼痛伴活动受限 3d"入院。查体:T 36.2℃,P 78 次/min,R 18 次/min,BP 126/80mmHg;神志清楚,精神可;腰背部稍肿胀,脊柱生理曲度存在,胸腰椎棘突及椎旁压痛(+),叩击痛(+),胸腰椎前屈、后伸、侧弯及旋转受限;平躺后双下肢活动稍受限,两下肢直腿抬高试验(-),两侧股神经牵拉试验(-),双下肢皮温正常,两侧肢体感觉、肌力、肌张力未见明显异常,两侧病理征(-)。腰椎+骨盆 CT 平扫:①L_1 椎体压缩性骨折;②$L_1/L_2 \sim L_3/L_4$ 椎间盘突出;③骨质疏松;腰椎、骨盆退变。血常规、凝血系列及肝、肾功能化验检查未见明显异常。

讨论:
1. 该患者是否可行经皮椎体成形术?
2. 经皮椎体成形术的适应证和禁忌证分别有哪些?
3. 如果该患者行经皮椎体成形术,可能出现的并发症有哪些?

病例讨论

小　结

1. 介入治疗是部分类型椎间盘突出的有效治疗方法。
2. 椎体转移性肿瘤、椎体血管瘤、椎体骨髓瘤、老年性压缩性骨折可以选择经皮椎体成形术。

（张毅）

扫一扫,测一测

思考题

1. 简述经皮腰椎间盘摘除术的适应证。
2. 简述经皮椎体成形术的可能并发症。

参 考 文 献

[1] 卢川,杜耀明.介入放射学基础[M].2版.北京:人民卫生出版社,2014.

[2] 范勇,程永德.呼吸系统介入放射学[M].北京:科学出版社,2016.

[3] 中华医学会神经病学分会神经血管介入协作组.脑血管造影术操作规范中国专家共识[J].中华神经科杂志,2018,51(1):7-13.

[4] 黄清海,杨鹏飞.颅内动脉瘤血管内介入治疗中国专家共识(2013)[J].中国脑血管病杂志,2013,10(11):606-616.

[5] 中华医学会外科学分会血管外科学组.颈动脉狭窄诊治指南[J].中华血管外科杂志,2017,02(2):78-84.

[6] 高峰.急性缺血性脑卒中血管内治疗中国专家共识[J].中国脑血管病杂志,2014,11(10):556-560.

[7] 中华医学会心血管病学分会介入心脏病学组,中国医师协会心血管内科医师分会血栓防治专业委员会,中华心血管病杂志编辑委员会.中国经皮冠状动脉介入治疗指南(2016)[J].中华心血管病杂志,2016,44(5):382-400.

[8] 中华医学会外科学分会血管外科学组.深静脉血栓形成的诊断和治疗指南(第三版)[J].中华普通外科杂志.2017,32(9):807-812.

[9] 中国医师协会介入医师分会.中国肝细胞肝癌经动脉化疗栓塞治疗(TACE)临床实践指南[J].介入放射学杂志,2018,27(12):1117-1126.

[10] 中心静脉通路上海协作组.完全植入式输液港上海专家共识[J].介入放射学杂志,2015,24(12):1029-1033.

[11] 浙江省植入式静脉输液港协作组.植入式静脉输液港(浙江)临床应用多学科专家共识[J].实用肿瘤杂志,2018,33(1):17-24.

[12] 中华医学会呼吸病学分会肺栓塞与肺血管病学组,中国医师协会呼吸医师分会肺栓塞与肺血管病工作委员会,全国肺栓塞与肺血管病防治协作组.肺血栓栓塞症诊治与预防指南[J].中华医学杂志,2018,98(14):1060-1087.

[13] 中华医学会放射学分会介入学组.布加综合征介入诊疗规范的专家共识[J].中华放射学杂志,2010,44(4):345-349.

[14] 中华医学会放射学分会介入学组.经颈静脉肝内门体分流术专家共识[J].中华放射学杂志,2017,51(5):324-333.

[15] 吕勇,韩国宏,樊代明.经颈内静脉肝内门体分流术治疗肝硬化食管胃静脉曲张出血的最适人群和时机[J].中华肝脏病杂志,2017,25(6):402-407.

[16] 詹长生,曹乃龙,王啸虎,等.前列腺动脉栓塞术治疗前列腺增生的研究进展和现状[J].山西医科大学学报,2018,49(04):434-438.

[17] 欧阳振波,段慧,刘萍,等.人正常子宫动脉血管网的解剖及临床意义[J].中国妇幼保健,2012,27(05):786-789.

[18] 郎景和,陈春林,向阳,等.子宫肌瘤及子宫腺肌病子宫动脉栓塞术治疗专家共识[J].中华妇产科杂志,2018,53(05):289-293.

[19] 江苏省妇幼保健协会妇产介入分会,江苏省医学会介入医学分会妇儿学组.剖宫产瘢痕妊娠诊断与介入治疗江苏共识[J].介入放射学杂志,2018,27(10):911-916.

[20] 中华医学会放射学分会介入学组.腰椎间盘突出症的介入和微创治疗操作规范的专家共识[J].中华放射学杂志,2014,48(1):10-12.

[21] 中华医学会放射学分会介入学组.经皮椎体成形术操作技术专家共识[J].中华放射学杂志,2014,48(1):6-9.

中英文名词对照索引